病歴と診察で診断する感染症

System1 と System2

編集 **志水太郎**
獨協医科大学病院 総合診療科診療部長/
総合診療教育センターセンター長

忽那賢志
国立国際医療研究センター国際感染症センター
国際感染症対策室医長/国際診療部副部長

医学書院

病歴と診察で診断する感染症──System 1 と System 2

発　行	2018年4月1日　第1版第1刷Ⓒ
編　集	志水太郎・忽那賢志
発行者	株式会社　医学書院
	代表取締役　金原　俊
	〒113-8719　東京都文京区本郷 1-28-23
	電話　03-3817-5600（社内案内）
印刷・製本	横山印刷

本書の複製権・翻訳権・上映権・譲渡権・貸与権・公衆送信権（送信可能化権を含む）は株式会社医学書院が保有します．

ISBN978-4-260-03538-5

本書を無断で複製する行為（複写，スキャン，デジタルデータ化など）は，「私的使用のための複製」など著作権法上の限られた例外を除き禁じられています．大学，病院，診療所，企業などにおいて，業務上使用する目的（診療，研究活動を含む）で上記の行為を行うことは，その使用範囲が内部的であっても，私的使用には該当せず，違法です．また私的使用に該当する場合であっても，代行業者等の第三者に依頼して上記の行為を行うことは違法となります．

JCOPY 〈出版者著作権管理機構　委託出版物〉
本書の無断複製は著作権法上での例外を除き禁じられています．複製される場合は，そのつど事前に，出版者著作権管理機構（電話 03-3513-6969，FAX 03-3513-6979，info@jcopy.or.jp）の許諾を得てください．

執筆者一覧 (執筆順)

志水　太郎	獨協医科大学病院 総合診療科	
忽那　賢志	国立国際医療研究センター国際感染症センター 国際感染症対策室 / 国際診療部	
和足　孝之	島根大学医学部附属病院 卒後臨床研修センター	
髙増　英輔	東京都立多摩総合医療センター リウマチ膠原病科	
綿貫　　聡	東京都立多摩総合医療センター 救急・総合診療センター	
藤本　卓司	耳原総合病院 救急総合診療科	
十倉　　満	湘南鎌倉総合病院 総合内科	
武田　孝一	がん研有明病院 感染症科	
清田　雅智	飯塚病院 総合診療科	
西野　宏一	湘南鎌倉総合病院 呼吸器内科	
小野　正博	東京都立松沢病院 内科	
皿谷　　健	杏林大学 第一内科学教室（呼吸器内科）	
伊東　直哉	静岡県立静岡がんセンター 感染症内科	
矢吹　　拓	国立病院機構栃木医療センター 内科	
北野　夕佳	聖マリアンナ医科大学横浜市西部病院 救命救急センター	
朴澤　憲和	加計呂麻徳洲会診療所	
赤澤賢一郎	湘南藤沢徳洲会病院 総合内科	
徳田　安春	群星沖縄臨床研修センター	
小松　真成	鹿児島生協病院 総合内科	
谷崎隆太郎	名張市立病院 総合診療科	
渡辺　貴之	聖路加国際病院 消化器・一般外科	
岩田健太郎	神戸大学大学院医学研究科 微生物感染症学講座感染治療学分野	
國松　淳和	国立国際医療研究センター 総合診療科	
金澤　剛志	九州大学大学院医学系学府 医学教育学講座	
山口　征啓	健和会大手町病院 総合診療科 / 感染症内科	
山中　克郎	諏訪中央病院 総合内科	
佐田　竜一	亀田総合病院 総合内科 / 内科合同プログラム	
羽田野義郎	東京医科歯科大学病院 感染制御部	
横江　正道	名古屋第二赤十字病院 総合内科	
宮内　亮輔	湘南鎌倉総合病院	
井戸田一朗	しらかば診療所	
北　　和也	医療法人やわらぎ会 やわらぎクリニック	
宮里　悠佑	諏訪中央病院 内科	
亀井　三博	亀井内科呼吸器科	
吉田　常恭	洛和会音羽病院 総合内科	
酒見　英太	洛和会京都医学教育センター	
川島　篤志	市立福知山市民病院 総合内科	
福島　一彰	がん・感染症センター都立駒込病院 感染症科	
関谷　紀貴	がん・感染症センター都立駒込病院 感染制御科 / 臨床検査科	
矢野　晴美	筑波大学医学医療系	

序

「感染症は全身を診る力が必要だから，そのためにはまず総合内科的な訓練を行ったほうがいい」というのが，研修医2年目の6月に師匠の青木眞先生からいただいた言葉でした．その後10年が経過しましたが，この言葉は感染症を実際に診るようになり，さらに後輩を指導する立場になった自分がいよいよ身に染みて実感するようになりました．

感染症の診療では，患者の病歴を俯瞰し，指の先から足先までを丁寧に調べて観察し，着目すべき点に細かく着目する柔軟な視点の習得が重要です．これは感染症のみならず，幅広く臓器横断的な診療を行う総合診療医にとっても大切な姿勢と思います．

本書は，総合診療のexpertiseである病歴とフィジカル，そして基礎的診断戦略であるSystem 1・2を軸に，感染症をテーマに実臨床での診断の現場を言語化することを試みたものです．執筆は，臨床や教育で実際に交流のある総合診療・感染症の若手からベテランまでの先生方にお願いしました．各項に一貫したのはSystem 1・2の切り口ですが，各症例が多彩で示唆に富む学びを与えてくれるものです．結局，臨床医が成長するのは一例一例の学びからだと実感させられる，素晴らしい症例集になったと感じています．ぜひお楽しみください．

2018年3月

志水太郎

「感染症って本当に不思議だなあ」って思いませんか．例えば，風疹ウイルスがヒトに感染したときの臨床症状と，MERSコロナウイルスがヒトに感染したときの臨床症状はなぜ違うのでしょうか？　このような臨床症状の違いはなぜ生まれるのでしょうか？　もちろん微生物のもつ病原性とヒトの免疫が織りなす反応によって臨床症状が生まれるわけですが，病原体の種類によって感染したヒトが全く異なる臨床像を呈するというのは実に興味深い現象です．なぜ麻疹ではコプリック斑ができるのに風疹ではできないのか？　日々このようなことを考えながら臨床をしている私であります．

そして，感染したヒトの性別や年齢，免疫の具合によっても微妙に異なる臨床症状になります．つまり感染者の数だけ異なる臨床像が生まれるわけです．私がジカ熱に罹ったら38℃の高熱が出るけど，あなたが罹ったら熱は出ないかもしれません．

そんなわけで，感染症の診断の面白さの1つは「この患者さんに悪さをしている病原体は何か」を病歴や身体所見で診断することにあります．本書はそのエッセンスが詰まった，感染症診断の究極本であるといえるのではないでしょうか．本書が，読者の皆さまが一例でも多くの感染症患者さんを診断できることに寄与できれば何よりです．

2018年3月

忽那賢志

目次

System 1，System 2 の診断 Keywords ･･･ viii

/ Introduction

1 本書の活用の仕方―System 1 と System 2 を中心に ･･････････････ 志水太郎　1
2 感染症の診断学 ･･･ 忽那賢志　5

/ System 1 電光石火の感染症 Snap Diagnosis

1 赤いカメレオン！　多彩な症状に騙されるな ････････････････････ 和足孝之　10
2 案じたら刺すが易し ･･････････････････････････････ 髙増英輔・綿貫　聡　14
3 心疾患は聴診！　ではなく，まず視診と触診！ ･･････････････････ 藤本卓司　19
4 単なる咽頭炎と思ったら…… ･･････････････････････････････････ 十倉　満　24
5 "forgotten disease"の逆襲 ････････････････････････････････････ 武田孝一　27
6 豚骨ラーメンは，やっぱり死ぬほど美味しい！ ･･････････････････ 清田雅智　31
7 初キッスは苦い味 ･･ 西野宏一　35
8 全身痛い！　これってリウマチ？ ･･････････････････････････････ 小野正博　38
9 電話口から見えた疾患　歴史は繰り返す！ ･･････････････････････ 皿谷　健　43
10 秋○○はよめに食わすな ･･････････････････････････････････････ 伊東直哉　49
11 頭が痛くてウロウロしてしまう…… ････････････････････････････ 矢吹　拓　52
12 「どこも異常ないんですよね～」････････････････････････････････ 北野夕佳　56
13 天の采配 ･･ 朴澤憲和　64
14 ある時は発熱，ある時は下痢，ある時は意識障害 ････････････････ 赤澤賢一郎　69
15 「かぜかなぁ」って思ってたら…… ･･････････････････････････････ 徳田安春　75
16 手は口と併せてモノを云う ････････････････････････････････････ 小松真成　79
17 Don't touch me！　神出鬼没なアイツにご用心 ････････････････ 谷崎隆太郎　83
18 手足は病気を語る ･･ 渡辺貴之　87
19 その耳鼻科医の熱は ･･ 岩田健太郎　90

One Point Lecture

❶ 感染症の Snap Diagnosis―メリットとデメリットをしっかり押さえよう ･････ 忽那賢志　96
❷ 感染症の演繹的診断―System 1 のセーフティネットとしての System 2 ･･････ 志水太郎　99

System 2 理詰めで追い詰める感染症

1　ドイツっぽくない麻疹　　　　　　　　　　　　　　　　　　　　　　國松淳和　104
2　圧迫骨折＋認知症＋誤嚥性肺炎＝？？？　　　　　　　　　　　金澤剛志・山口征啓　110
3　高い代償　　　　　　　　　　　　　　　　　　　　　　　　　　　　山中克郎　114
4　感染性胃腸炎＝「"除外×2",のち"落とし穴×3",
　　ところにより一時 市中腸炎」　　　　　　　　　　　　　　　　　　　佐田竜一　121
5　流行地での the great imitator　　　　　　　　　　　　　　　　　　　羽田野義郎　128
6　やはり，こうなるからには理由がある　　　　　　　　　　　　　　　　横江正道　133
7　人も病気も見かけじゃない　　　　　　　　　　　　　　　　　　　　羽田野義郎　139
8　There's no such thing as a FREE lunch !　　　　　　　　　　宮内亮輔・和足孝之　144
9　セックスと嘘とアノスコープ　　　　　　　　　　　　　　　　　　　井戸田一朗　149
10　祇園にて 耳をすませば 三味の音　　　　　　　　　　　　　　　　　　北　和也　155
11　Taking pains in the diagnosis.　　　　　　　　　　　　　　　　　　宮里悠佑　163
12　システムエラー　　　　　　　　　　　　　　　　　　　　　　　　　亀井三博　169
13　航海の果てにたどり着く熱帯の赤い海に浮かぶ白い島　　　　　　　　　忽那賢志　175
14　「先生！ 患者さんの顔がピクピクしています！」　　　　　　　吉田常恭・酒見英太　179
15　オバケとアレが見えたら……お手上げです　　　　　　　　　　　　　川島篤志　187
16　赤い顔のビール好きにはご用心！　　　　　　　　　　　　　福島一彰・関谷紀貴　193
17　連携で解明！ 手ごわい発熱　　　　　　　　　　　　　　　　　　　矢野晴美　199

One Point Lecture

❸ System 1 の鍛え方とその後　　　　　　　　　　　　　　　　　　　志水太郎　203
❹ System 2 の磨き方　　　　　　　　　　　　　　　　　　　　　　　忽那賢志　208

読んでおきたい One More Question　　　　　　　　　　　　　　　　　　　　213

索引　　　　　　　　　　　　　　　　　　　　　　　　　　　　　　　　　　221

病歴と診察で診断する感染症

System 1, System 2 の診断 Keywords

目指す診断

System 1 直観的診断

項目	頁
咽頭痛	35
黄色ブドウ球菌	10
かぜ症候群	75
化膿性関節炎	14
化膿性血栓性静脈炎	27
外毒素	10
拡張早期雑音	19
患者が医者	90
感染症局在診断	56
感染性心内膜炎	87
関節液評価	14
関節炎	38
関節穿刺	14
関節痛	38
眼球結膜充血	49
気道確保	24
急性喉頭蓋炎	24
局在化	90
げっ歯類	49
頸動脈拍動	19
血液培養	87
月経	10
呼吸器症状に乏しい	69
呼吸困難	24
呼吸副雑音	75
誤嚥	79
口腔内潰瘍	83
好発地域	64
紅斑	10
刺し口	64
持続する発熱	90
若年成人	35
臭診	79
人畜共通感染症	49
髄膜炎尿閉症候群（MRS）	52
性感染症	83
全体化	90
大動脈弁逆流	19
大葉性肺炎	69
聴診	43
伝染性紅斑	38
伝染性単核球症	35
毒素性ショック症候群	10
内頸静脈波	19
ニューモシスチス肺炎（PCP）	43
日本紅斑熱	64
尿閉	52
バイタルサイン	75
パルボウイルス B19 感染症	38
ばち指	79
肺炎	75
肺外症状	69
梅毒	83
発熱	35, 64
比較的徐脈	69
皮疹	64
非定型肺炎	75
不明熱	87
野外活動歴	64
躍動性の脈	19
リンパ節腫脹	35
淋菌性関節炎	14
レプトスピラ症	49
レンサ球菌	10
39℃以上の高熱	69
βラクタム系抗菌薬無効	69
Elsberg 症候群	52
HIV 感染症	43, 83
Lemierre 症候群	27
MSM（Men who have sex with men）	83
peripheral sign	87
review of systems（ROS）	56
Schamroth's sign	79
septic emboli	27
Streptococcus suis	31
stridor	24
toxic shock like syndrome	31

検査前確率 5
熟練者の思考 208　省察的実践 203
診断エラー 1, 99　診断戦略 203
ストーリー 208　直観的診断 1
曝露歴 5, 96

病原微生物 5　病歴・身体所見 208
プロブレムリスト 208　分析的思考 99
分析的診断 1　流行状況 5, 96
2 重プロセスモデル 1, 99
snap diagnosis 96

System 1 96, 203
System 2 99, 208

System 2
分析的診断

悪性腫瘍 133	血液のグラム染色 187	伝染性単核球症 139
インフルエンザ 144	血管内溶血 187	東南アジア 128
ウイルス性髄膜炎 139	血便 121	特発性 144
感染性胃腸炎の鑑別 121	結核 110	内臓痛 114, 169
関連痛 169	結核性髄膜炎 110	認知症 110
顔面神経麻痺 144	結核性脊椎炎 110	発熱＋咽頭痛 139
基本に忠実に 199	抗痙攣薬 179	発熱日記 199
急性 HIV 感染症 139	肛門鏡 149	非痙攣性てんかん重積状態（NCSE） 179
経時的な変化 199	細菌性腸炎の症状 121	非定型肺炎 155
痙攣 179	細胞性免疫の低下 133	不明熱 133
血液悪性腫瘍 193	四肢近位部優位の全身性筋痛 163	閉鎖筋徴候 114
血液透析 179	耳介後部・後頭部リンパ節腫脹 104	マイコプラズマ肺炎 155
	セフェピム脳症 179	マラリア 175
	成人ヒトパレコウイルス感染症 163	ミオクローヌス 179
	成人風疹 104	胸やけ 133
	性感染症 139, 149	メリオイドーシス 128
	脊椎圧迫骨折 110	癒合する紅斑 104
	潜伏期 175	流行性筋痛症 163
	全般性徐波 179	Bell 麻痺 144
	粟粒結核 110	Bornholm 病との鑑別 163
	体性痛 114, 169	Burkholderia pseudomallei 128
	第 7 脳神経（CN Ⅶ） 144	Carnett 徴候 114
	腸チフス 175	Clostridium perfringens 187
	腸腰筋徴候 114	late inspiratory crackles 155
	直腸炎 149	red cell ghosts 187
	デング熱 175	Stenotrophomonas maltophilia 193

ix

Introduction 1

本書の活用の仕方
System 1 と System 2 を中心に

Question & Answer
Q 診断の思考回路はどのように説明できるのでしょうか？
A 1つの知られた方法として，直観的な診断，分析的な診断に大別して考えることができます．

Keywords
➡ 直観的診断
➡ 分析的診断
➡ 二重プロセスモデル
➡ 診断エラー

　感染症の診断にかかわらず，臨床医が診断をするうえでその思考プロセスを高い水準に鍛えて保つことは，その医師の臨床能力を示す1つの指標になると思われる．仮に感染症を相手にするとしても，患者は「私は感染症にかかっています」という看板をぶら下げて医師のもとにやってくるわけではない．そのため，感染症の診断においても，感染症以外の疾患における診断にもある程度長けておく必要がある．

直観的思考（System 1）と分析的思考（System 2）

　診断の手法を説明するのに筆者がよく使うのは山登りのたとえである．自分が麓にいて，目指す頂上に到達するのに登り方はたった一通りではないだろう．多少の危険を冒しつつも直線距離を目指して登ることも，時間のかかる回り道をしながら着実に進むこともできるかもしれない．このことを診断に置き換えてみると，目指す頂上を目的の診断とし，直観をもとにできるかぎり早く診断を目指す方法と，時間はかかるが，網羅的・分析的に決断する妥当性を高める診断の方法とがある．

　近年，診断エラーの研究が進むなかで，診断のプロセスは「dual processes model（二重プロセスモデル）」という2つのプロセスの柔軟な使い分けが基礎の理論といわれるようになってきている（図1）．2つの思考プロセスのうち，一方は直観的思考（intuitive process：System 1），もう一方は分析的思考（analytical process：System 2）と呼ばれる．もともとSystem 1，System 2 の概念は認知心理学で言及されたものだったが，これが診断の領域でも扱われるようになった経緯がある．複雑な診断プロセスの思考を二元論的に分類することには賛否両論があるかもしれないが，診断の思考をあえて2つにシンプル化したことで，診断プロセスの議論や開発が促進されていることは特記すべきことである．

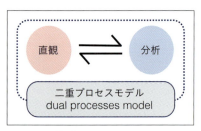

図1　二重プロセスモデル

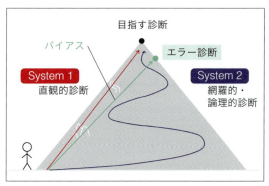

図2　System 1とSystem 2（診断エラー）

それぞれのSystemの長所，短所

System 1の直観的思考のプロセスは，医師のそれまでの臨床経験に基づく直観的なひらめき（無意識のマッチング）によってなされる診断である．一方，**System 2**の分析的思考のプロセスは可能なかぎり客観的に，もれなくダブりなく論理的・分析的に診断を詰めていく形の診断プロセスであり，**System 1**に比べより多くの客観的情報を必要とすることもあるため，スピードはゆっくりである．まとめるとFast（速い）の**System 1**，Slow（ゆっくり）の**System 2**ともいえる．

　直観的診断ではそのスピードの利点ゆえ，時間的制約のある現場で特に効果を発揮する．逆に欠点は①さまざまな認知バイアスに交絡され，本来到達すべき正しい判断ができなくなってしまうこと，また②直観的診断自体が経験に基づくため，精度を上げるには経験が必要なことが挙げられる**(図2)**．

　一方の分析的診断はさまざまな分析的・論理的ツール，たとえばフレームワーク，アルゴリズム・ディシジョンツリー，Bayesの定理（検査前確率と尤度比で検査後確率を求める方法）などを使いながら診断を詰めていくプロセスである．直観的診断に比べて網羅的でクリアカットな論理的思考のため客観性が高く，鑑別疾患の挙げもらしも少なくなる．逆に短所としては，①多くの情報を操作する必要があるために診断までの時間がかかりやすいこと，また②網羅性を重視するあまり過度に客観的データを求め，過剰な検査までオーダーしてしまうことが指摘される．またYes/Noの二者択一のアルゴリズムを使う場合などでは，グレーゾーンで判断がYesともNoとも決められない時に，アルゴリズムがストップしてしまうといった決断の思考停止も起こりうる．

最も効率的に診断の思考を進める

　このようにそれぞれが長短併せもつ直観的思考と分析的思考**(表1)**だが，実際の現場ではどちらか一方だけを使うのではなく，適宜両方を用いることが一般的である．直観的診断で自然と答えが出る場合ならよいが，もしそれだけで立ち行かない場合は分析的思考が出現する．あるいは，分析的思考を続けるなかで改めて直観的思考が浮かぶ，というような相補概念・相互監視のシステムになっているということである．このような2つの思考を基礎的な診断方法

表1 直観的思考・分析的思考の診断プロセスの特徴

	直観的思考 (intuitive process：System 1)	分析的思考 (analytical process：System 2)
例	ヒューリスティックス	フレームワーク，アルゴリズム，Bayesの定理など
特徴	スナップショット診断	網羅的診断
メリット	迅速，効率的，芸術的	分析的，科学的
デメリット	バイアスに影響が強い	時間がかかり，時に非効率的，豊富な知識が必要なぶん，負荷も大きい
頻用者	熟練者	初心者

と位置づけ，かつ，それぞれの利点・欠点を把握しながら最も効果的に診断を進めていくことが，現場においても教育の場においてもよいと考えている．

一例一例の積み重ねが診断の力を高める

　直観的思考・分析的思考をはじめ，これらを基礎とした応用理論として，いくつもの診断についての理論を筆者も仲間らと議論・開発している．国際的には SIDM（society to improve diagnosis in medicine）という学会においては，医師，認知心理学者，脳科学者や厚生経済学者らが診断のエラーについての社会科学的研究や診断精度のエビデンスなどについて議論しているが，このような取り組みと別に日本では，筆者のいる獨協医科大学総合診療科など病院単位のチームや，SDM（society of diagnostic medicine）という施設横断的なチームが発足し，診断理論についての集学的な開発が始まっている．そこでは，実際の臨床ケースをもとに，どのような診断エラーが起こったか，それを回避するにはどのような手法が最も効果的かといった，一例一例に基づいて実践的な診断思考が吟味され，その手法が有用で汎用性があると思われる場合には一般化される，といった形での言語化の作業を行っている．この地味とも思える作業が一定の臨床医たちの関心を集めるということは，診断の領域においても一例一例から学ぶことの重要性を反映していると思われる．今回の企画自体も，そのようなコンセプトで誕生した．

本書の特徴

　本書では，主に直観的にアプローチが奏功した診断のケースを「System 1 電光石火の感染症 Snap Diagnosis」に，そしてより分析的に理詰めで勝負した診断のケースを「System 2 理詰めで追い詰める感染症」に，それぞれご執筆いただいた先生方がご経験された症例からご紹介いただいている．本書の特徴として，各項でコンセプトが一貫するように原稿執筆の際の共通の骨格を依頼さしあげた．直観的診断の章では直観的診断のもとになった情報が何であったか（病歴や身体診察の情報），直観的診断が陥りやすい鑑別疾患を，分析的診断の章では，同様に診断のカギとなるような病歴，身体所見のほかに，感度・特異度など分析的診断らしい情報の記載もお願いした．その他，各論全体を共通する情報として，タイトルを見ただけでは診断がわからないキャッチーなタイトル，疫学情報などの記載もお願いした．

（志水太郎）

文献

1) 志水太郎：診断戦略―診断力向上のためのアートとサイエンス．医学書院，2014.
   ＜臨床医が診断の力を高めるためにどのような訓練を行えばよいかについて体系的にまとめられている＞
2) Graber ML, et al : Diagnostic error in internal medicine. Arch Intern Med 165 : 1493–1499, 2005.
   ＜内科的診断エラーについての総論で優れた内容のレビュー．本文で紹介した SIDM のリーダーらによって書かれている＞

Introduction 2
感染症の診断学

Question & Answer
Q 感染症を診断するうえで特に大事な点は？
A 病原微生物との曝露がどこで生じたのかを意識して問診すること，検査前確率の正確性を高めるために各感染症の流行状況を把握しておくことです．

Keywords
→検査前確率
→流行状況
→曝露歴
→病原微生物

感染症を診断するために重要な3つの過程

　感染症を診断するまでのプロセスは，他の分野の疾患と大筋は同様である．
　しかし，感染症が他の分野と異なる点が1つある．それは，感染症は人が病原微生物に曝露することによって，病原微生物の病原性と人の免疫反応が絡み合い，臨床像が形成されるという点である．
　感染症を診断するうえでは，曝露（感染経路）→病原微生物と宿主の出会い→臨床像の3つの過程を意識することが重要である．

病原微生物との曝露が存在する

　感染症は基本的には人と病原微生物の出会いによって生じる．食物を介して，飛沫を介して，皮膚を介して，あるいは性交渉を介して，患者はどこかで病原微生物に曝露している．どこで出会ったのかを突きとめられるかは病歴にかかっている．
　聴取すべき項目として**表1**の各項目がある．もちろん**表1**の曝露歴をすべて聴取することは限られた外来診療の時間では難しく，患者の症状や所見を考慮しながら取捨選択して聴取することになる．病原微生物と患者がどこで出会ったのかにこだわる問診を心がけたい．

臨床像を3つの病型に分類して考える

　一口に感染症と言っても，臨床像は実にさまざまである．しかし，ほとんどの感染症はいくつかの病型に分類することができる．
　ここでは診断のために便宜的に感染症を3つに分類する**(図1〜3)**．なおこの分類は筆者独自の分類方法であり，異論もあると思われる．読者からの忌憚なき意見をお待ちしている．

表1　問診で聴取すべき項目

曝露歴	聴取すべき内容
食事歴	食事内容(肉類，海産魚介類，卵)，摂取方法(加熱具合，滅菌方法など)
性交渉歴	最近の性交渉はいつか？ 現在は特定のパートナーのみか，不特定多数のパートナーか？ 相手は異性か，同性か？　性感染症の既往はあるか？ 男性同性愛者の場合は挿入する側か，される側か，両方か？ コンドーム使用の有無(オーラルセックスの時も)
動物接触歴	ペットを飼っているか？ 鳥が生活圏にいないか？ 最近，動物に咬まれたことはないか？
節足動物曝露歴	森林探索，山登りなど，ダニ曝露のありそうな行動の有無
海外渡航歴	渡航地(国名だけでなく詳細な地域)，渡航内容(何をしに渡航したのか？)，旅程，ワクチン接種歴，防蚊対策の有無，マラリア予防の有無，現地での性交渉歴・動物接触歴・淡水曝露歴・食事歴など

◆臓器特異型(図1)：特定の臓器に感染し，感染臓器にのみ症状を呈する感染症

　臓器特異型は日常診療で最も遭遇する機会の多い病型である．いわゆる市中肺炎や腎盂腎炎，胆囊炎などがこれに当たる．感染しやすい病原微生物は臓器ごとに決まっており，肺炎であれば肺炎球菌，インフルエンザ桿菌，モラキセラなどである．

　これらの感染症は臨床症状も比較的シンプルなことが多い．肺炎であれば発熱と咳嗽・喀痰，腎盂腎炎であれば発熱と腰痛・排尿時違和感，胆囊炎であれば発熱と右季肋部痛といった具合である．臨床症状から診断に直結しやすいため，診断に難渋することは比較的少ない．

　単一の臓器ではないが上気道に感染する感冒もこれに含めて考える．

　この病型の感染症であれば，一般的には感染臓器の検体を採取し，培養検査などを行うことで病原微生物を特定し，診断に至るというプロセスをたどる．

◆特異的臓器＋α型(図2)：特定の臓器に感染するが，感染臓器の症状以外にも症状を呈する感染症

　病原微生物は特定の臓器に感染しているが，その臓器以外の部位にも症状が現れる病型である．たとえば非定型肺炎などを想起すると理解しやすい．マイコプラズマ肺炎は呼吸器感染症であるが強い頭痛や皮疹を伴うことがある．同様にレジオネラ肺炎も呼吸器症状だけでなく，精神症状や消化管症状など多彩な症状を呈する．EBウイルスによる伝染性単核球症も咽頭炎だけでなく肝炎を呈する．風疹や麻疹も呼吸器症状が前面に出ることが多いが，皮疹や関節炎などの症状がみられることがある．

　この病型では，感染臓器が明らかになっていればそこから鑑別診断を挙げていくことができるが，＋αの部分に意識が集中しすぎると足をすくわれることがある．筆者も下痢症状に目が行き過ぎて診断が遅れたレジオネラ肺炎や，頭痛が強すぎて腰椎穿刺を施行したカンピロバクター腸炎を経験したことがある．

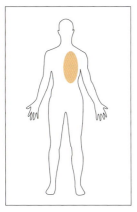
図1　臓器特異型

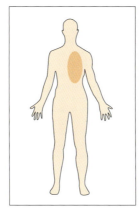
図2　特異的臓器＋α型

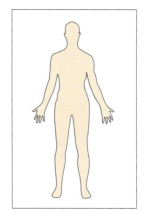
図3　全身型

◆全身型(図3)：特定の感染臓器をもたず，全身症状を呈する感染症

病歴・身体所見だけでは感染臓器がはっきりしない病型である．たとえばリケッチア症，レプトスピラ症，ライム病，マラリアなどがこれに当たる．リケッチア症であれば発熱，皮疹，頭痛・関節痛という症状が多く，レプトスピラ症であれば眼球結膜充血，筋肉痛，無菌性髄膜炎などの症状がみられる．輸入感染症，人畜共通感染症はこのタイプの感染症が多い．特定の感染臓器がない場合には，病歴(特に曝露歴)と全身症状の組み合わせによって鑑別診断を挙げていくことになるため，診断に苦慮することが多い．

注意しなければならないのは「病歴・身体所見だけでは感染臓器がはっきりしない」と思っていたが，病歴や身体所見を詳細にとり直すことによってようやく感染臓器が明らかになることもあるということである．直観的にこの全身型に分類した際にも，丁寧に review of systems を聴取し，頭から足先まで身体所見をとることを心がけたい．

◆3つの病型の見分け方

3つの病型の一例を表2に示した．ここでは便宜的に感染症を3つのタイプに分類したが，これら3つのタイプは完全に分かれるものではなく，連続性のあるものである．感染症では病原微生物側だけでなく，宿主側の要因が関与しているがために，同じ病原微生物であっても臨床像にグラデーションが生まれるのである．たとえば，同じ風疹ウイルスに罹患した場合でも小児と成人女性では関節痛の頻度が異なるし，麻疹と臨床的に区別がつかないような風疹の症例が存在しうる．感染性心内膜炎は心内膜に感染が起こる臓器特異型であるが，臨床像としては塞栓症状や免疫反応によって全身型として認識されることが多い．マイコプラズマ肺炎も肺炎としての臨床像が前面に出て全身症状がはっきりしないこともある．実地診療ではこの個体間のグラデーションを意識して診療することが重要である．

検査前確率が流行状況によって異なる

感染症の大きな特徴の1つとして，流行性がある．したがって，診療を行っている地域の

表2　感染症の3つの病型

	臓器特異型	特異的臓器＋α型	全身型
代表的な感染症	感冒 市中肺炎 腎盂腎炎 胆嚢炎 百日咳 溶連菌性咽頭炎 クリプトコッカス髄膜炎	非定型肺炎 伝染性単核球症 麻疹・風疹 髄膜炎菌性髄膜炎 感染性心内膜炎 カンピロバクター腸炎	レプトスピラ症 リケッチア症 回帰熱 ライム病 腸チフス 破傷風 マラリア

現在の流行状況によって検査前確率が大きく異なることに注意が必要である．

たとえば2013年のわが国のように，風疹流行期に発熱，皮疹，後頸部リンパ節腫脹の症状があれば風疹抗体検査を行う前の検査前確率は非常に高いが，他の先進国のように風疹がほとんどみられない国で同様の症状がみられた場合には，風疹の検査前確率は非常に低い．前者では，風疹抗体検査を行い陽性となれば確定診断としてよいが（あるいは迅速検査は不要かもしれない），後者では検査後確率がわずかに上がるにすぎず，偽陽性の可能性が残るため風疹と確定診断することはできない．

仮に風疹の抗体検査を感度90％，特異度95％と仮定しよう．これだけみれば非常に優れた検査といえるだろう．風疹の流行期に発熱，皮疹，後頸部リンパ節腫脹の3徴が揃っており，風疹ワクチンの接種歴もなければ検査前確率は非常に高い．ここでは仮に60％と見積もることとする．この場合，検査が陽性であった場合の検査後確率は96％であり，風疹と確定診断してよい確率である．しかし，これが風疹がほとんどみられない地域ではどうだろうか．同じような症状・ワクチン接種歴であったとしても，もともと流行がみられない地域では検査前確率は高くはならない．仮に15％くらいと見積もるとすると，検査が陽性であった場合の検査後確率は76％である．つまり24％の確率で偽陽性なのである（http://araw.mede.uic.edu/cgi-bin/testcalc.pl の Diagnostic Test Calculator を用いて計算した）．

感染症の診断の難しさはここにある．つまり，全く同じ症状を呈する患者であっても，診療を行う場所，時期，その他の偶発的な流行の有無などによって診断の確からしさは大きく異なるのである．極端な例を挙げれば，臨床症状は完璧にデング熱に合致するとしても，海外渡航歴がなければ検査前確率は（ほとんど）ゼロである．重要なのは，現在診療している地域での流行状況をリアルタイムで把握しておくことである．

国立感染症研究所が1週間ごとに発表している感染症発生動向調査では，1～5類の全数報告の感染症と，定点把握の対象となる5類感染症が報告されている．ここで国内・地域の感染症流行状況をつかむことができる．感染症専門医のみならず，一般診療医も週に一度ざっくりと目を通すことをお勧めしたい．

感染症の診断は3つの病型に分類して考えると鑑別診断を立てやすい．また「曝露歴を意識すること」と「流行状況を意識すること」が感染症に特有の診断上のプロセスである．

（忽那賢志）

System 1

電光石火の感染症
Snap Diagnosis

System 1 電光石火の感染症 Snap Diagnosis 1

赤いカメレオン！多彩な症状に騙されるな

Question & Answer

Q どのような症状の時に毒素性ショック症候群を疑ったらよいのでしょうか？

A 説明のつかない高熱や多彩な症状を呈する低血圧患者では，本症候群を念頭に置くことが大切．高熱，嘔吐，下痢，筋痛，結膜充血，紅斑性の皮疹などの症状を確認し，躊躇せず，服に隠れた火傷や創部の感染や月経歴を検索しましょう．

Keywords
- 毒素性ショック症候群
- 外毒素 G1
- 月経
- 紅斑
- 黄色ブドウ球菌
- レンサ球菌

Case ▶ 一見わかりにくいショック

- **患者**：31歳，既婚女性．
- **現病歴**：8カ月前にDICを合併した熱源不明の敗血症性ショックにて入院歴のある女性が，突然の39.6℃の発熱，悪寒戦慄，嘔吐を主訴に再度救急搬送された．ERではショックバイタル，軽度膿尿から尿路感染症として内科へコンサルト．しかし，手掌を中心とした全身の紅斑，眼球結膜の充血，筋痛がみられ，採血結果では肝障害を認めた．性活動歴/月経歴を聴取したところ「月経3日目で，タンポンを使用している」ことが判明．さらに追加情報で前回の入院時も月経中でタンポンを使用していたことと，細菌培養では腟培養，尿培養とで今回と同様の黄色ブドウ球菌（MSSA）が検出されていたことが確認された．月経関連性黄色ブドウ球菌性トキシックショック症候群の診断で集学的治療により軽快し，退院となった．

わが国における疫学

毒素性ショック症候群（toxic shock syndrome：TSS）は，1980年前後に高吸収性タンポンを使用した月経中の若い女性に頻発したTSSが，タンポンの改善に伴い減少した事象を受けて，

GM note

G1 外毒素
外毒素（exotoxin）細菌が菌体外に放出する毒素の総称．成分はペプチドやタンパク質であるためにその菌に特異的．代表的な外毒素はとして *Clostridium perfringens* のα毒素や，コレラ菌，大腸菌，ブドウ球菌のエンテロトキシン．

表 1 溶連菌以外の TSS 診断基準

臨床基準
① 38.9℃以上の高熱
② びまん性斑状紅斑
③ 発症 1〜2 週間でみられる掌蹠の落屑
④ 血圧低下（成人　収縮期血圧＜90 mmHg）
⑤ 多臓器障害（下記 3 項目以上を含む）
　a. 胃腸障害（発熱初期に嘔吐・下痢など）
　b. 筋障害（激しい筋肉痛，正常上限の 2 倍以上の CPK 増加）
　c. 粘膜障害（陰部，口腔咽頭，結膜充血など）
　d. 腎障害（尿素窒素，Cr の正常上限 2 倍以上の増加，尿路感染症がない場合の膿尿≧白血球 5/HPF）
　e. 肝障害（血小板数 $10 \times 10^4/mm^3$ 以下の低下を認める肝機能障害）
　f. 中枢神経障害（高熱や低血圧がない時に，巣症状のない見当識障害や意識障害を認める）

検査基準（検査をもししていれば）
　a. 血液培養，髄液培養は陰性である（黄色ブドウ球菌は可）
　b. 各種血清学的評価は陰性（ロッキー山紅斑熱，レプトスピラ症，ウイルス性発疹性疾患など）

疑診：4 つ以上の臨床基準を満たし，かつ検査基準を満たすこと
確診：皮膚の落屑を含む 5 つ以上の臨床基準を満たし，かつ検査基準を満たすこと

〔Centers for Disease Control and Prevention（CDC）：Toxic Shock Syndrome Case Definition, 2011. より〕

月経と関連した menstrual TSS と non menstrual TSS とに分類された[1]．衛生状態の良好なわが国では後者が圧倒的に多い．予後に関しては，ブドウ球菌性 TSS では死亡率は 3% 未満であるのに対し，レンサ球菌性 TSS は 30〜60% といまだに予後不良である．ブドウ球菌性 TSS に限れば 10 万人当たり 0.52 人が罹患し，そのうち今回のケースのように月経に関連した症例は約 54% 程度，また，13〜24 歳女性に高頻度でみられている[2]．Case のように発症後の最初の 4 カ月間にタンポンの使用を続けた女性では再発しやすい．

直観的に察知するポイント

TSS の診断は丁寧な病歴聴取と身体診察で決まるために，直観的な診断が有効である．黄色ブドウ球菌性 TSS は診断基準（表 1）[3] に含まれていることからもうかがえるように，身体所見の正確な評価が診断に重要である．持続する高熱，嘔吐や下痢などの胃腸症状，筋肉痛，眼瞼結膜の充血（図 1）や，口腔粘膜，陰部の異常，意識障害などの症状に注意する．皮疹は TSS に特徴的で「日焼け様」と比喩される紅斑，斑状丘疹などを急性期に察知することが早期診断につながる．発症後 1〜3 週間程度で手や足を中心とした膜様落屑がみられることも多い（図 2, 3）．敗血症性ショック様の病態にみえるが熱源を特定できない時には，自らの五感を用いて穴という穴を評価し，Head to Toe Exam で（頭から手足先まで）丁寧に診察していくことが何よりも近道である．

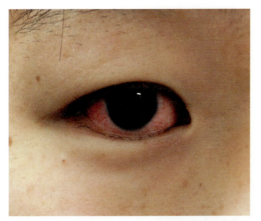
図1　眼瞼結膜充血

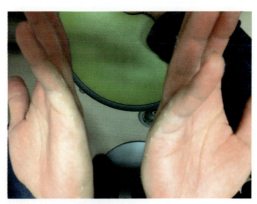
図2　手指の膜様落屑

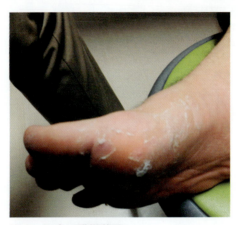
図3　足底の膜様落屑

直観的診断をサポートする病歴

　直観的診断に早期に近づくためには，女性をみればまず性活動歴と月経歴に加えて，タンポン，ナプキン，ペッサリーなどの使用の有無，月経量や性状まで聴取する習慣をつけておく．また自分からは教えてくれない鼻腔，咽頭，腟，排尿・排便時などの症状，火傷や外傷，産褥後，術後などの情報を忘れずに聴取する必要がある．

直観的診断が陥りやすい鑑別診断

　ショック状態の患者をみた場合には常に頭の片隅に本疾患を鑑別にもちながら，わが国においては猩紅熱，ライ症候群，ブドウ球菌熱傷様皮膚剝脱症候群，Stevens-Johnson症候群，中毒性表皮壊死症といった劇症型の薬疹や，類似の症状を呈す髄膜炎菌を代表とした細菌感染による敗血症，レプトスピラ病，デング熱，麻疹，二期梅毒などの鑑別診断を念頭に置く必要がある．

赤いカメレオン!?

劇症型の溶連菌性 TSS とは異なり，黄色ブドウ球菌性 TSS の診断では病歴と身体所見がより重要である．高熱，嘔吐，下痢などの胃腸症状，筋肉痛，眼瞼結膜や口腔粘膜の発赤，陰部の異常，手掌を中心とした紅斑，意識障害など多彩な症状を呈し，全身が赤っぽくいろいろな「顔」をしてやってくる患者に騙されてはいけない．診断がつけば，治療はタンポンやペッサリーなどの異物，原発感染巣の汚染除去や，ドレナージに加えて，ショックの治療として敗血症性ショックに準じた積極的な循環維持療法が必要である．

感染症に対する治療は，ブドウ球菌性 TSS を考慮した場合に黄色ブドウ球菌をカバーするβラクタム系抗菌薬と，外毒素産生抑制目的でクリンダマイシン（600〜900 mg，8時間ごと）を投与する[4]．わが国において MRSA をカバーすべきかどうかについては悩ましい問題である．米国での調査では黄色ブドウ球菌性 TSS 全 61 例の中 7% で MRSA が検出されたとの報告[2]もあることから，今後はバンコマイシンの併用が推奨される可能性が高い．わが国では重症の場合に免疫グロブリン療法が施行されることも多いが，エビデンスはいまだ確立されていない．月経に関連したブドウ球菌性 TSS 罹患後は，再発予防目的にタンポン，ペッサリーの使用を控えるか，頻繁な交換またはナプキン使用へ変更するように，必ず指導する．

Clinical Pearl

➡ 見た目が赤っぽく原因が絞れないショックは TSS を鑑別に挙げる．
➡ 若年女性のショックは月経，妊娠，性交渉を攻めるべし！

（和足孝之）

文献

1) Kain KC, et al : Clinical spectrum of nonmenstrual toxic shock syndrome (TSS) : comparison with menstrual TSS by multivariate discriminant analyses. Clin Infect Dis 16 : 100, 1993.
   ＜月経に関して比較．発症までの時間，進行速度，院内発症において有意差を認めた＞
2) Aaron S, et al : Staphylococcal Toxic Shock Syndrome 2000-2006 : Epidemiology, Clinical Features, and Molecular Characteristics. PLoS One 6 : e22997, 2011.
   ＜ブドウ球菌性 TSS の疫学の土台を固めた論文＞
3) Centers for Disease Control and Prevention (CDC) : Toxic Shock Syndrome Case Definition, 2011.
   ＜言わずと知れた診断基準＞
4) van Langevelde P, et al : Combination of Flucloxacillin and Gentamicin Inhibits Toxic Shock Syndrome Toxin 1 Production by *Staphylococcus aureus* in Both Logarithmic and Stationary Phases of Growth. Antimicrob Agents Chemother 41 : 1682, 1997.
   ＜TSST-1 産生をクリンダマイシンが有意に抑制することを示し，臨床に応用された論文＞
5) Bob CY Chan, et al : Staphylococcal toxic shock syndrome. N Engl J Med 369 : 852, 2013.
   ＜帝王切開術後に TSS を認めた手掌の写真，一度確認しておきたい＞

System 1 / 電光石火の感染症 Snap Diagnosis ❷

案じたら刺すが易し

Question & Answer

Q 「非淋菌性化膿性関節炎」の早期診断のためのポイントは？
A 新規の「急性関節炎」を認めた場合には，診断のために関節穿刺を行うことが必須です．得られた関節液の評価として，❶一般検査（細胞数），❷細菌学的検査（グラム染色・培養），❸偏光顕微鏡での結晶の有無（結晶性関節炎の評価のため）を確認します．

Keywords
→ 化膿性関節炎
→ 関節穿刺
→ 関節液評価
→ 淋菌性関節炎

Case ▶ 血流感染を背景として左膝の化膿性関節炎を呈した一例

- **患者**：70歳，男性．
- **現病歴**：3週間前よりの悪寒戦慄を伴った発熱，2日前よりの左膝関節痛を主訴に救急車で来院．身体所見上では，口腔内に複数のう歯があり，眼瞼結膜には出血斑，心尖部を中心とした収縮期雑音を認めた．左膝関節には可動域制限，熱感・腫脹を認めており，左膝関節穿刺にて膿性の関節液が確認され，グラム染色にてグラム陽性球菌が確認された．また，同日施行された経胸壁心臓超音波検査では，僧帽弁逸脱症に加えて，同部位に疣贅の付着が認められた．

  僧帽弁逸脱症を背景とした「感染性心内膜炎」，血流感染による「左膝化膿性関節炎」が疑われ，整形外科コンサルテーションとなり，同日に緊急で外科的ドレナージが施行された．血液培養3セットから緑色連鎖球菌が検出され，感染性心内膜炎については抗菌薬加療が行われた．経過中に弁膜症の進行を認め，最終的には心臓血管外科にて生体弁置換術が施行された．

化膿性関節炎は，機能予後・生命予後ともに不良で，見逃してはいけない感染症である．適切な介入を行わなかった場合，早期に関節の軟骨が破壊され，機能障害が残り，死亡率も約10％程度と高い[1]．このため，化膿性関節炎は早期診断を行い，速やかに治療を行うことが重要である．ここでは，診断の鍵となる必要な 病歴 ・身体診察と関節液所見に注目したい．なお，化膿性関節炎は一般的に「非淋菌性化膿性関節炎」と「淋菌性関節炎」に大別されるが，本項ではまず非淋菌性化膿性関節炎に関して記載したうえで，淋菌性関節炎について述べる．

● **伝えたいメッセージ**
- 非淋菌性化膿性関節炎の早期診断のためのポイントを知る．
- 化膿性関節炎診断のための関節穿刺の重要性を認識し，得られた関節液の評価の仕方を知る．
- 淋菌性化膿性関節炎における特徴的な所見・関節外症状を知り，適切な検査を提出できるようになる．

わが国における疫学

日本における化膿性関節炎の有病率に関するデータはない．海外データとして，西ヨーロッパにて4～10人/10万人/年程度の有病率とする報告がある[1]．

直観的に察知するポイント─早期診断のために

まず，化膿性関節炎の早期診断のためには，❶関節所見，❷関節外所見，❸リスク因子に着目する．

❶関節所見

化膿性関節炎は，大関節の単関節炎として発症することが多く，半数以上が膝関節に生じるとされるが，少関節・多関節での発症も少なくない（少・多関節炎が20％に至る）．特に，関節リウマチや脾臓摘出後敗血症（黄色ブドウ球菌菌血症）の患者で，急性の多発関節炎を認めることがある[2]．

このため，「急性の関節痛」を訴える患者が受診した場合には，罹患部位やその数に関係なく化膿性関節炎の可能性を常に考え診察を行う．発赤・熱感・可動域制限がある場合には関節炎があると考えるべきであるが，関節炎の診断を正確に行うことは難しい．関節腫脹の有無や関節・関節外（滑液包・腱・筋肉など）の区別が困難な時には，関節エコーやMRIなどのモダリティが有用である．

❷関節外所見

化膿性関節炎をみた場合，血流感染症（特に感染性心内膜炎）が背景に存在することを想起すべきである．感染性心内膜炎の所見として，「心雑音」や手指・足趾先端の「Janeway lesions」「Osler's nodes」，「眼瞼結膜の点状出血」の有無などを確認すべきである．

なお，発熱・全身状態不良などの補足的な要素は，化膿性関節炎診断のために有用な情報であるが，それを欠くことで疾患を除外するのは困難であることに注意されたい．

❸リスク因子

化膿性関節炎のリスクファクターとそれぞれの検査特性（表1）[3]を示す．
「関節リウマチの既往」や「人工関節置換術後」の症例ではリスクが上昇する．
また，「関節リウマチ」においては，急性の関節炎を原病の増悪と勘違いされる可能性があり，さらにステロイド・免疫抑制薬を使用していることが多く，重症化しやすい点も注意が必要である．

直観的診断をサポートする検査─診断確定のために

◆関節穿刺が重要である

新規の急性関節炎を認めた場合には，診断のために「関節穿刺」を行うことが必須である．得られた関節液の評価として，❶一般検査（細胞数），❷細菌学的検査（グラム染色・培養），❸偏光顕微鏡での結晶の有無（結晶性関節炎の評価のため）を確認する．化膿性関節炎は見逃しては

表1 化膿性関節炎のリスク因子と検査特性

リスク	陽性尤度比	陰性尤度比
80歳以上	3.5	0.86
糖尿病	2.7	0.93
関節リウマチ	2.5	0.45
最近の関節手術	6.9	0.78
人工関節(膝・股関節)	3.1	0.73
皮膚感染症	2.8	0.77

(Margaretten ME, et al : Does This Adult Patient Have Septic Arthritis? JAMA 297 : 1478-1488, 2007. より)

表2 関節液の細胞数における化膿性関節炎の尤度比

細胞数	陽性尤度比
細胞数＜25,000/μL	0.32
25,000/μL≦細胞数＜50,000/μL	2.9
50,000/μL≦細胞数＜100,000/μL	7.7
100,000/μL＜細胞数	28

(Margaretten ME, et al : Does This Adult Patient Have Septic Arthritis? JAMA 297 : 1478-1488, 2007. より)

いけない疾患であり，その診断・除外・治療(抗菌薬選択)には必ず関節液の所見が必要となる．

このため，関節穿刺は急性関節炎の診断に絶対必要な手技といえるが，関節液採取が困難なこともしばしば経験される．そのような場合には，関節エコーを用いたエコーガイド下での穿刺，CTでの解剖学的な評価，整形外科へのコンサルテーションを検討する．

関節液の評価

忘れられがちだが，関節液はまず「性状」をきちんと評価しておくことが重要であり，❶色調(淡黄色か血性か)，❷透明度(透明か軽度混濁か膿性)，❸粘性の程度(漿液性か粘性か膿性か)などを評価する．

化膿性関節炎の診断に際して有用なのは，関節液の「細胞数」と「グラム染色・培養」である．関節液中の白血球数に関しては，5万/μL以上であれば陽性尤度比が7.7，10万/μL以上であれば陽性尤度比が28と診断に有用である(表2)[3]．ただし，白血球数上昇がないからといって除外を行うことは困難である．また，関節液のグラム染色・培養とも感度は100％でなく，陰性をもって除外を行うことは困難である．

血液培養も有効

化膿性関節炎の診断において関節液以外の培養，特に「血液培養」は非常に有用とされている．ある研究[4]では，血液培養と関節液培養から48％，関節液のみから32.6％，血液培養のみから12.6％の起因菌同定が可能であったとの報告もあり，抗菌薬投与前に関節液だけでなく，血液培養を合わせて提出することは非常に大切である．

なお，結晶の存在があることで化膿性関節炎の存在を否定することはできないことはすでに示されており[5]，この点についても留意が必要である．

非淋菌性化膿性関節炎の治療

化膿性関節炎は手術適応のある疾患であり，原則として「整形外科コンサルト」「外科的ドレナージ」が必須である．抗菌薬投与のみでの保存加療が許容されるケースは例外的である．外科的ドレナージと抗菌薬投与の2つに分けて記載する．

◘ 外科的ドレナージ

化膿性関節炎では、関節内の膿瘍を除去することが必要である。外科的（関節鏡での）ドレナージが望ましい。経皮的な穿刺によるドレナージは次点での選択肢として考えうる。ただし、経皮的な穿刺が困難な場合、治療効果が乏しい場合、人工関節部での感染の場合などには関節鏡でのドレナージが必須である。

◘ 抗菌薬治療

関節液のグラム染色の結果、グラム陽性球菌が確認された場合、起炎菌として考慮するのが黄色ブドウ球菌、レンサ球菌属、さらにグラム陰性桿菌も含まれるため、これらをカバーする抗菌薬（セフトリアキソン±バンコマイシンなど）での治療を開始する。特に「高齢者」「免疫抑制状態」や「最近の入院歴」などがある場合には、グラム陰性桿菌まで考慮した抗菌薬の選択が必要となる[1]。

淋菌性関節炎の診断・治療

淋菌性関節炎は、「30歳以下の女性」に多く発症し、若年者の関節炎の原因として重要である。尿道・子宮頸部・直腸・咽頭粘膜に付着した淋菌（*Neisseria gonorrhoeae*）が播種性感染を生じて化膿性関節炎をきたす。病型は2つあり、移動性多関節炎・皮膚病変・腱滑膜炎をきたすものと、非対称性多関節炎で発症するものに分けられる。

感染早期には皮疹を伴うことがあり、四肢末梢の小水疱や膿疱がみられることがある。また、腱滑膜炎については手・足・手指小関節を侵し、強い疼痛を伴う。

◘ 検査

関節液のグラム染色の感度は低く、血液培養も半数で陰性となる。このため、性交渉歴の確認とともに、尿道・子宮頸部・直腸・咽頭粘膜に付着した検体について、淋菌の培養検査を提出することが診断にとって重要となる。また、培養にはチョコレート培地を用いるため、オーダーの際には特殊指示が必要である。同検体の抗原DNAでの診断も有用であるが、細菌培養検査との同時算定は不可とされている。

なお、関節液でのグラム染色でグラム陰性双球菌が確認された場合、淋菌とともに「髄膜炎菌」による関節炎も想起する必要がある。

◘ 治療

治療反応性は良好であり、セフトリアキソンの投与で速やかに症状軽快するとされているが、近年セフトリアキソン耐性の淋菌が検出されており、問題となっている。また、淋菌を想起した場合には「クラミジア」も合わせて想起し、治療を検討する必要がある。

> **Clinical Pearl**
> ➡急性関節炎の診断・治療には関節穿刺による関節液の評価が必要である．
> ➡化膿性関節炎は緊急対応が必要な病態である．疑った場合には最速でドレナージまでの道筋を立てよう．

（髙増英輔・綿貫　聡）

文献

1) Mathews CJ, et al：Bacterial septic arthritis in adults. Lancet 375（9717）：846-855, 2010.
2) Dubost JJ, et al：Polyarticular septic arthritis. Medicine（Baltimore）72：296-310, 1993.
3) Margaretten ME, et al：Does This Adult Patient Have Septic Arthritis? JAMA 297：1478-1488, 2007.
4) Ryan MJ, et al：Bacterial joint infections in England and Wales；analysis of bacterial isolates over a four year period. Br J Rheumatol 36：370-373, 1997.
5) Shar K, et al：Does the presence of crystal arthritis rule out septic arthritis? J Emerg Med 32：23-26, 2007.

System 1 / 電光石火の感染症 Snap Diagnosis ❸

心疾患は聴診！ではなく，まず視診と触診！

Question & Answer

Q 「大動脈弁逆流」を疑うきっかけとなる頸部の身体所見は何ですか？

A 躍動性の脈（bounding pulse）です．収縮期にみられる，外向きで立ち上がりが速く，振幅の大きな拍動です．

Keywords
- 躍動性の脈
- 頸動脈拍動
- 内頸静脈波
- 大動脈弁逆流
- 拡張早期雑音

Case ▶ 1カ月続く微熱で初診し，いったん帰宅となった高齢女性

- **患者**：76歳，女性．生来健康．
- **現病歴**：1カ月前から37〜38℃程度の発熱と頭痛が持続．近医で抗菌薬が処方されるも軽快せず．初診時の身体診察では異常所見を認めなかったが，念のために採取した血液培養2セットが後日陽性と判明し，急きょ入院となった．

入院後，担当医が診察を行ったが，微熱はあるものの，身体診察上の異常所見を見出すことはできなかった．上級医が呼ばれて診察すると，視診と触診の両方で立ち上がりの速い大きな頸動脈拍動が認められ，胸骨左縁第3〜4肋間に高調な拡張早期雑音を聴取した．心臓超音波検査にて大動脈弁に疣贅と逆流があり，翌日，血液培養からαレンサ球菌が同定され，「感染性心内膜炎」の診断に至った．

直観的に察知するポイント

「持続する発熱」の鑑別診断は，あまりにも幅広い．したがって，☑病歴聴取と身体診察は，まずは網羅的にルーチン項目をもらさず行う姿勢で臨む．

◆視診

本Caseでは，頭頸部の診察を始めてまもなく，◉視診で異常が見つかった．頸部に一定のリズムのある動きがみられ，これが血管由来であることは容易に判断できた．

次に「頸動脈か頸静脈か」，もし頸静脈であれば「内頸静脈か外頸静脈か」を考える．外頸静脈は，血管の走行を直視できるため鑑別は容易である．本Caseでは，血管は見えなかった．

頸動脈と内頸静脈による頸部の動きは，いずれも血管自体の動きではなく，皮膚に伝わる波動をみているという点が共通している．両者の鑑別のポイントを表1に示す．本Caseでは，速い動きが外向きであり，かつ単相性であることから，頸動脈由来であると判断できた．

表1 内頸静脈波と頸動脈波の見分け方

	内頸静脈波	頸動脈波
波動の形	2相性 G1	単相性
速い動き	陥凹	突出
体位の影響	あり G2	なし

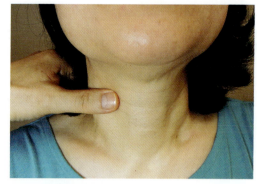

図1 頸動脈の触診
検者の母指を水平にして触診する．第2〜4指を用いる方法と比べると，検者が肩関節を外転せずに済むのでやりやすい．

▶触診

次に，**触診**に進む．検者の片方の手で患者の橈骨動脈を触れながら，同時に他方の手の母指で患者の頸動脈を**触診**する(図1)．本Caseでは，橈骨動脈の拍動に一致して(すなわち収縮期に)，立ち上がりが速く振幅の大きな拍動─躍動性の脈(bounding pulse＝hyperkinetic pulse)─を触知した．

視診と**触診**でここまで到達すると，重要な鑑別診断が具体的にかなり絞り込まれた形で挙がってくる．

直観的診断をサポートする病歴と身体所見

躍動性の脈は，「大動脈弁逆流」を筆頭に，さまざまな範疇の重要な疾患や病態において観察される(表2)．これらの疾患や病態では，脈圧(収縮期圧－拡張期圧)が大きい．「収縮期圧×1/2＞拡張期圧」が1つの目安である．

GM note

G1 正常な内頸静脈波が2相性となる理由

内頸静脈波の陥凹する方向の動き(いわゆる"谷")は，❶収縮期と❷拡張期前半の2つのタイミングで発生する．「収縮するのに凹む」という意味において逆説的であるのは❶である．右室が収縮する時，三尖弁が閉鎖すると同時に弁輪部が心尖部方向に下降するため，右房の血液，さらには上大静脈と内頸静脈の血液も同じ方向に動いて，頸部における速い陥凹の動きにつながるのである．

G2 内頸静脈波に対する体位の影響

頸動脈波は体位の影響をほとんど受けないが，内頸静脈波は大きく変化する．ベッドの角度を臥位(0°)，30°，45°，座位(90°)と変化させて観察すると，内頸静脈圧が比較的低い時には波動は「臥位や30°ではみえるが，45°以上では消失する」ということが起きるし，逆に内頸静脈圧が比較的高い時には「45°や座位では波動がみえるが，30°や臥位では(振り切れて)みえなくなる」という現象が起きる．

表2　躍動性の脈を生じる主な疾患と病態
- 大動脈弁逆流
- 高 CO_2 血症
- 重症の貧血
- 甲状腺中毒症
- 敗血症
- ビタミン B_1 欠乏症(beriberi)
- 肝硬変症
- 動静脈シャント
- 妊娠

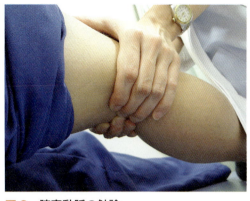

図2　膝窩動脈の触診
検者の両側第2〜4指腹で膝窩を包み込むように触診する．躍動性の脈が存在すると，膝窩に検者の指腹を当てた直後の第1拍目に，容易に拍動を触知できる．正常では，第1拍目ではなく，2〜3拍を経た後に検知できるのが普通である．

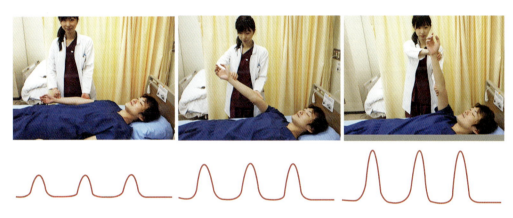

図3　"自由の女神サイン"(橈骨動脈の触診)
座位または臥位で患者の橈骨動脈を触診したまま，上肢を挙上する．躍動性の脈の場合，挙上すると橈骨動脈がより大きな振幅として触知される．挙上した上肢における局所の血圧が相対的に低くなるため，血管のコンプライアンス(拡張しやすさ)が大きくなり，振幅の大きな波動となる．
(写真は松田尚子，平島修，藤本卓司：The Green Light, Stop !? What's your diagnosis ? 105. JIM 21：709, 2011. より)

◆特異的な身体所見

　ここから先は，これらを頭にイメージしながら特異的な身体所見を探していく．
　「躍動性の脈」の証拠を固めるために，膝窩動脈(図2)や橈骨動脈(図3)の触診とともに手指の Quincke 徴候の有無もみておく(図4)．視診，触診に続いて聴診を行う．大動脈弁逆流の聴診所見は特徴的であり，重要なポイントはそう多くない(表3)．
　躍動性の脈をきたす大動脈弁逆流以外の疾患(表2)に関連した項目の診察も意識して行いたい．

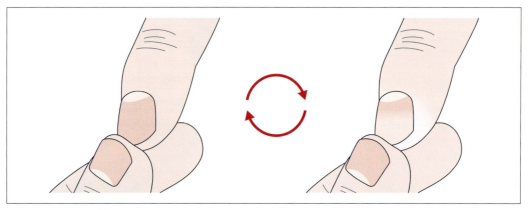

図4　Quincke 徴候
手指爪甲の遠位端を検者の指腹で軽く押した状態で観察すると，爪と周囲の色調が「白→ピンク→白→ピンク→…」と心拍に同期して変化する．

表3　大動脈弁逆流雑音の特徴と聴診のコツ

- 拡張早期の漸減型の雑音である
- いわゆる"たすき領域"sash area（第2肋間胸骨右縁と心尖部を結ぶライン）上に存在する
- 通常，胸骨左縁の低い位置（第3〜4肋間）に最強点がある
- ハーァと息を吐くような高調な音であり，気管支音と酷似しているため，呼吸を止めてもらって聴診する必要がある
- 座位かつ前傾とすると心臓が胸壁に近づく．高調音であるから膜型聴診器を強く押し当てると聴こえやすい

診断を誤った方向に導きかねない"落とし穴"

●収縮期に外に突出する頸部の波動は頸動脈由来とは限らない

本 Case のように，収縮期に外に向く波動のうち，頻度が高いのは頸動脈由来である．しかし，「三尖弁逆流」の時にも，収縮期に突出する波動となる．収縮期に右室→右房→上大静脈→内頸静脈の方向に血液が逆流するためである．

三尖弁逆流でみられる収縮期の波動と頸動脈由来の波動との大きな違いは，脈の立ち上がりにある．前者では「モコッ」という擬態語がぴったりの比較的ゆったりとした立ち上がりになる一方，後者では「ピッ」と表現されるような速く短い動きを見せる．

●大動脈弁逆流の雑音は聴取が難しい場合がある

かすかな大動脈弁逆流の雑音は，聴き落としやすい雑音の1つである．座位前傾とし，膜型聴診器を強く押し当てて聴診する．音質が気管支音に酷似しているので，呼吸をいったん止めてもらって聴く．不確かな時は，両手でグーッと握りこぶしをつくってもらい後負荷を上げる，あるいは蹲踞姿勢をとってもらって前負荷を上げる，などの工夫によって雑音の増強をはかってみるのも一法である．血圧や循環血液量の影響を受けやすいので，午前中の回診では聴取できたものの，降圧薬と利尿薬が投与された午後には聴取しにくくなる，ということもありうる．

Charisma's Pearl

➡ 躍動性の脈は，頸部の視診と触診により，容易に確認することができる．

➡ 躍動性の脈は，「大動脈弁逆流」を筆頭に，さまざまな範疇の重要な疾患や病態において観察される．

➡ 波形は異なるが，三尖弁逆流も収縮期に外向きに突出する波動を示す．収縮期に外に突出する頸部の波動は，必ずしも頸動脈由来とは限らない．

（藤本卓司）

文献

1) Shah KD：Clinical approach to a cardiac patient. pp10-25, Vakils, Feffer & Simons Pvt. Ltd., Mumbai, 2016.
  <日本でのベッドサイド教育に強いインパクトを与えた Dr. シャーのテキスト．脈を診るポイントがわかりやすく書かれている>
2) Perloff JK：Physical examination of the heart and circulation, 4th ed. pp55-91, People's medical publishing house, Shelton, 2009.
  <心臓の身体診察を扱った良書の1つである．古書ではなく新品を今も購入できる．図・写真が多く，かつ説明がしっかりしている>
3) Warnes CA, et al：Effect of elevating the wrist on the radial pulse in aortic regurgitation；Corrigan revisited. Am J Cardiol 51：1551-1553, 1983.
  <いわゆる"自由の女神サイン"のメカニズムを考察した臨床研究である．上肢拳上時に局所の脈圧は小さくなるが，コンプライアンスは増大するという点が逆説的でおもしろい>
4) 松田尚子，平島修，藤本卓司：The Green Light, Stop !?. What's your diagnosis？ 105. JIM 21：709, 2011.
  <"自由の女神サイン"陽性の感染性心内膜炎の症例を京都 GIM カンファレンスで発表したまとめである>

System 1 / 電光石火の感染症 Snap Diagnosis 4

単なる咽頭炎と思ったら……

Question & Answer

Q 成人の急性喉頭蓋炎の診断のポイントを教えてください．

A 咽頭痛がほぼ必発です．咽頭痛が強い場合，また，嚥下時疼痛，吸気時の呼吸困難へと進展する場合は要注意です．わが国では，小児での報告例は少なく，むしろ成人に多いことにも留意しましょう．

Keywords
- 急性喉頭蓋炎
- stridor
- 呼吸困難
- 気道確保

Case ▶ 扁桃周囲膿瘍を伴った急性喉頭蓋炎の一例

- **患者**：73歳，男性，ADL自立．
- **主訴**：咽頭痛・呼吸困難感．
- **現病歴**：来院前日より，咽頭痛・左耳の疼痛自覚し，他院外来受診．咽頭の炎症を指摘され，抗菌薬（詳細不明）処方され帰宅されたが，同日夜間より咽頭痛の増悪，吸気時の呼吸困難感を自覚し，救急外来受診．口腔内には，多量の唾液貯留，左前頸部に強い圧痛が認められた．Stridorが頸部を屈曲した時に聴取され，伸展時には消失する所見を認めた．急性喉頭蓋炎の可能性を疑い，緊急にて気管支鏡を用いた喉頭蓋の観察を実施したところ，著明な喉頭蓋の腫脹を認めたため（図1，2），緊急気管挿管実施した．頸部CTにて左扁桃周囲膿瘍の存在も認め，同部位からの波及が疑われたため，嫌気性菌カバーも考慮し，アンピシリンスルバクタムの静脈投与にて加療実施．1週間後抜管に至り軽快退院された．

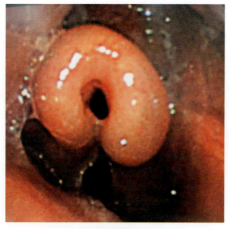

図1 本Caseの喉頭蓋所見

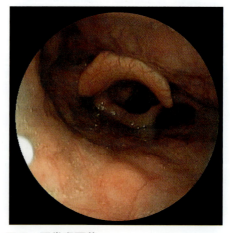

図2 正常喉頭蓋
（http://ja.wikipedia.org/wiki/急性喉頭蓋炎 より）

表1 急性喉頭蓋炎に認められる症状

症状	気道確保不用例	気管確保実施例
咽頭痛[1,3]	93～100%	100%
嚥下時疼痛[3]	87%	100%
嚥下障害[1]	34%	100%
呼吸困難[1,3]	50～80%	78～100%
発熱[1,3]	21～45%	44～83%
muffled voice/嗄声[1]	10%	33%

(林泉, 他:成人の急性喉頭蓋炎. 蘇生 20:52-57, 2001. 寶地信介, 他:急性喉頭蓋炎の臨床的検討. 日気食会報 59:12-18, 2008. より改変)

わが国における疫学

急性喉頭蓋炎は従来，欧米では小児の疾患とされていたが，最近では成人例の報告が多く，小児例は，Hibワクチン接種の普及影響もあり減少してきている．わが国では小児の急性喉頭蓋炎の報告例はきわめて少なく，30～50歳代での報告例が多い．男女比はおよそ2:1と男性に多く認められる[1-5]．年間を通して認められるが，やや夏に多い傾向がある[2-5]．欧米では，インフルエンザ桿菌が起炎菌として同定されることが多いが，検体の採取が困難であること，口腔内常在菌を検出することが多く，わが国では起炎菌の同定された報告は少ない[2-4]．気管切開や気管挿管による気道確保が必要となる症例は1割前後，死亡率は1%前後であり，主な死因は窒息である．気道確保さえできれば，予後は良好である[1-5]．

直観的に察知するポイント

咽頭痛の感度はかなり高く，疾患を疑うきっかけにはなりうるが，特異度はかなり低く，そこに嚥下時の疼痛や嚥下障害，呼吸困難などの臨床症状(表1)，口腔内の唾液貯留・流涎，stridorなどの身体所見を組み合わせることで，強く疑うきっかけとなる．

直観的診断をサポートする病歴・身体所見

経過としては，成人例はやや緩徐な経過をたどることも多いため，咽頭痛出現から数日経過して受診する例もしばしばあり，注意を要する．リスクファクターとしては，糖尿病や喫煙歴の関連が示唆されており，聴取しておきたい．身体所見としては，重症例では，頸部を伸展することにより気道を確保しようとし，仰臥位を避ける傾向にあることも参考になるだろう．

直観的診断が陥りやすい鑑別診断

咽頭痛をきたす他の疾患としては，ウイルス性咽頭炎，急性扁桃腺炎などのcommon diseaseから，扁桃周囲膿瘍，咽後膿瘍，口腔底蜂巣織炎(Ludwig's angina G1)，感染性血栓性

頸静脈炎（Lemierre's syndrome G2）などの重症感染症，また，急性心筋梗塞まで鑑別に挙がってくる．

あまりにも common な症状のために，重症な疾患を念頭に置かずに対症療法としてしまいがちだが，詳細な頭頸部の診察に加え，随伴する他症状を聴取し，これらの疾患が鑑別に挙がることを常に忘れないことが重要となる．

Clinical Pearl
➡ エアウェイの確保のなくして救命なし．

（十倉　満）

文献
1) 林泉，他：成人の急性喉頭蓋炎．蘇生 20：52-57, 2001.
   ＜1979〜1998 年まで医学中央雑誌から"急性喉頭蓋炎"をキーワードにて，846 例の患者の検討をした＞
2) 橋本大門，他：急性喉頭蓋炎 237 例の臨床的検討．日気食会報 55：245-252, 2004.
   ＜1971 年 7 月〜2003 年 2 月までの間に北里大学病院へ入院のうえ治療した急性喉頭蓋炎 237 例についての検討＞
3) 寶地信介，他：急性喉頭蓋炎の臨床的検討．日気食会報 59：12-18, 2008.
   ＜1999〜2006 年までの 7 年間で，関東労災病院耳鼻咽喉科で入院加療を要した急性喉頭蓋炎 64 症例の検討＞
4) 末吉慎太郎，他：当科における急性喉頭蓋炎 73 例の臨床検討．喉頭 22：119-123, 2010.
   ＜1993 年 4 月〜2008 年 10 月まで久留米大学病院で入院加療を行った急性喉頭蓋炎患者 73 例を対象とした＞
5) 長谷川惠子，他：当科における急性喉頭蓋炎 91 例の検討．日気食会報 64：175-181, 2013.
   ＜2001〜2011 年の過去約 10 年間において，大阪医科大学耳鼻咽喉科にて入院加療を要した急性喉頭蓋炎症例 91 例について検討＞

GM note

G1 Ludwig's angina
口腔底の軟部組織感染症．感染の波及により，縦隔炎・髄膜炎を呈しうる．

G2 Lemierre's syndrome
内頸静脈の血栓性静脈炎．上気道に常在している嫌気性菌が原因となることが多く，致死率が 10％前後に及ぶ疾患．

System 1 / 電光石火の感染症 Snap Diagnosis 5

"forgotten disease" の逆襲

Question & Answer

Q 「Lemierre 症候群」とは，どのような疾患ですか？

A 先行する咽頭炎の後に，嫌気性菌(代表：*Fusobacterium necrophorum*)による内頸静脈の化膿性血栓性静脈炎を起こし，肺の多発結節性病変(septic emboli)を代表とする転移性病変を呈する症候群です(表1).

Keywords
- Lemierre 症候群
- 化膿性血栓性静脈炎
- septic emboli

Case ▶ *Porphyromonas asaccharolytica* による Lemierre 症候群の一例

- **患者**：35 歳，男性．
- **現病歴**：来院4日前から，発熱・咽頭痛・左頸部痛が出現した．来院当日，異常行動(休日なのに突然出勤準備を始める)やふらつきが目立つため，家族に連れられて当院を受診．体温 39.5℃，血圧 80 mmHg 台とショック状態で，咽頭後壁の発赤，著明な圧痛を伴う左頸部の腫脹を認めた．検査所見では，炎症反応高値・血小板減少症・肝腎機能障害を認め，頸部〜骨盤部造影 CT では，左扁桃周囲膿瘍・左内頸静脈血栓性静脈炎・両肺の多発結節影を認めた(図1)．後日，血液培養から嫌気性菌である *Porphyromonas asaccharolytica* が培養され，「Lemierre 症候群」と確定診断した．血液培養陰性の確認後，計6週間抗菌薬を投与し，軽快した．

わが国における疫学

Lemierre 症候群は，わが国での正確な疫学は不明であるが，1990 年代にデンマークと英国

表1 Lemierre 症候群の診断基準
1. 先行する咽頭の感染症(通常1週間以内)
2. 血液培養，または無菌的な部位から証明された，嫌気性菌感染症(通常は *Fusobacterium necrophorum*)
3. 内頸静脈の化膿性血栓性静脈炎
4. 遠隔転移巣の存在(肺病変が最多)

(Riordan T. Human Infection with Fusobacterium necrophorum (Necrobacillosis), with a Focus on Lemierre's Syndrome. Clin Microbiol Rev 20：622-659, 2007 より改変)

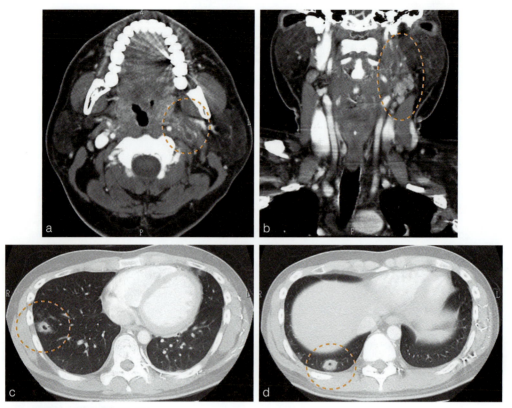

図1　頸部〜骨盤部造影CT
a：扁桃周囲膿瘍，内頸静脈血栓性静脈炎．b：内頸静脈血栓性静脈炎．枠内下方は，腫脹したリンパ節．
c，d：septic emboli（肺の多発結節性病変）．

から罹患率は100万人あたり1人/年と報告されているように，基本的にはきわめて稀な疾患とされ[1]，抗菌薬の進歩とともに"forgotten disease"（忘れ去られた疾患）とすら表現されることもあった[2,3]．ただし，近年は報告例が増えており，皮肉にも上気道感染症に対して不要な抗菌薬投与が控えられるようになったことなどが原因として考えられている[3,4]．10〜30歳代までの健康な若年者に好発するが，2カ月〜78歳までと幅広い年齢層で報告がある[1,3]．

直観的に察知するポイント

10〜30歳代の若年者が，先行する咽頭の感染症（通常1週間以内）後に，著明な片側の頸部痛・腫脹とともに受診したとき，本疾患を"理解している"医師であれば，直観が強烈に刺激されることは間違いないであろう．

◆誤診はありえない!?

1936年に本疾患を最初に報告したAndre Lemierre（仏）も，"The syndrome is so characteristic that mistake is impossible"（あまりにも特徴的な臨床像であり，誤診はありえない）という，挑発的な言葉を残している．

「血液培養から嫌気性菌（特に*Fusobacterium necrophorum*）が培養されたことを契機に，本疾

患にたどり着く」「血栓性静脈炎，嫌気性菌，septic emboli（敗血症性塞栓）など，目の前で生じた事象をキーワードに検索し，本疾患にたどり着く」という診断過程もありうるが……スマートではない．

直観的診断をサポートする病歴・身体所見

◆"左右差がありすぎる"頸部所見

まずは，先行する咽頭への感染症の有無の確認からスタートするが，最大のポイントは"明らかに左右差がある""左右差がありすぎる"頸部の所見である．内頸静脈の血栓性静脈炎を反映し，胸鎖乳突筋に沿った圧痛・腫脹があるとされるが，自経例では片側の頸部全体が腫れているように感じることが多かった．

◆「まさか……ヤツか!?」と思ったら

この時点で「まさか……ヤツか!?」と直観が反応した場合，次に行うべきはseptic emboliによる症状の評価である．「肺病変」は特に頻度が高いので（79〜100％），新規に出現した「咳嗽」「胸膜痛」「血痰の有無」に注目する．肺病変に比べ頻度は落ちるが，骨・関節，腹部実質臓器，脳・髄膜などへの「転移」も報告があるので，全身に目を配る必要がある[1-3,5]．

直観的診断が陥りやすい鑑別診断

顕著な片側の頸部所見に関して最も誤診されることが多い病態・病名が，「頸部リンパ節腫大・頸部リンパ節炎」である[1]．

「どうも通常のウイルス性・細菌性咽頭炎に随伴したリンパ節腫大にしてはsickすぎる」「菊池病 も鑑別対象だが，先行する咽頭痛があるのはおかしく，やはりあまりにもsickすぎる」「頸部腫脹の原因を『リンパ節腫大』で片づけたいが，今までみてきたものとは何かが違う」と直観がビンビンと訴えかけてきた時には，その声に真摯に耳を傾け，積極的に「Lemierre症候群」という名の"シマウマ" を探す必要がある．

GM note

G1 菊池病
「壊死性リンパ節炎」ともいわれる．後頸部を主体としたリンパ節炎で，若年女性に多い．リンパ節炎の分布にも特徴があり，その多くは片側性である．

G2 "シマウマ"
「蹄（ひづめ）の音が聞こえたら真っ先に思い浮かべるのは"ウマ"であり，"シマウマ"ではない」という言葉から，有病率を無視した稀な疾患を想起する"シマウマ探し"（looking for zebra）を戒める意図で使われる．

> **Clinical Pearl**
>
> ➡咽頭痛＋派手な片側頸部痛・腫脹⇒ Lemierre 症候群を想起せよ！
>
> ➡**Lemierre 症候群を想起⇒血培採取＋肺を中心に septic emboli を検索せよ！**

（武田孝一）

文献

1) Riordan T. Human Infection with Fusobacterium necrophorum（Necrobacillosis）, with a Focus on Lemierre's Syndrome. Clin Microbiol Rev 20：622-659, 2007
   ＜Lemierre 症候群を中心に *F. necrophorum* 感染症に関する詳細な記述がなされている＞
2) Johannesen KM, et al：Lemierre's syndrome：current perspectives on diagnosis and management. Infect Drug Resist 9：221-227, 2016.
   ＜最近の Review．*F. necrophorum* 以外に起炎菌として報告されているものについても盛り込んだ記述になっている＞
3) Karkos PD, et al：Lemierre's syndrome：A systematic review. Laryngoscope 119：1552-1559, 2009.
   ＜Systematic review＞
4) 川島　篤：珍しいが知っておきたい！　感染症と続発症 Lemierre 症候群．Medical Technology 38：582-583, 2010.
   ＜日本語で大事なポイントがまとまっている．読みやすい！＞
5) Riordan T. Lemierre's syndrome：more than a historical curiosa. Postgrad Med J 80：328-334, 2004.
   ＜Lemierre 症候群の Review．非常によくまとまっている＞

System 1 / 電光石火の感染症 Snap Diagnosis ❻

豚骨ラーメンは，やっぱり死ぬほど美味しい！

Question & Answer

Q 半日で「ショック」になる病態には，どんなものがありますか？
A 「レンサ球菌」の感染症は"時間単位"で悪化します！ overwhelming sepsis, toxic shock syndrome（毒素性ショック症候群），アナフィラキシー，Clarkson 症候群など．

Keywords
- toxic shock like syndrome
- *Streptococcus suis*

Case ▶ 半日でショック状態になり受診した敗血症の一例

- **患者**：67 歳，男性．ADL 自立．
- **家族歴**：特になし．
- **現病歴**：前日 19 時まで，普段通りの仕事（豚の骨を砕いて，飼料や豚骨スープの原料にする）をしていた．20 時に夕食をとり，普段どおり 22 時に就寝した．1 時頃に中途覚醒し，2 回嘔吐をして再度就寝．5 時頃に起床したが，こたつの中で「寒気がする」と言って震えており，顔面が紅潮していた．6 時に救急外来へ搬送された．
  身体所見は，体温 40℃，血圧 60/30 mmHg，脈拍 126/分，呼吸数 24/分，SpO$_2$ 80〜90％（室内気）．顔面に紫斑があり，粘膜浮腫や出血なし，右肺野に crackle あり．
- **検査所見**：病歴から，overwhelming sepsis が疑われたが，CT では脾臓は正常，末梢血目視でも Howell–Jolly body はなかった．肝硬変の病歴も身体所見も乏しく，血液検査では，免疫グロブリンの産生低下や補体（C3, C4, CH50）の低下もなかった．
- **診断・治療**：当初重症敗血症との判断でメロペネムが投与されたが，血液培養から連鎖球菌が検出されて「toxic shock like syndrome：TSLS（毒素性ショック様症候群）」が疑われ，抗菌薬をセフトリアキソン＋クリンダマイシンに変更した．のちに培養結果は *Streptococcus suis* であることがわかり，アンピシリン＋クリンダマイシンにて治療し，2 週間後に回復した．

System 1 で考えるとこうなった

　感染症診療は，clinical syndrome（以下，CS）と organism（病原体）を整理して考えることが重要である．この症例の醍醐味は，「半日でショックに至るという非常に特異な CS」の原因と，「感染症と仮定すると，この CS を起こす organism は何か」が，臨床的には重要になる．
　System 1 的に考える CS は，「OSPI（overwhelming post–splenectomy infection）」「電撃性紫斑病（purpura fulminans）」「毒素性ショック症候群（toxic shock syndrome：TSS）」といった範囲の感染症であろう．感染症診療では，最初に感染症か非感染症かを区別することを考えるが，

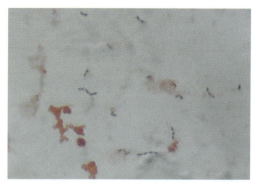

図1 本Caseの血液培養検査におけるグラム染色画像

この症例では高熱があり短時間の経過からショックに至ったことから，どちらかというと非感染症よりは感染症をまずは考えるべきだ．

このCSを想起すると，organismは，連鎖球菌の「肺炎球菌」，「A群β溶血性連鎖球菌（group A streptococcus：GAS）」，黄色ブドウ球菌（ただしTSSとして），髄膜炎菌をまずは考えるだろう．

グラム染色からの直観

幸いこの症例では，抗菌薬を投与する前に採取された血液培養が陽性となった．グラム染色所見(図1)から，黄色ブドウ球菌や髄膜炎菌は完全に否定．さらに，肺炎球菌は確実に否定でき，さらにGASでもなさそうだと筆者は思っていた．それならば，もう少しグラム陽性菌の球形の部分が丸くあってほしい，と思っていた．これはやや横長に見える．

また，*Streptococcus agalactiae*「B群レンサ球菌(group B streptococcus：GBS)」や*Streptococcus dysgalactiae*(Lancefield分類CやGが多い)であればもう少し"球"の部分が大きいし，*Enterococcus*はやはり球が大きく2～4連の短い連鎖であるので，これらはおそらく違うと考えていた．

そうすると，いわゆる緑色連鎖球菌のようなα溶血菌か，Lancefied分類ならCやGの変わった形態のものや，それ以外のレンサ球菌？ の可能性が残るのかと，グラム染色所見から考えていた．先述のCSから考えるorganismではない，つまり，通常ではあまりみない特殊な菌株をみていることを直観した．いずれにしても連鎖球菌とわかったので，抗菌薬メロペン®は中止を指示して，クリンダマイシン(毒素の問題を考慮)＋セフトリアキソンにした．その後の薬剤感受性から，最終的にはアンピシリン＋クリンダマイシンに変更して合計2週間の抗菌薬治療を行い状態は改善した．

決め手は病歴(曝露歴)

病歴を確認しなおすと，豚との接触があることがわかり，*Streptococcus suis*では！ という話となった．当院では同定がつかなかったため，菌株を特殊な機関に送って同定を待った．

感染症法に基づき劇症型溶血性レンサ球菌感染症発生届を行い，数カ月後に保健環境研究所にて *Streptococcus suis*（Lancefield 型別不能，血清型 type2）の報告がされたが，それは患者さんが元気に退院した後であった．

Streptococcus suis について

Streptococcus suis は，豚に髄膜炎や敗血症，関節炎を起こす病原体として 1954 年に初めて報告され，1968 年に人への感染がデンマークで報告された．人獣共通感染症（zoonosis）を起こす菌である[1]．

疫学と細菌学的特徴

欧米では，養豚業者や精肉業者に創部感染を起こす職業関連疾患として認識されていて，年間 10 万人あたり 3.0 人の髄膜炎発症があるとされている．日本国内での報告は少なく，おそらく累計でも 20 件程度と稀であるものの，2005 年に中国での集団感染事例（後述）のようにアジア諸国や，欧州での報告があり，今後輸入感染症としても注目する必要があるかもしれない．

細菌学的特徴としては「グラム陽性通性嫌気性菌」で，血液寒天培地で α 溶血を示し，灰白色のコロニー形成をする．莢膜多糖を抗原とする 29 種類の血清型があるが，ヒトからは 2 型が多く検出され，タイでは 14 型が散発しているとされ，他にも 4 型・5 型・16 型・24 型，無莢膜型も報告されている[1]．

Streptococcus suis の CS

CS としては，「化膿性髄膜炎」が最も多いとされ，感染数日後に約半数が起こる「難聴」が特徴である[2]．この場合は，肺炎球菌や髄膜炎菌と同様に，ほとんどで「敗血症」の CS を呈する．6〜31％ に皮膚の出血が認められ，「電撃性紫斑病」の徴候を呈することもある．稀なものとしては急性/亜急性の心内膜炎，化膿性関節炎，眼内炎，椎体炎，硬膜外膿瘍などがある．

2005 年の中国での集団感染時には 204 例の症例があり，38 人が死亡しており，そのうちの 4 人の剖検例の報告がある[3]．この報告は「TSLS」の CS を呈しているが，36〜64 歳で潜伏期が 4〜24 時間，進行は 5〜48 時間で死亡に至っている．連鎖球菌のスーパー抗原の検出はないものの，TSLS と同様の症状を呈する症例も報告されている．

Charisma's Pearl
- ➡ 時間単位で進行する感染症をみたら「レンサ球菌」を疑え！
  すぐに培養をとり，セフトリアキソンを落としながら病歴を詰めよ！
- ➡「豚」との接触で感染するレンサ球菌は *Streptococcus suis*！
- ➡ 数時間でショックになる症例をみたら，「毒素関連感染症」を考慮する！

（清田雅智）

■文献

1) 竹内壇：ブタレンサ球菌感染症. 臨床と微生物 42：21-26, 2015
2) Wertheim HF, et al : Streptococcus suis: an emerging pathogen. Clin Infect Dis 48 : 617-25, 2009
3) Yang QP, et al : Autopsy report of four cases who died from Streptococcus suis infection, with a review of the literature. Eur J Clin Microbiol Infect Dis 28 : 447-453, 2009

System 1 / 電光石火の感染症 Snap Diagnosis 7

初キッスは苦い味

Question & Answer

Q 伝染性単核球症の診断のポイントを教えてください．

A 若年成人で，発熱，咽頭炎，リンパ節腫脹を認めた場合には本疾患を鑑別に挙げる必要があります．伝染性単核球症の診療で大切なことは，類似症状を呈する急性HIV症候群などの重要な鑑別疾患を見逃さないことです．

Keywords
- 伝染性単核球症
- 若年成人
- 発熱
- リンパ節腫脹
- 咽頭痛

Case ▶ 10日間の発熱で受診した若年男性

- **患者**：18歳，大学生，男性
- **現病歴**：10日間継続する発熱，咽頭痛を訴え受診した．体温39.0℃，扁桃腫大，びまん性の頸部リンパ節腫脹を認めた．また，軽度肝腫大，脾臓を触知した．採血検査では，AST 980 IU/L，ALT 1,000 IU/L，LDH 3,800 IU/L，T-Bil 3.0 mg/dL，D-Bil 2.4 mg/dL とトランスアミナーゼの上昇を認めた．また，WBC 8,600/μL（多核球3％，桿状核球20％，リンパ球70％，単核球10％）であり，血液スメアでは異型リンパ球が認められた．伝染性単核球症が疑われ，NSAIDsによる対症療法および経過観察となった．後日，VCA-IgM 160倍，VCA-IgG 320倍の結果が得られ，EBV感染による伝染性単核球症と確定診断した．脾破裂のリスクを考慮し，1カ月は激しいスポーツなどを避けるよう指導した．

わが国における疫学

　Epstein–Barrウイルス（EBV）は世界中に分布する感染症で，成人では90％以上がEBVに感染している．わが国においては，Takeuchiらの報告では，5〜7歳で59％，10〜12歳では86％，20〜22歳では96％，25〜27歳では100％に感染がみられた[1]．

　ほとんどのEBVは無症候性成人との唾液の接触で伝播されるが，急性EBV感染の臨床像は感染年齢により異なる．乳幼児では無症候性もしくは軽度の咽頭炎を呈するにすぎないが，20歳以上の初感染では伝染性単核球症（infectious mononucleosis：IM）を発症しやすくなる[2]．

表1 伝染性単核球症の症状と身体所見

自覚症状	頻度	身体所見	頻度
発熱，リンパ節腫脹，咽頭痛	80%以上	発熱	94〜98%
倦怠感	47%	リンパ節腫脹	92〜95%
筋肉痛	47%	咽頭炎・扁桃炎	82%
頭痛	38%	口蓋の点状出血	5〜50%
腹痛，嘔気・嘔吐	17%	脾腫	50%
皮疹	8%	肝腫大	12%
		皮疹	8%
		黄疸	4%

〔Cohen JI, et al：Benign and malignant Epstein-Barr virus-associated B-cell lymphoproliferative diseases. Semin Hematol 40：116-123, 2003. より〕

直観的に察知するポイント

EBVによるIMの古典的三徴は，発熱，咽頭痛，リンパ節腫脹（後頸部に多い）で，80%の患者にみられる[2]．IMの症状および身体所見については表1に示す[3]．皮疹自体は頻度も低く，非特異的であるが，感染初期にアンピシリンの投与を受けると，斑状丘疹が高頻度に出現する．

直観的診断をサポートする病歴

前述のように，若年成人の発熱，咽頭痛，リンパ節腫脹を診察する際にはIMを想起する必要がある．感染が成立するためにはキス，口移しでの食事，唾液に汚染された玩具の共有など濃厚な接触が必要とされており[2]，病歴上重要となる．IMの潜伏期間は4〜6週であるので，そこまで遡った接触歴の問診が必要となる．

直観的診断が陥りやすい鑑別診断

IMに類似した症状をきたす感染症として，急性HIV症候群，サイトメガロウイルス（CMV）感染，ヒトヘルペスウイルスType 6（HHV-6）感染，トキソプラズマ感染などがある．特に急性HIV症候群は重要であり，IMをみた場合にはHIV感染の鑑別が必須である．急性HIV症候群の特徴として発疹，口腔・陰部潰瘍，無菌性髄膜炎の合併などがある．CMV感染とHHV-6感染は，EBV感染よりも高齢者に起こる．トキソプラズマ感染は，ネコとの接触歴がある．一般的な咽頭炎の鑑別としては，溶連菌をはじめとして細菌性咽頭炎やウイルス性咽頭炎も挙げる必要がある．また，カルバマゼピン，フェニトイン，ミノサイクリンなどの薬剤も副作用としてIM様症状を起こすことがある．

EBVによる伝染性単核球症の診断

確定診断は血清学的検査で行う．VCA（viral capsid antigen）に対する IgM 抗体は急性期に感度・特異度ともに最も優れる．IgM-VCA 抗体は発症後 4〜8 週間で徐々に消失する．その後に出現する IgG-VCA 抗体は生涯持続する．また，EBV 核抗原（EBV nuclear antigens：EBNAs）に対する抗体は，発症後約 4 週間から出現し生涯持続する．Monospot テストは日本ではあまり実施されないが，14 歳以上の IM では感度・特異度ともに高いとの報告もある[4]．

> **Clinical Pearl**
> ➡ 成人では非特異的な臨床像を呈することもあり，不明熱の原因となることがある．
> ➡ 「見逃してはいけない」鑑別疾患の急性 HIV 症候群をお忘れなく．

（西野宏一）

文献

1) Takeuchi K, et al：Prevalence of Epstein-Barr virus in Japan：Trends and future Prediction. Pathology International 56：112-116, 2006.
   ＜日本の東京およびその近郊の若年者における EBV 感染の疫学調査の報告が記載されている＞
2) Luzuriaga K, et al：Infectious mononucleosis. N Engl J Med 362：1993-2000, 2010.
   ＜伝染性単核球症患者に関する疫学や症状，鑑別，治療などが網羅的に記載されている＞
3) Cohen JI, et al：Benign and malignant Epstein-Barr virus-associated B-cell lymphoproliferative diseases. Semin Hematol 40：116-123, 2003.
   ＜伝染性単核球症の症状，身体所見の頻度について言及してある＞
4) Llor C, et al：Validity of a point-of-care based on heterophile antibody detection for the diagnosis of infectious mononucleosis in primary care. Eur J Gen Pract 18：15, 2012.
   ＜rapid OSOM® Mono Test を用いた IM 診断の感度・特異度について検討している＞

System 1 / 電光石火の感染症 Snap Diagnosis 8

全身痛い！
これってリウマチ？

Question & Answer

Q 「パルボウイルス B19 感染症」は，どのような時に疑いますか？
A 両頬がリンゴのように赤い小児や，急性の多発性関節痛〜関節炎をきたし小児と接触する成人で主に疑います．

Keywords
- パルボウイルス B19 感染症
- 伝染性紅斑
- 関節痛
- 関節炎

Case ▶ 小学生の娘と暮らす成人男性の全身痛

- **患者**：40歳，男性．生来健康．
- **主訴**：発熱，関節痛．
- **現病歴**：2週間前より身体がだるく，37.8℃までの発熱と頭痛もあった．10日前近医を受診し，ペレックス®，ロキソプロフェン，ファモチジン，オロパタジンを処方された．1週間前より，朝両手がこわばるようになった．全身（両手，両肩，胸部，背部，両大腿，両膝，両下腿）が痛く，立ち上がるのもつらくなった．ロキソプロフェンを飲んでも軽快しなかったため，当院を受診した．体温 37.2℃．四肢・体幹に淡い紅斑を認めた(図1)．両手はやや浮腫状だが，熱感はなかった(図2)．家族は妻・小学生の女児2人の4人暮らしで，最近妻の体調が悪いという．よく話を聞くと，10日前頃次女の頬が赤かったという．パルボウイルス B19 感染症を疑い，IgM 抗体を測定したところ上昇が確認され，「パルボウイルス B19 感染症」と診断した．

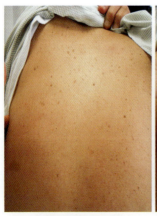
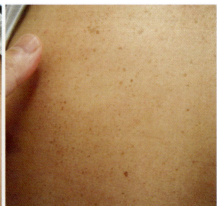

図1　背部の淡い紅斑
圧迫にて消褪する．

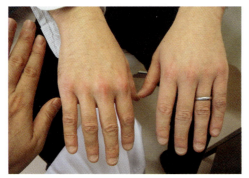

図2　両手の軽度の腫脹と紅斑

わが国における疫学

　日本においては，「伝染性紅斑」は感染症法での五類「小児科定点把握疾患」であり，全国約3,000の小児科定点医療機関で患者発生が把握されている．

　年齢別では5歳が最も多く，0歳以降5歳まで発生は増加し，6歳以降では年齢とともに発生は減少する．

　季節性は，年始〜7月上旬頃にかけて症例数が増加し，9月頃最も少なくなるが，流行が小さい年では明らかな季節性を認めないこともある．ほぼ5年ごとの流行周期がある(図3)[1]．成人における発生状況の詳細は不明である．

直観的に察知するポイント

　パルボウイルスB19は，1975年に発見された小さなDNAウイルスである(「小さい」を意味するラテン語*parvum*に由来)．ほとんどの場合，小児では両頬がリンゴのように赤くなる紅斑，成人では関節痛と淡い紅斑が特徴的である．しかしながら，このような年齢による変化に加え，基礎疾患(血液疾患，免疫不全など)の有無により，臨床像はかなり多彩になりうる．以下の5型に分類される．

❶ 伝染性紅斑
❷ 多発性関節痛〜関節炎
❸ 一過性の骨髄無形成発作(transient aplastic crisis：TAC)
❹ 赤芽球癆(pure red cell aplasia：PRCA) G1
❺ 胎児水腫 G2，胎児死亡

GM note

G1 赤芽球癆
　赤血球系細胞だけの産生低下を特徴とする貧血である．先天性の例をBlackfan-Diamond症候群(ブラックファン・ダイアモンド貧血)と呼ぶ．急性に起こる例はウイルス感染が関与し，慢性の例は胸腺腫を合併する例や自己抗体が証明される例があるので自己免疫疾患と考えられている(南山堂『医学大辞典』改訂17版)．

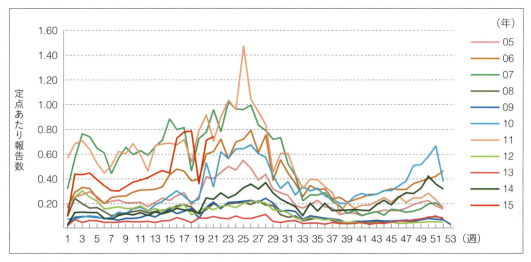

図3 伝染性紅斑の定点あたりの患者報告数（2015年第21週）
〔厚生労働省／国立感染症研究所：伝染性紅斑，グラフ総覧（21週），IDWR 感染症週報 17(21)：12, 2015. より〕

◆この症候をみたら！

　パルボウイルス B19 の受容体は赤血球膜表面にある P 抗原であり，赤芽球系細胞に選択的に感染して細胞を破壊し，造血を障害する．潜伏期間は 4～14 日間である．免疫能が正常である場合，初期の発熱，上気道症状に続き，紅斑や関節症状が出現するという 2 峰性の経過をとる．後者は感染後 2 週間くらいして起こり，ウイルスと抗体との免疫複合体の沈着による免疫現象と考えられている．

❶伝染性紅斑は，免疫が正常な小児の疾患である．「リンゴ病」ともいわれるとおり，「両頬の紅斑」が最大のポイントである．本 Case では後日，長女が伝染性紅斑を発病した**(図4)**．

❷多発性関節痛～関節炎は，免疫能正常の成人の場合である．本 Case のように「急性の多発関節痛～関節炎」「筋肉痛」が主体で，両頬の紅斑は目立たずに「体幹～四肢の淡い紅斑」を認める．❶❷では造血が障害されても一時的であり，赤血球の寿命も長いことから，通常貧血はきたさない．

❸基礎疾患として何らかの溶血性貧血がある場合，パルボウイルス B19 が赤血球に感染して造血が障害され，もともとの赤血球の寿命が短いことから，「急速に貧血が悪化」する．免疫能が正常であると抗体が産生され，ウイルスは駆除されるため，貧血は回復する．

❹基礎疾患として何らかの免疫不全（先天性免疫不全，AIDS，臓器移植後など）があり，十分

> **GM note**
>
> **G2 胎児水腫**
> 　胎児の皮下浮腫を主徴とする症候群で，胸腹水を伴うことが多い．母児間の血液型不適合によるものを免疫性胎児水腫，それ以外のものを非免疫性胎児水腫という（医学書院『医学大辞典』第 2 版）．非免疫性胎児水腫の 8～20% は，パルボウイルス B19 感染症によるとされる[2]．

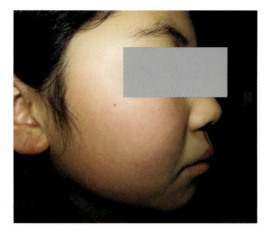

図4 伝染性紅斑

な抗体をつくることができない場合，赤芽球へのパルボウイルス B19 の感染が持続する．その結果，網状赤血球の少ない「慢性貧血」を呈する．この場合，抗体産生が不十分であり，免疫複合体が産生されないため，紅斑や関節痛などの症状は起きない．

❺ 妊婦が感染した場合，ウイルスが胎盤を通過し，胎児の造血中の肝臓に感染する．胎児は貧血や心筋炎の併発により心不全となり，「胎児水腫」を呈したり死亡したりすることがある．

直観的診断をサポートする病歴・身体所見

◆病歴

System 1 的には，若い患者さんが「全身の痛み」で来院したら，真っ先に考える〔一方，高齢者が全身の痛みで来院した場合に考えるのは，リウマチ性多発筋痛症（polymyalgia rheumatica：PMR）である．いずれも大船中央病院の須藤博先生から教わったことである〕．曝露歴としては，パルボウイルス B19 感染症は基本的には小児の感染症であるため，「小児との接触歴」が重要である．本 Case でも自分の娘との接触のほか，娘のクラブ活動の送迎時に他の子どもとの接触歴もあった．

さらに「地域での流行状況」も重要であり，各都道府県の感染症情報センターの情報に加えて，「○○小学校で流行している」といった地元密着型の情報が非常に参考になる．

◆身体所見

「紅斑（圧迫にて消褪する）」と，関節の腫脹・圧痛・熱感といった「関節の所見」，前述の基礎疾患がある場合は「頻脈」や「結膜の貧血」の有無が重要である．

直観的診断が陥りやすい鑑別診断

紅斑や関節症状が主体の場合，関節リウマチや SLE（全身性エリテマトーデス）などの「膠原病」が挙げられる．パルボウイルス B19 感染症で白血球減少・血小板減少・抗核抗体陽性とな

り，SLEの分類基準を満たしてしまうことがある．パルボウイルスB19感染症を除外する前にステロイドなどの免疫抑制薬を投与してしまわないよう注意が必要である．

　また，近年日本でも流行した「デング熱」も，白血球減少・血小板減少・皮疹という非常によく似た臨床像をとる．蚊の刺咬歴や流行地(2014年は代々木公園など)に行ったかどうかの問診が重要である．

> **Clinical Pearl**
> ➡急に全身が痛くなった若い患者さんをみたら，パルボウイルスB19感染症を真っ先に考える．
> ➡身体所見で淡い紅斑と関節炎の有無を確認し，IgM抗体で診断に確定する．

(小野正博)

文献

1) 厚生労働省/国立感染症研究所：伝染性紅斑，グラフ総覧(21週)．IDWR感染症週報17(21)：12, 2015.
   http://www0.nih.go.jp/niid/idsc/idwr/IDWR2015/idwr2015-21.pdf(2018.2.28閲覧)
2) Lamont RF, et al：Parvovirus B19 infection in human pregnancy. BJOG 118：175-186, 2011.
3) Bennett JE, et al：Mandell, Douglas, and Bennett's principles and practice of infectious diseases, 8th ed. pp1840-1846, Elsevier, 2014.
4) Young NS, et al：Mechanism of disease Parvovirus B19. N Engl J Med 350：586-597, 2004.
   ＜病態生理がわかりやすい＞
5) 松橋一彦：成人で流行している小児感染症．昭和学士会誌73：294-300, 2013.
6) 永井洋子，他：当科で2年間に経験した成人ヒトパルボウイルスB19感染症15症例の検討．感染症誌83：45-51, 2009.
7) 多田有希，他：感染症の話—伝染性紅斑．IDWR感染症週報6(23)：12-14, 厚生労働省/国立感染症研究所，2004.
   http://idsc.nih.go.jp/idwr/kanja/idwr2004-23.pdf(2018.2.28閲覧)

System 1 / 電光石火の感染症 Snap Diagnosis ⑨

電話口から見えた疾患
歴史は繰り返す！

Question & Answer

Q 外来または入院（転院）症例の肺病変（特に間質性肺炎疑い）で，必ず一度は想起したい病態は？

A HIV（ヒト免疫不全ウイルス）感染症や薬剤による細胞性免疫低下に伴うニューモシスチス肺炎です．

Keywords
- HIV感染症
- ニューモシスチス肺炎（PCP）
- 聴診

電話口にて

　ある日の外来でのこと．近隣の内科から，同僚に電話がかかってきた．紹介先の先生と話している同僚のメモを見ると……．50歳代の基礎疾患のない生来健康な男性に，微熱と乾性咳嗽が1カ月続き，胸部X線写真上はすりガラス陰影が全肺野に広がっている．「間質性肺炎」が疑われるが，SpO_2は96％（室内気）あり，バイタルサインは安定しているとのことであった．その内容を簡潔にまとめると，図1のようになる．

◆電話口の snap diagnosis

　既存の呼吸器疾患（気道病変を伴う疾患）があった場合は湿性咳嗽になることが多いが，本Caseでは「乾性咳嗽」である．乾性咳嗽で広範な陰影を生じる疾患には，「マイコプラズマ肺炎」などがある．「呼吸不全がない」というのも典型的と思われるが，それにしては咳嗽が顕著でないこと，高熱でなく微熱であること，熱が1カ月続くということと合致しない．

　これら電話口での患者情報による私のsnap diagnosisは，「HIV感染によるニューモシスチ

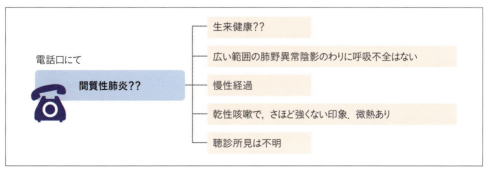

図1　電話口での患者情報

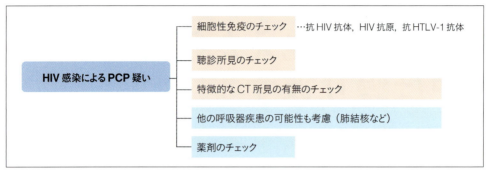

図2　来院時に確認したい事項

ス肺炎（*Pneumocystis* pneumonia：PCP）」である．HIV 感染症に伴う PCP は，緩徐な経過をとり，比較的酸素化が保たれている場合が多い System1 ．

HIV か，非 HIV か

患者が来院したら最低限チェックすべき事項は，図2 であると考えられる．また，HIV 感染症による消耗性疾患としての側面がないかどうか（体重減少，下痢，食欲低下など）もチェックが必要となる．

本 Case は薬剤の内服はないとの情報であったが，常に「薬剤性肺炎」の可能性は間質性肺炎の鑑別疾患の 1 つとして挙げる必要がある[1]．近年の抗癌薬の発達により，適度に細胞性免疫低下を惹起し，症状の乏しい PCP を発症している場合もある G1 ．筆者ら[2]は，ステロイド薬と mTOR 阻害薬投与中の腎癌患者に生じ，胸部 CT で自然経過を確認できた PCP を報告した．

外来にて

前述の患者が紹介受診となった．症例の概要は，以下のとおりである．

> **Case** 間質性肺炎として紹介された一例
>
> - **患者**：54 歳，男性．
> - **家族歴**：特記すべき事項なし．
> - **仕事**：会社員．アスベストを含めた吸入抗原への曝露歴なし．
> - **問診事項**：喫煙歴なし，機会飲酒．アレルギーなし，シックコンタクトなし．最近の温泉歴，海外渡航歴なし．
> - **現病歴**：1 カ月以上前からの微熱と乾性咳嗽があり，咳嗽は時々出る程度であり，食欲低下・下痢・体重減少は認めていない．会社の健康診断は受けているが，1 年前は問題がなかった．
> - **薬剤**：なし（健康茶や坐剤を含む）．
> - **バイタルサイン**：体温 37.5℃，SpO₂ 97 %（室内気），呼吸数 16 回/分，脈拍数 106 回/分．
> - **身体所見**：中肉中背．皮疹なし．前胸部では，吸気時にわずかに fine crackles を聴取する（図3）．
> - **画像所見**：胸部 X 線では両側肺野にびまん性にすりガラス陰影を認め（図4），胸部 CT では両側肺野に胸膜直下をスペアするように斑状の浸潤影とすりガラス陰影を広範囲に認める（図5）．肺結核の気道散布を疑わせる粒状影（小葉中心性陰影）は，画像上は認めていない．

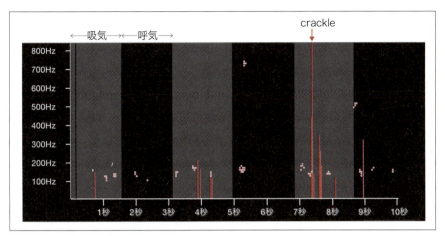

図3 吸気時のわずかな crackles
横軸は聴診した時間（10秒間），色線の1つひとつが聴取された crackle に相当する．

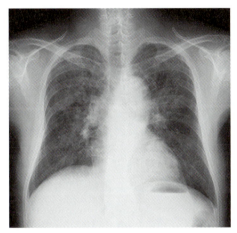

図4 胸部単純 X 線写真

◆snap diagnosis を裏づけた追加の病歴＆検査結果

　間質性肺炎であれば，線維化病変を反映して通常は fine crackles が強く聴取されるが，本 Case では全肺野でわずかに聴取されるのみであった．一方 PCP では，通常ラ音がない，または乏しいのが特徴である．

GM note

G1 非 HIV 感染による PCP
　非 HIV 患者に合併した PCP の場合，発熱から低酸素血症が出現するまで2〜5日だとする報告[3]もあるが，近年の抗癌薬の発達に伴い，より HIV 症例に近い緩徐な経過であるものも多くなった．すなわち，非 HIV 症例の PCP は，よりヘテロな（多様性のある）疾患群になりつつある．

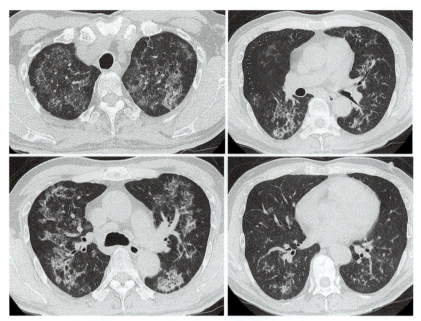

図5　胸部CT画像
広範囲に広がるすりガラス陰影と斑状影が認められる.

また，追加の問診および検査で，次のような結果が得られた．

> **Case （つづき）**
>
> ■**性交渉歴**：妻以外に6人の女性パートナーがおり，セックスワーカーとのコンドームなしでの性交渉歴があった．
> ■**血液検査**：抗HIV抗体陽性，HIVウイルス量 6.5×10^4 コピー/mL，WBC $3.5\times10^3/\mu L$（lym 27%），CD4 54個/μL，CRP 1.55 mg/dL，LDH 430 IU/L，KL-6 1,173 U/mL，HTLV-1抗体陰性（出身地は関東）．

検査結果も，PCPによるLDHおよびKL-6の上昇を認め，CD4リンパ球数の低下を認めている．LDHやKL-6もPCPで上昇することが知られており，診断の一助になる．

ニューモシスチス肺炎（PCP）が判明する"パターン"

◆「ステロイドパルス療法に不応性の間質性肺炎」

「間質性肺炎の増悪」という診断で他院から転院搬送される症例が，実はHIV陽性のPCPであることが稀にある（図6）．「ステロイドパルス療法に不応性の間質性肺炎」では，一度はHIV感染とAIDS（acquired immune deficiency syndrome；後天性免疫不全症候群）の発症（PCP）を疑うべきである．ステロイドパルス療法は一過性にPCPの酸素化を改善するが，その後また増悪するためである．HIV感染症が疑われずにクリプトコッカス肺炎による急性呼吸不全（acute respiratory distress syndrome：ARDS）を呈し，転院搬送されてきた症例も経験した[4]．

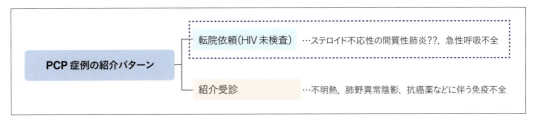

図6 ニューモシスチス肺炎(PCP)の紹介パターン

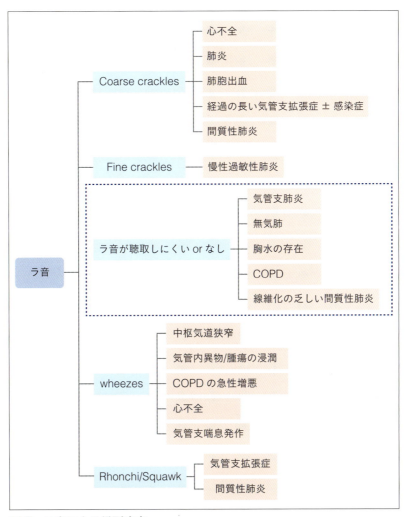

図7 ラ音による鑑別疾患
(Saraya T, et al : Cellular non-specific interstitial pneumonia masquerading as congestive heart failure. BMJ Case Rep. 2013. より改変)

　また，不明熱や胸部異常陰影で来院した非HIV症例でも，背景にある基礎疾患(悪性腫瘍や血液疾患)や使用中の薬剤による細胞性免疫の低下からPCPを惹起する可能性も，念頭に置くことは重要である．

聴診所見のピットフォール

　HIVによるPCPよりももっと遭遇する頻度の高い疾患や病態がある．図7に示すようにラ音が聴取しにくい病態/疾患として，気管支肺炎，無気肺，胸水の存在，COPD，線維化の乏しい間質性肺炎がある[5]．肺胞腔内がびっしりと埋まり器質化した場合には，大葉性肺炎でさえも，coarse cracklesがなく，呼吸音の低下，ヤギ音，ペクトロキー陽性だけが聴診による診断のよりどころになることがある．

Charisma's Pearl

➡ "パターン"の刷り込みがSystem 1を駆動する！
➡ 肺病変なかでも「間質性肺炎疑い」の症例では，HIV感染によるニューモシスチス肺炎（PCP）を一度は想起しよう．
➡ PCPは，広い範囲の肺野異常陰影のわりに呼吸不全はないことが多く，緩徐に経過する．ステロイドパルス療法への反応は一過性．
➡ PCPは，抗癌薬などによる細胞性免疫の低下など（非HIV）の可能性も念頭に置くこと．

（皿谷　健）

文献

1) Tamura M, et al : High-resolution computed tomography findings for patients with drug-induced pulmonary toxicity, with special reference to hypersensitivity pneumonitis-like patterns in gemcitabine-induced cases. Oncologist 18 : 454-459, 2013.
2) Tanaka Y, et al : Spontaneous resolution of Pneumocystis jirovecii pneumonia on high-resolution computed tomography in a patient with renal cell carcinoma. Am J Case Rep 15 : 496-500, 2014.
3) Sepkowitz KA : Opportunistic infections in patients with and patients without Acquired Immunodeficiency Syndrome. Clin Infect Dis 34 : 1098-1107, 2002.
4) Shimoda M, et al : Fatal disseminated cryptococcosis resembling miliary tuberculosis in a patient with HIV infection. Intern Med 53 : 1641-1644, 2014.
5) Saraya T, et al : Cellular non-specific interstitial pneumonia masquerading as congestive heart failure. BMJ Case Rep. 2013 Sep 3;2013. pii: bcr2013010502. doi: 10.1136/bcr-2013-010502.

System 1 電光石火の感染症 Snap Diagnosis ⑩

秋○○はよめに食わすな

Question & Answer

Q レプトスピラ症の診断のポイントを教えてください．
A 非特異的な症候が多いですが，眼球結膜の充血は特異性が高いです．また，レプトスピラ菌を保有したげっ歯類の尿で汚染された環境への曝露がないか病歴をとります．

Keywords
- レプトスピラ症
- 人畜共通感染症
- 眼球結膜充血
- げっ歯類

Case ▶ 奄美大島で発症したレプトスピラ症の一例

- **患者**：74歳，男性，農家．
- **主訴**：全身倦怠感．
- **現病歴**：来院8日前，37.5℃の発熱，全身倦怠感，全身の筋肉痛，咽頭痛，ズキズキするような頭痛を自覚した．以降，全身倦怠感，頭痛が持続し，食欲が低下してきた．来院当日，全身倦怠感が続くため当院を受診した．受診時に両側眼球結膜の充血を認めるものの，その他に身体所見で明らかな異常を認めなかった．血液検査では血小板減少，肝機能障害および腎機能障害，炎症反応の上昇を認めた．詳細に病歴をとると，井戸水の飲水歴，住宅でのネズミとの接触歴が判明した．レプトスピラ症を疑い，ペア血清に顕微鏡下凝集試験法 (microscopic agglutination test：MAT) を行った．初回血清で *L. borgpetersenii* serovar Poi の 2,560 倍の抗体価がみられ，血清学的に確定診断を得た．抗菌薬投与により軽快し，退院した．

わが国における疫学

わが国でレプトスピラ症は4類感染症に指定され，2015年度は33例，2014年度では48例が報告されている[1]．国内では衛生環境の向上により患者数は減少しているが，散発的なレプトスピラ症の発生は全国各地で認められ，特に沖縄県では散発，集団発生事例が他の地域よりも多く報告されている．筆者の前任地（瀬戸内徳洲会病院）は沖縄県に近い奄美大島に位置するが，本症例が初の報告であった．軽症例がかぜと診断され，不適切な抗菌薬投与によってたまたま改善し，見逃されている可能性が示唆される．黄疸，出血，腎障害を伴う重症型はワイル病 (Weil's disease) と呼ばれ，死亡率も高くなるため正しく診断することが重要である．

表1 レプトスピラ症の症状

症状	頻度	症状	頻度
発熱	99%	腹痛	51%
筋肉痛	91%	背部痛	51%
頭痛	89%	眼球結膜充血	39%
悪寒	87%	項部硬直	27%
食欲低下	82%	乏尿・無尿	26%
嘔気	77%	肝腫大	16%
嘔吐	73%	肺炎	17%
関節痛	59%	皮疹	8%
下痢	53%	脾腫	4%

(Katz AR, et al : Assessment of the clinical presentation and treatment of 353 cases of laboratory-confirmed leptospirosis in Hawaii. Clin Infect Dis 33 : 1834-1841, 2001. より)

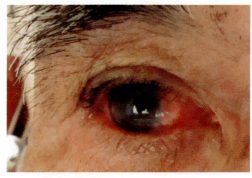

図1 眼球結膜充血

直観的に察知するポイント

臨床症状は非特異的なものが多い(表1)が，眼球結膜充血(図1)は他疾患で出現することが少なく，比較的特異性が高い[2]．

直観的診断をサポートする病歴

レプトスピラ症は病原性レプトスピラによる人畜共通感染症である G1．げっ歯類を中心とした野生動物や家畜の腎臓に定着し，尿中に排出される．ヒトは，保菌動物の尿で汚染された水や土壌，尿との直接的な接触によって，経皮的・経口的に感染する[3]．潜伏期間は2〜30日（通常5〜14日）である．そのため汚染された環境での労働，農作業や下水での作業，動物の尿や血液に直接触れる可能性のある屠殺場施設および食肉処理場での作業，家畜の飼育の有無などの病歴をとる．

直観的診断が陥りやすい鑑別診断

眼球結膜充血は比較的特異性が高い所見であるが，ほかに結膜充血をきたす疾患として，リケッチア症，デング熱，ジカ熱，ハンタウイルス(*Hantavirus*)感染症，マラリア，毒素性ショ

> **GM note**
>
> 人畜共通感染症
> 動物からヒトにうつる感染症のことである．病原体の保有動物の種類は多様で，200を超える疾患が存在する．

ック症候群，川崎病，感染性心内膜炎などがある．ハンタウイルス感染症においては稀ではあるが，本症と同じくネズミがウイルスを保菌することと，初期に感冒様の症状を呈する点が同様であるために注意が必要である．

　結膜充血を有しない症例は，非特異的な所見ばかりとなるため，特に病歴から診断にアプローチする必要がある．鑑別すべき疾患としては，マラリア，デング熱，ジカ熱，腸チフス，ツツガムシ病，日本紅斑熱，インフルエンザを含む急性ウイルス性疾患が挙げられる．マラリア，デング熱，ジカ熱，腸チフスにおいては流行地域への渡航歴が，ツツガムシ病や日本紅斑熱のようなリケッチア症では，ダニ咬傷歴や刺し口の確認が重要である．渡航歴のない症例において，刺し口がはっきりとしないリケッチア症例との鑑別が問題となるため，治療薬としてはドキシサイクリンが推奨される[4]．リケッチア症に対してβラクタム薬は無効である．

● **タイトルの種明かし**

　○○に入るのは茄子であるが，「秋なすび　わささの粕につきまぜてよめにはくれじ　棚におくとも」という和歌が語源といわれている．この「よめ」は「夜目」というネズミの隠語だったと考えられている．正月の忌み詞として，ネズミのことを「嫁が君」という．レプトスピラ症は古来より秋疫（あきやみ）と呼ばれていた．秋やみをネズミからうつされないようにしよう．

Clinical Pearl
➡ 非特異的な症候が多いが，眼球結膜充血は比較的特異性が高い．
➡ リケッチア症との鑑別が難しいことがあるため，両方をカバーできる抗菌薬を選択する．

（伊東直哉）

文献

1) 国立感染症研究所：発生動向調査年別報告数一覧（全数把握）．https://www.niid.go.jp/niid/ja/survei/2085-idwr/ydata/6561-report-jb2015-20.html（2018.2.28 閲覧）
2) Katz AR, et al : Assessment of the clinical presentation and treatment of 353 cases of laboratory-confirmed leptospirosis in Hawaii. Clin Infect Dis 33 : 1834-1841, 2001.
　　＜血清学的にレプトスピラ症と診断された 353 人の患者の症状・症候が記載されている＞
3) 小泉信夫，他：レプトスピラ症．Modern Physician 25 : 606-609, 2005.
　　＜レプトスピラ症の疫学から診断・治療について記載されている＞
4) Suputtamongkol Y, et al : An open, randomized, controlled trial of penicillin, doxycycline, and cefotaxime for patients with severe leptospirosis. Clin Infect Dis 39 : 1417, 2004.
　　＜重症のレプトスピラ症に対する治療薬（ペニシリン G，セフトリアキソン，セフォタキシム，ドキシサイクリン）の比較検討＞

System 1 電光石火の感染症 Snap Diagnosis 11

頭が痛くてウロウロしてしまう……

Question & Answer

Q 髄膜炎の患者が尿閉を合併した場合に，考慮すべき疾患はありますか？

A「髄膜炎尿閉症候群」を考えます．多くはウイルス性などの無菌性髄膜炎に合併し予後は良好ですが，細菌性髄膜炎や結核性髄膜炎，薬剤性髄膜炎などに合併することもあり，原疾患の十分な精査が必要です．

Keywords
- 髄膜炎尿閉症候群（MRS）
- Elsberg 症候群
- 尿閉

Case ▶ 無菌性髄膜炎に尿閉を合併した一例

- **患者**：41歳，男性．
- **既往歴**：特になし．
- **現病歴**：受診1週間前から，徐々に頭痛と倦怠感，38℃台の発熱が出現した．近医を受診したところ，感冒の診断でアセトアミノフェンを処方され帰宅．その後，頭痛は徐々に増悪し，食欲も低下．38〜39℃台の発熱も持続したため当院を受診された．

受診時，体温37.9℃，血圧103/71 mmHg，脈拍数107回/分．意識清明．身体所見では，下腹部の膨隆と圧痛を認めた．jolt accentuationは陽性だったが，その他の神経学的異常所見を認めなかった．

下腹部膨隆の原因は，尿閉であることが判明．頭痛・発熱については臨床所見から髄膜炎を疑い，髄液検査を施行したところ，単核球優位の細胞数増多を認め，無菌性髄膜炎と考えた．髄液グラム染色・培養含めた各種微生物学的検査では特に異常所見なく，尿閉を合併していることから，「髄膜炎尿閉症候群」と診断した．保存的加療で発熱・頭痛・尿閉ともに改善し，神経学的にも後遺症を残さず軽快退院された．

「髄膜炎尿閉症候群」とは

髄膜炎に伴って尿閉をきたす一連の症候群は，髄膜炎尿閉症候群（meningitis-retention syndrome：MRS）と呼ばれている[1]．髄膜炎症状と同時期に尿閉をきたすのが特徴で，近年，わが国を中心に報告が増えている．

病態生理としては，脊髄膀胱下行路の障害が症状の原因ではないかと推察されているが，明らかにはなっていない．過去の報告例をみると，EBウイルス，サイトメガロウイルス，単純

ヘルペスウイルス，水痘帯状疱疹ウイルス，マイコプラズマ，リステリア，結核，真菌，薬剤性などによる MRS が多数報告されており，比較的多彩な微生物が原因となることがわかる．

治療としてステロイド投与が行われることもあるが，現時点では有用性は明らかにはなっていない．予後は良好で，多くの場合後遺症を残さず，髄膜炎軽快とともに尿閉も改善する．

わが国における疫学

わが国での MRS 症例の報告は，1980 年頃から散見されていたが，近年，報告例が増えている．本邦の正確な疫学についての文献を見つけることはできなかったが，医中誌を用いて「髄膜炎」「尿閉」をキーワードに検索すると，最新5年間で48例の報告例が認められた（2017.11.6 現在）．内科だけではなく，小児科・泌尿器科など多彩な診療科から報告されており，診療科同士の適切な連携が必要な疾患であるともいえる．

直観的に察知するポイント

直観的診断(いわゆる snap diagnosis)のためには，まず"疾患そのもの"および全体像を知っていることが必須条件である．「知らない病気は診断できない」とは，まさに真なり．

本疾患を診療する可能性のある内科医・泌尿器科医双方にとって，"疾患そのもの"の認知度が高くないという現状が，診断へのハードルを上げている．内科医にとっては「髄膜炎・脳炎などの良性炎症性神経疾患を診察する際に，尿閉を合併する症候群があることを考慮しておく」ということ，泌尿器科医にとっては「尿閉患者を診察する際に，良性炎症性神経疾患を原疾患として鑑別に入れる」ということが，直観的診断につながる第一歩であろう System 1．

直観的診断をサポートする病歴・身体所見

主に「尿閉」の 病歴・身体所見について記載する．

◇病歴

尿閉は，完全に排尿できなくなってしまった患者では，診断に苦労することはほとんどない．患者自身の自己申告が最も信頼性が高いといえる．

病歴で注意すべきは，尿閉に伴って「溢流性尿失禁」を合併する場合で，尿回数のみを確認すると尿閉に気づけないことがあり，注意が必要である．

◇身体診察

膀胱の充満が高度であれば，視診および触診などの身体所見で診断することが可能である．

ただし，触診できないからといって，否定できるわけではない．Guarino ら[2]は，膀胱の緊満を「聴性打診」で診断する方法を提唱した．患者を仰臥位にして，聴診器の膜部を恥骨結合の頭側正中に置き，臍の上から尾側へ打診を行うと，急激に打診音が大きくなる場所があり，そこを膀胱の上縁と判断するという方法である(図1)．Guarino らの文献は，サパイラ G1 にも

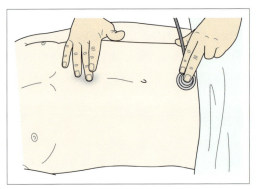

図1　膀胱の聴性打診

取り上げられており，「恥骨結合までの距離が 9.5 cm 以上であれば，ほぼ 100％尿閉が存在する」と記載されている[3]．

直観的診断が陥りやすい鑑別診断

　MRS の鑑別診断は多彩であり，尿閉をきたす可能性がある神経疾患という観点で考えれば，「仙骨部ヘルペス」「Guillain-Barré 症候群」「急性散在性脳脊髄炎(acute disseminated encephalomyelitis：ADEM)」「脊髄炎」「単純ヘルペス脳幹脳炎」「くも膜下出血後」「糖尿病性ニューロパチー」「腰部脊柱管狭窄症」などが鑑別疾患に挙げられる．

　仙骨部ヘルペスは，仙骨神経領域のヘルペス感染で，古典的に「Elsberg 症候群」G2 と呼ばれている症候群である．会陰部の一側性皮疹・疼痛・感覚低下が特徴的で，尿閉が皮疹に遅れて出現したり，皮疹が出現しなかったりすることもある．病態の本態がヘルペスウイルスの骨盤神経などの末梢神経障害で，髄液検査では異常所見を認めないという点が MRS と異なる．ただし，単純ヘルペスウイルス 2 型(HSV-2)の陰部ヘルペスに髄膜炎を伴うことがあり，この場合には MRS との鑑別が困難である．

　ADEM は，ワクチン接種や発疹性疾患が先行し，その後，脳炎症状や脊髄炎症状をきたす

GM note

G1 サパイラ
　言わずと知れた"身体診察のバイブル"である．Dr. Joseph D. Sapira の著書である『Sapira's Art & Science of bedside diagnosis』のことを，われわれは親しみを込めて「サパイラ」と呼ぶ．
　本著書は日本語訳[3]も出版されており，その網羅性もさることながら，臨床医の身体診察を"アート"たらしめる多くの知識・経験がふんだんに盛り込まれている．ぜひ一読されたい．

G2 Elsberg 症候群
　Elsberg 症候群は，1913 年に Elsberg ら[4]が，馬尾神経根炎 5 例を病理所見と合わせて報告し，これらは馬尾神経根炎による尿閉症例だった．ところが近年，Elsberg 症候群の定義が拡大解釈され，仙髄領域の神経根炎のみならず，本例のような MRS や ADEM に合併した症例にも拡大解釈されるに至っている．

疾患である．排尿・排便症状はしばしば認められ，髄液検査では蛋白細胞解離を認めることが多い．

　MRSは，あくまでも症候群であり，原因微生物は多岐にわたる．時には，抗菌薬や抗結核薬のエンピリック治療（経験的治療）が必要になることもあり，診断後にも原因微生物の診断まで気を緩めることができない．

Clinical Pearl

➡髄膜炎・脳炎患者で，尿閉を合併する症候群がある．
➡尿閉のフィジカルは聴性打診で．

（矢吹　拓）

文献

1) Sakakibara R, et al :"Meningitis-retention syndrome"; a review. Neurourol Urodyn 32 : 19-23, 2013.
　＜東邦大学医療センター佐倉病院の榊原隆次先生の髄膜炎尿閉症候群に関する最近のレビュー．疾患概念の定義なども含めて詳細に解説されており，概念整理に非常に役立つ文献＞
2) Guarino JR, et al : Auscultatory percussion of the urinary bladder. Arch Intern Med 145 : 1823-1825, 1985.
　＜Guarino先生の渾身の聴性打診の論文．素晴らしいのはその飽くなき検証力で，その後，腹水や胸水についても同様の聴性打診の論文を発表されている！　身体所見の検証論文はワクワクしますね！＞
3) Orient JM : Sapira's Art & Science of Bedside Diagnosis, 4th ed. p576, Lippincott Williams & Wilkins, Philadelphia, 2009. 須藤博，他（監訳）：サパイラ　身体診察のアートとサイエンス．医学書院，2013.
　＜GM note 1にも記載したとおりの身体診察の醍醐味を十二分に味わえる一冊！　お勧め＞
4) Elsberg, et al : A peculiar and undescribed disease of the roots of the cauda equina. J Nerv Ment Dis 40 : 787, 1913.
　＜Elsbergによる大元の「Elsberg症候群」の紹介．5例の症例シリーズで，どの症例も殿部や下肢痛に伴って尿閉を合併しており，仙骨部ヘルペス症例の報告であることがわかる＞

System 1 / 電光石火の感染症 Snap Diagnosis 12

「どこも異常ないんですよね～」

Question & Answer

Q 感染症診療に「review of systems（ROS）」が重要なのはわかっていますが，時間がなくて……．

A 初めから"完璧なROS"を目指す必要はありません．20項目程度でも十分です．"ポイントを絞ったROS"を行うことを，まず実行に移してください．初めは30分かかっていたROS聴取が，8分程度でとれるように誰でも必ずなります．そして，必ず患者利益につながります．

Keywords
- review of systems（ROS）
- 感染症局在診断

　以下，読者対象を設定しないとメッセージとして伝わりにくいので，初期・後期研修医の先生に向けて本項を記す．

Case ▶ 38℃台・悪寒

研修医「先生，昨夜，救急外来から入院になった発熱・肝硬変の60歳代・男性ですが，感染フォーカスがはっきりしません．バイタルも安定しています．消化器内科に引き継いでいただいていいですよね？」

- **患者**：60歳代後半，男性．
- **主訴**：発熱．
- **既往歴❶**：アルコール性肝硬変．肝硬変診断時（約9年前）に食道静脈瘤破裂・止血術，その後，門脈血栓症などの経過もあったが，その後完全に断酒し，現在も仕事を継続している．

- **現病歴❶**：
入院3日前；夕方より悪寒．
入院2日前；体温は測定していないが，倦怠感が続くため近医を受診．抗菌薬の点滴を受けた．
入院1日前；38℃台の発熱が続くため，別の総合病院を受診し，抗菌薬（レボフロキサシン）とNSAIDs（非ステロイド性抗炎症薬）の内服などを処方された．
入院当日；NSAIDs内服にて発熱は37℃台になったが，倦怠感が続くため心配になり，当院救急外来を受診した．
※個人情報保護の観点から改変してあります．

　本Caseはきわめて平凡な症例で，ただ読み進めると非常にシンプルなケースである．しかし，このように平凡な症例に「抜けなく安全に（being thorough）」かつ「迅速に（being speedy）」に対応するには，トレーニングが必要となる．

◆「実務」できての"臨床能力"

臨床は，"症例検討会"ではない．「知識がたくさんあること」だけではなく，「時間内に業務を実行に移して記載できること（being thorough and speedy）」が必要不可欠な条件であり，これが"臨床を回せる能力"だと筆者は考えている．

学生の間や，研修医になってからも各種症例検討会やセミナーに接する機会が昔よりも多くなっており，「知識」があることを"臨床ができること"と混同する傾向にあり，いつも若干の違和感を感じている．「知識」があることは必要条件であるが，十分条件では全くない．「実務」ができることが，"臨床ができること"の必須条件だと筆者は思っている．

Being thorough！──状況の把握

さて，あなたが朝病院に来て，本Caseのほかにも自分のチームに新入院症例が複数入っている状況を想定して，シミュレーションしてみてほしい．

> **Case （つづき）**
>
> ■ **現病歴❷**：前述に加えて，悪寒戦慄について確認すると，悪寒はあったが，戦慄は認めなかったとのこと．
> ■ **既往歴❷**：前述に加えて，3年前に，門脈血栓症の診断で抗凝固療法を開始．
> ■ **アレルギー歴**：造影剤使用で全身発赤の既往あり．
> ■ **内服薬**：ワルファリン（門脈血栓症に対して），ウルソデオキシコール酸，レバミピド，ファモチジン．
> ■ **ADL（activities of daily living）**：完全に自立．
> 身体所見：
> - バイタルサイン；GCS（Glasgow Come Scale）E4V5M6，血圧122/80 mmHg，脈拍数62回/分・整，呼吸数16回/分，SpO$_2$ 96％（室内気），体温37.4℃．
> - HEENT（頭部・眼・耳・鼻・咽頭）；瞳孔3 mm+/3 mm+．項部硬直なし．副鼻腔圧痛なし．咽頭発赤なし，白苔なし．
> - 呼吸音；清．
> - 心音；S1正常，S2正常，S3（−），S4（−）．murmur/gallops/rubsいずれもなし．
> - 腹部；腸蠕動音正常．軟．筋性防御・反跳痛いずれもなし．ごく軽度のびまん性の圧痛あり．触知できる肝脾腫・腫瘤なし．CVA（肋骨脊柱角）叩打痛なし．恥骨上圧痛なし．脊椎叩打痛なし．
> - 四肢・関節・背部；発赤・腫脹・熱感いずれもなし．羽ばたき振戦なし．
> - 神経学的局所所見；明らかな異常はなし．

◆いつでも「同じこと」を行う

救急外来からの入院（あるいは病棟急変症例）の引き継ぎ時でも，他科から相談を受けた症例でも，筆者は常に「同じこと」をするよう指導している．それは常に自分の頭の中に（あるいはメモに），「サマリーステートメント」G1 を作成しつつ聴取することだ．これは，「being thorough（抜けなく安全な医療）」につながるものである．

本Caseのサマリーステートメントは，次のようになる．
- 60歳代後半，男性
- アルコール性肝硬変歴・胃食道静脈瘤破裂・門脈血栓症の既往あるが，完全に断酒後の方

- 今回は，3日前からの悪寒・熱発・倦怠感で救急外来を受診
- 病歴・身体所見上は，感染フォーカスがはっきりしない症例

　鑑別疾患としては，「Common things are common（一番可能性が高いのはありふれた病気である）」に則り，「上気道炎」「肺炎」「尿路感染症」が上位に挙がり，ほかには胆嚢炎・胆管炎，肝硬変・門脈血栓症の既往を念頭に置くと，「血栓性静脈炎」「敗血症」「SBP（spontaneous bacterial peritonitis；特発性細菌性腹膜炎）」などが加わると判断される．そのアセスメントに基づいて，救急外来で下記の検査が行われた．

> **Case**（つづき）
>
> ■検査所見：
> - 末梢血（CBC）；WBC 4,500/μL（Myelo 0.5％，Stab 7％，Seg 67.5％，Lym 15％，Mono 10％），Ht 36.1％，Hb 12.4g/dL，Plt 5.1×10^4/μL（外来時 6.5×10^4）．
> - 生化学；T-Bil 1.6 mg/dL，D-Bil 0.5 mg/dL，AST 46 IU/L，ALT 30 IU/L，LDH 249 IU/L，ALP 185 IU/L，CK 88 IU/L，AMY 40 IU/L，TP 6.9 g/dL，Alb 2.7 g/dL，BUN 11.1 mg/dL，Cr 0.65 mg/dL，Na 133 mEq/L，Cl 105 mEq/L，K 3.8 mEq/L，BS 125 mg/dL，CRP 12.5 mg/dL．
> - 凝固；PT 14.9秒，PT-INR 1.27，APTT 30.2秒．
> - 腹部エコー；肝臓周囲に，ごく少量の腹水貯留のみ．
> - 胸部X線；明らかな浸潤影なし．
> - 尿定性；比重 1.017，pH 6.0，蛋白（−），糖（−），ケトン体（−）．尿沈渣；RBC＜1個/HPF，WBC＜1個/HPF，扁平上皮＜1個/HPF，移行上皮＜1個/HPF．
> - 12誘導心電図；急性期ST-T変化なし．
> - 胸腹部単純CT（∵造影剤アレルギーの既往）；肝表面に少量の腹水貯留あり．肝硬変パターンの肝形態を認めるが，それ以外に特記すべき所見なし．
> - 迅速インフルエンザ抗原；陰性．

　以上から，やはり感染フォーカスは明らかではなく，除外診断的にSBPも否定できないと判断された．ただ，安全に穿刺できうる量の腹水貯留は認めなかったため腹水穿刺は行わず，血液培養2セット採取後，セフォタキシム点滴投与開始のうえ，HCU（救命救急センター病棟）へ入院となっていた．セフォタキシム（第3世代セフェム）を選択した理由は，ほかにフォーカスを認めないため除外診断的にSBPを考えたためである．

> **GM note**
>
> **G1 サマリーステートメント（summary statement）**[1]
>
> 「short summary」とも「3 liners（3行サマリー）」ともいわれる．筆者自身が米国の内科レジデンシーで"脳幹反射"のようにトレーニングされた項目のなかで最も有意義なものの1つと感じており，今でもサマリーステートメントを頭の中で常に作成しつつ診療している．具体的には，次の4項目から構成される．
> - This is a ××years old man／woman （××歳の男性/女性で）
> - with past medical history significant for ×× （もともとの既往として××のある方が）
> - who presents with ×× （今回は××が主訴で来院され・救急搬送され）
> - our assessment／working diagnosis is ××．（アセスメント／診断としては××と考えています）
>
> ＊入院後の経過が長ければ，さらにここに
> - current active problem is ××．（現在の問題点は××です）を追加してもよい．
>
> 　非常にシンプルであるが，これをどの症例でも即座に頭の中に作成すること，研修医にもこの形式でプレゼンテーションを始めるよう指導することで，施設の医療レベルが必ず上がると実感している．ぜひ，さっそく使ってみてほしい．

Being thorough and speedy!
― 「時短 ROS 聴取」からの直観

　非常にシンプルな症例であるにもかかわらず，筆者が本 Case を特に共有したかった最大の理由は，「忙しい朝の時間に ROS を，本当に自分で 5 分で聴取するトレーニングができていますか？（あるいは，後進に指導できていますか？）」という fundamental（基礎的）で耳の痛い問いを，自戒も込めて読者に提示したかったためである．以下，「自分ならどうするか」を考えつつ，さらに読み進めてほしい．

> **Case** （つづき）
>
> ■ 経過❶（入院翌日朝）：（ここから私にコンサルトされ，ベッドサイドに行ってバイタル板を確認すると……）最高体温は昨夜 38.1℃，朝の時点で 37.8℃，血圧 143/76 mmHg，脈拍数 70 回/分・整，呼吸数 20 回/分，SpO$_2$ 97％（室内気）と，まだ発熱は認めるが，バイタルサインは安定していた．
> 　本人を診察し，前述の身体所見が陰性であることを再確認したうえで，「どこか『ここの具合が悪い』というところはないですか？」と聞くと，「特に『どこ』っていうのはないんだけどね．でも，どうにも，なんだか寒気がするしだるくて，『こりゃ，まずいな』って感じだったんだよね．心配になってね」とのこと．感染フォーカス不明の発熱として，ROS を聴取した（表1）．

◆ ROS 聴取で「ギョッ！」

　ROS は聞き方も非常に重要だと筆者は考えているので **G2**，表1 ではあえて口語調で「私はどう聞いているか」をそのまま記載した．

> **GM note**
>
> **G2　ROS は「聞き方のトレーニング」も重要**[2]
> 　若手医師と日々診療・指導をしていて，ROS の「聞き方のトレーニング」もまた，"時短"のうえで必須であることを実感している．こちらが「何を聞きたいのか」がわかる聞き方にしないと，話が長い年配の方などは特に，ROS 聴取が延々と終わらない結果となってしまう．
> 　たとえば，喀痰について聴取したいと思っても，「痰が出ないですか？」と 78 歳・女性に聞いてしまうと，「はい，ずっと出ます．毎朝，白いのがコロッと．それが朝 1 つの時もあれば，11 時頃にもう 1 つ出る時もあって．お昼すぎにもう 1 つ出る時もあるんですよね．期間ですか？　そうですね，5 年前くらいからですね．でも去年はちょっとよかったんですよ．今年の夏に畳替えをした時に埃っぽくなって，また痰が増えたんですよね．やっぱり家の中でもマスクしてたほうがいいんでしょうかね，先生？」というような，慢性プロブレムの説明に延々時間をとられるはめになる．
> 　それは，「患者さんの説明がイマイチ」なのではなく「聞き方がイマイチ」なのだと筆者は思っている．私たちの目的は「急性期プロブレムとして問題になるようなレベルの喀痰の増加・膿性度の増加を認めるかの情報を提示していただくこと」なわけで，それがわかるような質問形式にするのが医者の仕事ではないだろうか．したがって，喀痰の ROS 聴取であれば，「この 1 週間とか 2 ～ 3 日とかで，普段よりもすごく痰が増えたり，黄色いドロッとした痰が出るようになったりはしてないですかね？」というふうに聴取する必要がある．
> 　医師の仕事は，「探偵であり通訳者」だと友人の神経内科医が言っていたが，言い得て妙，そのとおりであろう．聞き方も，トレーニング次第である．聞き方をトレーニングすれば，「ROS って結局，時間ばっかりかかって大して役に立たないですよね？」という論理展開にはならないと筆者は思っている．ぜひ，実行に移されることをお勧めする．

表1 本Caseにおける入院翌日朝のreview of systems

臓器	症状	聞き方	本Caseの回答
全身	体重減少	最近急にやせてきたりしてないですか？	No
	悪寒	（すでに聴取済み）寒気がしますか？	Yes
	戦慄	（すでに聴取済み）寒気の時に，ガタガタ震えて止まらなかったことはないですか？	No
	寝汗	この数日，寝ていてぐっしょり寝汗をかいたりしますか？	No
呼吸	咳嗽	咳がひどく出たりしないですか？	No
	喀痰	痰がゴロゴロ出るようになったり，黄色いドロッとしたのが出たりしてないですか？	No
	呼吸困難感	呼吸が苦しい感じは？	No
心臓	胸痛	胸が締めつけられるように痛かったことはないですか？	No
	動悸	脈がおかしくて，苦しいくらいドキドキしたことはないですか？	No
	失神・前失神	意識が遠のいたり，目の前が真っ暗になって失神しそうになったりしたようなことはないですね？	No
消化器	腹痛	お腹のどこかがすごく痛かったりしないですか？	No
	便秘・下痢	最近，急に便秘になったり，下痢になったりしてないですか？	No
	嘔気・嘔吐	吐き気しないですか？　吐いてないですね？	No
	下血・タール便	お通じに真っ赤な血が混じっていたり，真っ黒だったりしたことはないですね？	No
泌尿器	排尿時違和感	おしっこする時に絞るように気持ちが悪かったことはないですか？	No
	血尿	おしっこに真っ赤な血が混じってたことはないですね？	No
筋骨格	関節・四肢の疼痛・腫脹	手足とか関節とかのどこかが，赤く腫れたり，すごく痛いような場所はないですね？	No
血液	易出血性	最近，異常に血が出やすいようなことはないですね？　鼻血がしょっちゅう出たり，歯みがきで歯茎から血がすごく出たりはないですね？	No
神経	運動麻痺	手足とか，右半身・左半身とか，体のどこかが力が入りにくくて動きにくいことはないですね？	No
	感覚麻痺	触っている感覚がわからないような場所もないですね？	No
	失調	いつもと同じように真っすぐ歩けなかったりもないですね？	No
HEENT（頭部・眼・耳・鼻・咽頭）	頭痛	頭がひどく痛かったりしないですか？	No
	視力変化	この数日，目が見えにくいとか，変にかすむとかないですか？	Yes
	聴力低下・耳痛	耳が片方だけ聞こえにくくなったとかは？　耳の片方がすごく痛かったりしないですね？	No
	副鼻腔の痛み・鼻汁	このあたり（副鼻腔の部位）がすごく重くて痛いとかないですか？　黄色い鼻水がたくさん出たりしないですね？	No
	咽頭痛	喉，痛くないですか？	No

（北野夕佳：今日から使える「ベッドサイド5分間ティーチング」—⑦ "a bread and butter case" 平凡な腎盂腎炎症例. Hospitalist 3：258-266, 2015.）

ここで紙面から目を離し，自ら項目を思いつき，そらでROSを聴取できるか，まずやってみてほしい．

ROS聴取のなかで,「片方の目がかすむとか, もやっと見えにくいとか, ないですか?」と聞くと,「あー, そうなんだよ. 気のせいかもと思ってたんだけど……. こういうふうに具合が悪くなってから, 何か読んでる時に, 一部もやっと字が見えないことがあるんだよね. で, まばたきしたり, 目の位置を変えて読むと, 読めたりするんだけど」との返答であった. 筆者自身, ここで「ギョッ!」としたのを覚えている ◎System 1.

ベッドサイドで印刷物を片目ずつ隠して読んでもらうと, やはり「字がもやっとした場所がある」とのことであった.

北野　雨でめがねに水滴がついてる時みたいな感じですか?
患者　そうそう, 本当にそんな感じ.
北野　目玉の中にごみが入っていて, そのごみが邪魔してかすんでしまうような感じですか?
患者　そうそう, 本当にそう. なんだか, 眼の中に何か浮いているんじゃないかって感じ.

◆即！ 眼科コンサルタント

何らかの「眼内炎」を疑い, また"シマウマ"であるがBehçet病などの「自己免疫疾患」や「網膜剥離」なども念頭に, 眼科に即コンサルした. 眼科診察を待っている間, 細菌検査室から血液培養の2セット中2セットとも「GPC-cluster 陽性」(グラム陽性球菌)との連絡があり, バンコマイシン点滴を追加した.

Case （つづき）

■ 経過❷（眼科診察）: 入院翌日の午後に眼科診察があり, 微小な出血斑（しみ状出血）および漿液性滲出性病変(serous exudate)を認めるとの返信(図1).

眼科外来まで直接相談に行くと, 眼底所見からは「何らかの眼内炎（細菌性 G3 でもカンジダ G4 でも可能性はあり）」が考えられるとのこと. 臨床経過（血液培養からGPC-cluster 陽性）と併せて判断すると,「ブドウ球菌」の眼内炎である可能性が高いとのコンセンサスが得られ, 翌日からバンコマイシンの硝子体注射を眼科で連日施行していただく方針となった. その翌日午後に血液培養の感受性検査の結果が判明し,「MRSA（メチシリン耐性黄色ブドウ球菌）」で, バンコマイシン MIC 1.0 であった.

平凡な症例を平凡な症例のまま

「ブドウ球菌菌血症」の一般論は学習すべき項目が多数あるが, 本項ではカバーしきれないため, 以下に簡潔に経過を記載する.

◆臨床経過

- MRSA菌血症に対して, 血液培養フォロー→2回目も陽性（ちなみに3回目は陰性）.
- バンコマイシン点滴投与, トラフ値チェック.
- 「感染性心内膜炎」の可能性を念頭に(→ 19, 87頁), 心雑音を再聴取し陰性. embolic phenomenon(塞栓現象)としての身体所見(Osler結節, Janeway病変, Splinter hemorrhageなど)を積極的に再度診察し陰性. 経胸壁心エコー検査(TTE)を施行し, 明らかな弁破壊や疣贅は

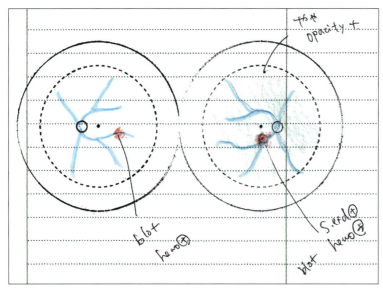

図1 眼科診察における眼底所見
両側網膜に微小な出血(blot hemo),漿液性滲出性病変(serous exudate)を認めた.「何らかの眼内炎」に矛盾しない所見である.

認めず,経食道心エコー検査(TEE)も考慮したが,食道静脈瘤治療後などとも併せて,各科協議のうえ施行しない方針となった.
- 「敗血症性塞栓」の除外目的で,頭部MRI検査を施行し陰性.
- 「椎体炎」「硬膜外膿瘍」の除外目的で積極的に問診・診察し,疑わしい腰痛・背部痛・脊椎叩打痛・神経学的局所所見がないことを確認.
- 眼内炎の原因として「真菌性」も除外するためβ-D-グルカンも検査し陰性.

> **GM note**
>
> **G3 細菌性眼内炎**[3-5]
> 細菌性眼内炎は,次の2つに大別される.
> - 白内障手術後などの外因性 exogenous endophthalmitis
> - 敗血症に伴う内因性 endogenous endophthalmitis(血行性)
>
> 本Caseは後者にあたる.後者の内因性(血行性)の眼内炎は,起因菌としては「レンサ球菌」(Streptococcus pneumoniae:肺炎レンサ球菌,S. milleri group A・B)が30～50%,「黄色ブドウ球菌」が約25%,「グラム陰性桿菌」が約30%程度であり,あらゆる菌血症症例で,眼内炎の可能性を念頭に病歴を聴取する必要がある.注意すべき点は,菌血症が一過性で全身状態としては感染症状がなくても,眼内炎を発症している場合があることである.
> 思いつかない疾患は診断できない.「眼内炎」という概念を鑑別の1つとして思いつけることが重要だと考える.
>
> **G4 カンジダ眼内炎も忘れずに!**
> 本Caseの関連疾患として,「カンジダ眼内炎」の"ゲシュタルト"も把握してほしい.中心静脈カテーテル留置中,中心静脈高カロリー栄養投与中,腹部術部,ステロイド使用中,免疫不全状態,広域抗菌薬使用中,身体の複数部位の培養からカンジダのコロナイゼーションが陽性などは,カンジダ真菌血症およびカンジダ真菌血症からのカンジダ眼内炎の高リスク症例であることを知っておく必要がある.
> たとえば,虫垂炎穿孔・汎発性腹膜炎術後の,中心静脈カテーテル留置中・中心静脈高カロリー栄養投与中・広域抗菌薬使用中の20歳の症例で,数日間の微熱継続を認めた場合には,各種培養と並行して,カンジダ眼内炎を念頭に「視力障害の有無」を必ず聴取しなければならない.知っていて実行に移せば,救いうる症例がある.「カンジダ眼内炎」のゲシュタルトも必ず覚えてほしい.

◘ 治療と転帰

　眼内炎には視力障害や失明の可能性もあることを眼科から本人に説明し，バンコマイシン硝子体注射を連日複数回施行していただいた．また，眼底所見を連日フォローしていただき，一過性に網膜の出血斑・漿液性滲出性病変の悪化を認めたが，その後は悪化・増大なく，視力障害も進行することなく経過した．

　MRSAの侵入門戸は不明のままであったが，何度も病歴を確認すると，約1週間前に足首を虫に刺されて，血が出るくらいにかなり掻きむしったことがあったとのことで，そこからの侵入が除外診断的に最も可能性が高いと判断した．

　「感染性心内膜炎も完全に否定できていないMRSA持続菌血症」との判断で，バンコマイシン点滴投与6週間の方針として，消化器内科一般病棟へ転科・転棟となった．最終的に，視力障害を残さず回復され，消化器内科一般病棟から退院された．

　本Caseは，結果論からいえば，何ら視力障害を残さず無事軽快された．ただ，もし視覚異常に気づくのが数日遅く，眼内炎が進行してからでは，バンコマイシン硝子体注射を行っても永続的な視力障害を残していた可能性もある．

　「平凡な症例を（可能なかぎり）平凡な症例のまま退院させる」のが，われわれ臨床家の最大の使命なのだと思っている．そして，それは"どこかの有名な先生だけができること"ではなく，誰でも「いつも同じことをする」ことで実行可能だと筆者は考える．さっそく「サマリーステートメント」「時短ROS聴取」を実行に移されることをお勧めしたい．

　一緒に，平凡で堅実な臨床家として，今日も「実務」をこなしていきましょう．平凡な症例を平凡な症例のまま，もとの人生に戻ってもらえるように……．本項を通じて，ROSと実務の重要性を改めて理解していただければ幸甚です．

Charisma's Pearl

➡ review of systems（ROS）は，患者の明暗を分ける！　簡単でもいいので必ず聴取を！
➡ 発熱症例の「視覚異常」の訴えは絶対スルーしない！
➡ 「細菌性（血行性）眼内炎」「カンジダ眼内炎」の"ゲシュタルト"の把握を！

（北野夕佳）

文献

1) 北野夕佳：今日から使える「ベッドサイド5分間ティーチング」―①いまなぜ5分間ティーチング実践なのか．Hospitalist 1：140-147, 2013．
2) 北野夕佳：今日から使える「ベッドサイド5分間ティーチング」―⑦ "a bread and butter case" 平凡な腎盂腎炎症例．Hospitalist 3：258-266, 2015．
3) Han DP, et al：Spectrum and susceptibilities of microbiologic isolates in the Endophthalmitis Vitrectomy Study. Am J Ophthalmol 122：1-17, 1996.
4) Durand ML：Bacterial and Fungal Endophthalmitis. Clin Microbiol Rev 30：597-613, 2017.
5) Okada AA, et al：Endogenous bacterial endophthalmitis. Report of a ten-year retrospective study. Ophthalmology 101：832-838, 1994.

System 1 / 電光石火の感染症 Snap Diagnosis 13

天の采配

Question & Answer

Q 日本紅斑熱ほか，リケッチア症を疑う病歴聴取・身体診察のポイントは？

A 症状のほか，野外活動歴，居住環境，好発地域かなど，患者背景まで踏まえた詳細な病歴聴取，頭から足先までの詳細な身体診察，特に皮疹と刺し口を入念に探すことが重要です．

Keywords
- 日本紅斑熱
- 発熱
- 皮疹
- 刺し口
- 野外活動歴
- 好発地域

Case ▶ 発熱，倦怠感を主訴に来院した，野外活動歴がある高齢女性

- **患者**：生来健康な ADL 自立の 82 歳，女性．
- **現病歴**：季節は初春．来院 4 日前からの全身倦怠感と発熱，当日朝，家族に全身の皮疹を指摘され救急受診．皮疹の自覚，瘙痒感，疼痛は認めず．頭痛以外に随伴症状なし．身体診察では体温 39.3℃で，全身に皮疹を認めるほかは異常を認めず．血液検査で血小板減少，肝胆道系酵素上昇，炎症反応高値，腎機能障害を認め，尿検査では蛋白陽性，潜血陽性であった．
- **問診**：詳細に問診すると山の麓にある築 50 年以上の和式住宅で生活し，毎日畑で農作業を行うことが判明した．
- **診断・治療**：病歴，診察所見から日本紅斑熱およびツツガムシ病を考え，血清抗体，血清 PCR および刺し口の PCR を提出し，第 2 病日より抗菌薬（ミノサイクリン）を開始した．
- **経過**：治療開始後，全身状態は改善した．第 10 病日に血清 PCR，刺し口 PCR とも陽性で，日本紅斑熱と診断した．経過良好につき第 13 病日に退院した（急性期の血清抗体は陰性だが 4 週後のペア血清で IgM，IgG とも 640 倍への上昇を確認した．またツツガムシ病の検査は陰性であった）．

わが国における疫学

日本紅斑熱はマダニの媒介により *Rickettsia japonica* に感染することで生じるリケッチア感染症で，第四類全数把握感染症である．1984 年徳島県で 3 症例が初めて報告され[1]，以後，西日本を中心に年間 100 例以上が報告されている．関西以西の太平洋側に多いとされていたが，近年では東北や北陸をはじめ，発生地域が全国に拡大してきている．

国立感染症研究所の報告では，2016 年の全国での発生数は 276 件，都道府県別では三重県が 48 件と最多である．鹿児島県は年間 22 件で，広島県に次ぎ全国 3 番目である[2]．奄美大島

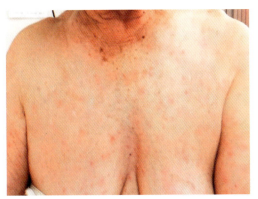
図1 体幹の皮疹

図2 刺し口

では本症例が4例目の報告である．DIC（disseminated intravascular coagulation；播種性血管内凝固症候群），ショックを呈する重症化例のほか死亡例の報告もあり，早期の診断と疑った時点での治療開始が重要である．

直観的に察知するポイント

 System1 としてのキーワードとしては，「好発時期」「好発地域での生活」「野外活動歴」，「発熱＋皮疹」，「瘙痒感，疼痛のない皮疹」「刺し口」が挙げられる．詳細は以下に示す．

直観的診断をサポートする病歴・身体所見[3-5]

◆問診項目

●臨床症状
発熱，皮疹（図1），刺し口（図2）を3徴とし，2〜10日の潜伏期の後，3徴ほか頭痛，倦怠感，筋肉痛などが出現する．体温は39℃以上で，悪寒戦慄を伴う場合もある．

●生活社会歴
- マダニ咬傷により感染する本疾患は，野山や田畑へ立ち入ったかどうか，野外活動歴を詳細に聴取することが重要である．
- 発生時期は春先から晩秋にかけて幅広く，好発時期はダニの生育時期とヒトとダニが接触する機会により地域差があるとされている（例：徳島県では春と秋，高知県では夏）．
- 本症例でもそうであったが，ダニ咬傷の自覚に関しては，患者が覚えていないことも多く，自覚の有無は参考所見としておくのが無難である．
- また，野外活動のエピソードが明らかでないこともあり，好発地域の生活そのものが日本紅斑熱を念頭に置くポイントとなる．
- 逆に，流行地へ旅行し非流行地へ帰ってきた場合，診断に苦慮する場合がある（好発地域に関しては図3参照）．

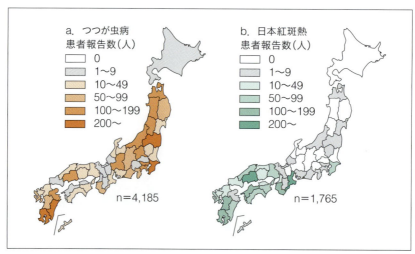

図3 つつが虫病と日本紅斑熱の都道府県別患者報告状況，2007〜2016年
(国立感染症研究所：感染症発生動向調査 2017年4月27日現在報告数.)

● 他疾患を鑑別するうえで注意するポイント

　詳細は診断学の成書に譲るが，アレルギー，既往症など一般的な項目に加え，季節，ワクチン接種状況，性交渉歴，sick contact の有無，地域で流行している感染症の存在，薬剤歴(市販薬，漢方薬，サプリメントまで)，海外渡航歴は聴取しておきたい.

身体所見項目

● 刺し口を探そう!!──見つけるつもりで，全身を隅々まで観察する
- 刺し口(図2)はリケッチア症の特異性が高く，刺し口を認めれば可能性が高まる.
- 日本紅斑熱では全例に認めるとする報告もあるが，60％程度とする報告もある．これはダニが幼若で刺し口が小さい場合，宿主の免疫応答が弱い可能性のほか，医師の診療経験に左右される可能性も考えられる．自信がない場合は，刺し口の画像を教科書やアトラスで見てイメージをつける，経験数の多い医師とともに診察するといった工夫も試みたい(本症例では筆者も実際の病変を成書と見比べ，リケッチア症に造詣の深い同僚とともに診察した).
- 頭髪の中や腋窩・膝窩・鼠径・会陰部など見逃しやすい部位に関しても，患者に必要性を十分説明したうえで診察する．これらの部位に刺し口が隠れていることがある.
- ただし，入念な全身の診察にもかかわらず刺し口が見つからない場合も，除外診断の根拠にしてはならない．治療の遅れは重症化・死亡例にもつながるため，病歴や他の診察所見から疑わしい場合は積極的に検査・治療を行うべきである.
- 日本紅斑熱とツツガムシ病 G1 を刺し口から鑑別可能かという議論がある．それぞれ典型的な刺し口は確かにあるが，発症・受診時期により形状，大きさに多様性があるため，現実的にはこれのみでの鑑別は困難である.

● 皮疹も探そう!!
- 日本紅斑熱の皮疹(図1)は瘙痒感や疼痛を認めることが少なく，自覚していないケースが大半である．したがって，皮疹も積極的に探しにいくことが重要である.

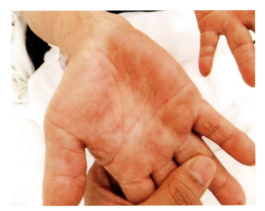

図4　手掌の紅斑

- 紅斑は手足，顔面など末梢から体幹に広がっていくことが典型的である．
- 癒合傾向を伴わない，淡紅色で境界不鮮明な粒状〜小豆大の紅斑(図4)で，重症例では出血と色素沈着を生じることもある．
- ツツガムシ病と比べ，手掌紅斑は日本紅斑熱発症早期に特徴的な所見と考えられている．しかし，急性期を過ぎると見えなくなることもある．

● その他

他の身体所見として，全身および局所的なリンパ節腫脹の頻度は低いとされるが，ほかは非特異的な所見が多く，逆に他疾患で特徴的な所見が陰性であることを確認しておくことも重要である．

直観的診断が陥りやすい鑑別診断

刺し口を除けば，病歴，診察所見とも非特異的な所見が多く，感染症，感染症以外をふまえ鑑別疾患は非常に多岐にわたる．発熱と皮疹を呈する患者で，病歴，診察すべき項目や鑑別すべき疾患に関しての詳細は成書を参照されたい．参考として，本症例において筆者が鑑別診断として考えた疾患を以下に示す．

● 感染症として

リケッチア感染症(日本紅斑熱・ツツガムシ病)，レプトスピラ症，ウイルス感染症(非特異的なウイルスからEBウイルス，サイトメガロウイルス，パルボウイルスB19，麻疹，風疹など)，重症熱性血小板減少症候群，髄膜炎，梅毒，感染性心内膜炎，侵襲性肺炎球菌感染症．

● 非感染症として

薬疹・薬剤性肝障害，ANCA関連血管炎，白血病(特に成人T細胞性白血病・リンパ腫)．

GM note

G1 ツツガムシ病

Orientia tsutsugamushi を保有するツツガムシに咬まれることで生じる．全国各地から年間約400例報告がある．症状は日本紅斑熱に類似する．ニューキノロン系抗菌薬は無効である．

📝**病歴**・診察が不十分で，発熱＋検査値異常にのみ目がいくと，診断を誤る可能性がある（発熱と尿所見から尿路感染症と診断され，長期間，無効な抗菌薬が投与された症例もある）．

● タイトルの種明かし

日本紅斑熱を発見した馬原文彦医師は，最初の3症例を報告した際のことを振り返り，「第1症例の抗体価が最も上昇する時期である2週目に2例目が来院したのは，まさに天の采配であったと考えている．また，第3症例が最高体温41℃に達する重症例であったことを考えると，第1，第2症例が比較的重症例でなく，診療所で診療可能であったことも天の采配であった」と語っている．

目の前の患者と真摯に向き合いながら新たな疾患を発見し，その治療に尽力する馬原医師の臨床医としての姿勢に敬意を称し，そのお言葉を表題に使用させていただきました[3]．

Clinical Pearl
➡ 発熱，皮疹を呈する症例では，日本紅斑熱の可能性を考える．
➡ 日本紅斑熱の診断には詳細な病歴聴取・身体診察が何よりも重要である．

（朴澤憲和）

📖 文献

1) 馬原文彦：発疹と高熱を主徴としWeil-Felix反応(OX2)陽性を示した3症例について．阿南医報 68(9)：4-7, 1984.
2) 国立感染症研究所：感染症発生動向調査2017年4月27日現在報告数．
3) 馬原文彦：日本紅斑熱の発見と臨床的疫学的研究．モダンメディア 54：32-41, 2008.
4) 坂部茂俊，他：日本紅斑熱14例の臨床経過．日本内科学会雑誌 98：383-387, 2009.
5) 田中厚，他：ツツガムシ病，日本紅斑熱，ライム病．日本皮膚科学会雑誌 119：2329-2337, 2009.

System 1 電光石火の感染症 Snap Diagnosis 14

ある時は発熱，ある時は下痢，ある時は意識障害

Question & Answer

Q 「レジオネラ肺炎」のポイントは？

A 進行が速く，死亡率が10〜20％とされています．早期診断・早期治療が望まれる一方で，呼吸器症状に乏しく，さまざまな肺外症状を伴う場合，診断は困難になります．レジオネラ肺炎は血清型Ⅰによるものが6割以上とされていますが，尿中抗原検査はレジオネラ血清型Ⅰ以外に対する検出感度は低いです．

Keywords
- 39℃以上の高熱
- 比較的徐脈
- 大葉性肺炎
- 呼吸器症状に乏しい
- 肺外症状
- βラクタム系抗菌薬無効

Case 入院時になかった肺炎像が入院後に出現し，レジオネラ肺炎と診断された一例

- **患者**：75歳，男性．
- **既往歴**：高血圧，慢性C型肝炎．
- **喫煙歴**：1箱/日×55年．
- **現病歴**：入院の2日前から発熱．開業医・ERを受診したが，感冒と診断され解熱薬が処方された．力が入らず歩くことができないため内科外来を受診し，精査加療目的で入院となった．
- **所見**：体温40.5℃，脈拍数95回/分，呼吸数16回/分，SpO₂ 95％（室内気）．肺胞呼吸音清，副雑音なし．WBC 10,500/μL，Na 132 mEq/L，AST 68 Iu/L，ALT 98 IU/L，γ-GTP 77 IU/L，LDH 390 IU/L，CRP 5.85 mg/dL．胸部X線およびCTで，肺野の陰影は認めなかった．
- **入院後経過**：入院後，低酸素血症と右下葉に肺炎像が出現し，尿中レジオネラ抗原も陽性化し，「レジオネラ肺炎」と診断した．LVFX投与で，症状は速やかに改善した．

わが国における疫学

まず，病歴の聴取により疫学的なリスクの有無を評価することが重要である．

レジオネラ肺炎は，細胞内寄生性のグラム陰性桿菌である *Legionella pneumophila*（レジオネラ　ニューモフィラ）を代表とするレジオネラ属菌による肺炎で，βラクタム系抗菌薬が無効で，市中肺炎の約5％を占める．レジオネラ属菌を含むエアロゾルや塵埃を吸入した後，2〜10日の潜伏期間を経て発症するため，水が停滞または循環する加湿器，噴水，ビル屋上に立つ冷却塔，温泉などの入浴施設への曝露がリスクになる．高齢（年齢中央値73歳），男性に多く（75％）（図1）[1]，喫煙もリスクとされている．7月にピークがあるが，年間を通して発生しうる（図2）[2]．

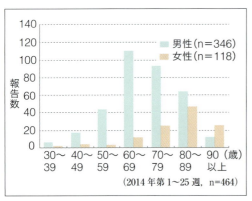

図1　レジオネラ症の性別・年齢群別報告数
〔倉文明，他：レジオネラ症とは．国立感染症研究所ホームページ，2014．http://www.nih.go.jp/niid/ja/kansennohanashi/530-legionella.html（2018.2.28閲覧）〕

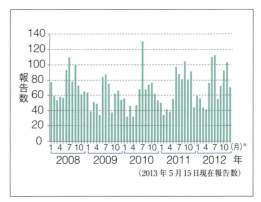

図2　レジオネラ症の発症動向
＊初診日による
〔有馬雄三，他：＜注目すべき感染症＞最近のレジオネラ症の発症動向．IDWR 2014年25号，国立感染症研究所，2014．http://www.nih.go.jp/niid/ja/id/256-disease-based/ra/legionella.html（2018.2.28閲覧）〕

「レジオネラ肺炎」に対して適切な治療を行った場合の致死率は10〜20％，適切に抗菌薬投与がされなければ60〜70％になるとされており，早期診断・早期加療が望まれる．なお，レジオネラ肺炎の死亡率とKL-6の相関の報告があり[3]，KL-6測定は予後予測に有用である可能性がある．

直観的に察知するポイント

自験例18例では，10例（55％）が開業医やERを受診し「感冒」と診断され，対症療法で経過観察とされていた．レジオネラ肺炎では，咳や痰，crackleなどの呼吸器症状，所見に乏しい症例があることがその一因であろう．また，頭痛，筋肉痛，関節痛，下痢，腹痛，嘔吐，食欲不振，構音障害，失調，失調に伴う転倒，意識障害，痙攣といった「肺外症状」を伴うこともあり，レジオネラ肺炎を疑うことが困難である症例もあるかもしれない．

臨床症状

レジオネラ肺炎では39℃以上の発熱が90％程度みられることが知られているが，その他に比較的徐脈 G1，振戦，低ナトリウム血症，肝機能障害，クレアチンキナーゼ（CK）の上昇が見られることが知られている．近年，レジオネラを予想するスコアリングとしてWinthrop-University Hospital score（表1）[4]や，Fiumefreddoらが提唱している診断基準（表2）[5]があり，今後の検討が待たれる．

> **GM note**
>
> **G1 比較的徐脈**
> 脈拍数は，華氏1F（摂氏0.56℃）上昇するごとに10回/分増えることが知られている．比較的徐脈の明確な定義はないが，これを満たさないものを比較的徐脈とすると筆者は考えており，感染症コンサルタントの青木眞先生から「39℃110番」と教えていただいたい．レジオネラのほか，クラミジア肺炎，腸チフス，ツツガムシ，マラリア，デング熱，薬剤熱，悪性リンパ腫，中枢神経疾患，などでみられる．

表1 Winthrop 大学病院感染症科「レジオネラ肺炎」診断のための weighted point system

所見	点数	illustrative case's point score
体温＞38.9℃＋比較的徐脈	+5	+5
急性の頭痛	+2	
意識障害（薬剤性を除外）	+4	+4
急性の耳痛	−3	
急性の非滲出性咽頭炎	−3	
急性の嗄声	−3	
膿性痰（COPD急性増悪を除外）	−3	
軽度〜中等度の喀血	−3	
胸膜炎性胸痛	−3	
下痢（薬剤性を除外）	+3	
腹痛（下痢を伴わなくてもよい）	+1	+5
急性の腎障害	+3	
ショック（心肺の原因を除外）	−5	−5
脾腫（CAPを除外）	−5	
72時間経過してもβラクタム系抗菌薬が無効	+5	
胸部X線における急速進行性の非対称性陰影（ただし重症インフルエンザとSARSは除外する）	+3	+3
PO_2の低下と$A-aDO_2$の開大（＞35）	−5	

所見	点数	illustrative case's point score
低ナトリウム	+1	+1
低リン血症	+5	+5
AST, ALTの上昇	+2	+2
総ビリルビンの上昇	+1	
LDH＞400	−5	
CPK上昇	+4	+4
CRP＞30	+5	+5
寒冷凝集素（＞1：64）	−5	
相対的なリンパ球減少（＜10％）		+5
フェリチンの上昇	+5	+5
顕微鏡的血尿（外傷，BPH，Foleyカテーテル，泌尿器系腫瘍の除外）	+2	+2

合計	レジオネラの可能性	patient's point score
＞15	可能性が高い	41 レジオネラの可能性は高い
5〜15	可能性がある	
＜5	可能性は低い	

（Cunha BA, et al：Severe Legionella pneumonia：rapid presumptive clinical diagnosis with Winthrop-University Hospital's weighted point score system（modified）. Heart Lung 37：311-320, 2008. より翻訳・改変）

◆私の"直観"

　筆者がレジオネラ肺炎を直観的に疑うのは，「高齢の男性で，高熱・比較的徐脈・振戦があり，また温泉などへの旅行歴がある」場合である．しかし，旅行歴をつぶさに拾い上げることは難しく，肺炎像がなくても，低ナトリウム血症があり，肝機能障害を認める場合には，レジオネラ感染を疑う．

　肺炎像がある場合では，咳・痰に乏しい大葉性肺炎だが，その割に酸素化が悪くなかったり，グラム染色で細菌に乏しかったりする場合には疑う．

表2 Fiumefreddoらによる「レジオネラ肺炎」の診断スコア

以下の6つのうち，4項目以上があてはまる場合
❶ 39.3℃以上の高熱
❷ 痰がないこと
❸ NA 低値(≦132 mEq/L)
❹ LDH 高値(≧252 U/L)
❺ CRP 高値(≧24.1 mg/dL)
❻ 血小板減少(≦19万/μL)

(Fiumefreddo R, et al : Clinical predictors for Legionella in patients presenting with community-acquired pneumonia to the emergency department. BMC Pulm Med 9 : 19, 2009. より)

直観的診断をサポートする病歴・身体所見

◆病歴

　前述のとおり，レジオネラ属菌を含むエアロゾルや塵埃を吸入により感染するので，水が停滞または循環する加湿器，噴水，ビル屋上に立つ冷却塔，温泉などの入浴施設への曝露を問診で聞き出すことが重要になるが，明らかにならない場合もしばしばである．なお，旅行歴もリスクとなることが知られているが，こういったリスクとの関連があるのかもしれない．

◆身体所見

　直観的診断をサポートする身体所見としては，特に次の4点を挙げておきたい．
- [ ] 39℃以上の発熱
- [ ] 振戦
- [ ] 比較的徐脈
- [ ] X線上では肺炎像があるのに呼吸器症状や聴診所見には乏しい

直観的診断が陥りやすい鑑別診断

　さて，レジオネラ肺炎が疑われた症例に対して，診断の検査として喀痰ヒメネス染色，喀痰(BALF)培養，喀痰LAMP法，レジオネラ尿中抗原，PCR法，血中抗体価測定などが挙げられる．前二者の感度は高くなく，後二者は高価で，結果判定まで日数を要するため，15分で結果判定ができる簡便で安価な「尿中抗原」がよく用いられており，2013〜2014年の報告症例のほとんどが尿中抗原で診断(92%)されている．

◆尿中レジオネラ抗原の限界

　尿中抗原検査では，症状の出現2〜3日後より尿中に抗原が出現し，BinaxNOW®では感度

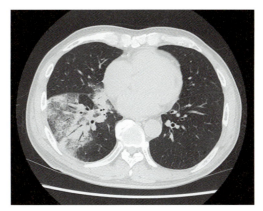

図3　レジオネラ肺炎の胸部 CT 画像所見

70〜80％，特異度90〜99％とされている[6]．一方で，レジオネラ肺炎の6割以上が血清型1とされているが，その他に40以上の血清型が肺炎の原因となることが知られ，血清型1以外の検出感度はきわめて低いとされているので注意が必要である．なお，冷却塔には血清群1，温泉や24時間風呂には血清群4・5・6の *Legionella pneumophila* が多いとされている．

◆初期には画像所見に肺炎像を呈さないことも

胸部画像上は数日間で急速に広がり，すりガラス影に，気管支透亮像を伴う区域性もしくは亜区域性の浸潤影が特徴的である(図3)．しかし入院時に均一な浸潤影を呈したり，本症例のように発症初期に肺炎像を呈さないこともあり，画像所見のみでの診断は容易ではない．

尿中抗原が陰性で患者が重篤な場合，前述のようにレジオネラ肺炎は致死率の高い疾患であり，細菌培養を提出し，抗体測定用に血清を保存して，レジオネラ肺炎を想定した治療を開始するべきである．培養はレジオネラ専用のBCYE培養で行われるため，通常の喀痰の細菌培養のほかに「レジオネラ培養」を依頼しなければならない．レジオネラ肺炎の抗体測定法はIFA法ではシングル血清で256倍，ペア血清で4倍以上の抗体価の上昇かつ回復期の128倍以上となっている．国立感染症研究所ではPCR法による診断も可能であり，診断困難な例では保健所に相談し国立感染症研究所で検査を依頼するという方法もある．

Clinical Pearl

→ 比較的徐脈を呈する肺炎ではレジオネラを鑑別に挙げる．
→ βラクタム不応の肺炎ではレジオネラを鑑別に挙げる．

（赤澤賢一郎）

📖 文献

1) 倉文明, 他：レジオネラ症とは. 国立感染症研究所ホームページ, 2014.
http://www.nih.go.jp/niid/ja/kansennohanashi/530-legionella.html（2018.2.28 閲覧）

2) 有馬雄三, 他：＜注目すべき感染症＞最近のレジオネラ症の発症動向. IDWR 2014 年 25 号, 国立感染症研究所, 2014.
http://www.nih.go.jp/niid/ja/id/256-disease-based/ra/legionella.html（2018.2.28 閲覧）
3) 健山正男, 他：レジオネラ肺炎における KL-6 の臨床的意義の検討. 感染症誌 73（Suppl）：158, 1999.
4) Cunha BA, et al : Severe Legionella pneumonia : rapid presumptive clinical diagnosis with Winthrop-University Hospital's weighted point score system（modified）. Heart Lung 37 : 311-320, 2008.
5) Fiumefreddo R, et al : Clinical predictors for Legionella in patients presenting with community-acquired pneumonia to the emergency department. BMC Pulm Med 9 : 19, 2009.
6) Shimada T, et al : Systematic review and metaanalysis；urinary antigen tests for Legionellosis. Chest 136 : 1576-1585, 2009.

System 1 電光石火の感染症 Snap Diagnosis 15

「かぜかなぁ」って思ってたら……

Question & Answer
Q 「非定型肺炎」に特徴的なバイタルサインの変化と身体所見は？
A 比較的徐脈と吸気終末期クラックルです．

Keywords
➡ かぜ症候群
➡ 肺炎
➡ 非定型肺炎
➡ バイタルサイン
➡ 呼吸副雑音

Case 3日前からの発熱と咳を発症した16歳女性

■ **患者**：16歳，女性．生来健康で，予防接種歴は完全．
■ **主訴**：発熱と咳．
■ **現病歴**：3日前から，発熱および乾性咳嗽あり．痰はほとんどなし．呼吸困難，胸痛はなし．軽度の咽頭痛と鼻汁，関節痛，食欲不振を訴えた．

咳がひどいので，近くの総合病院を受診した．外来でのパルスオキシメーター測定では，室内気で99％であったという．呼吸数測定はされなかったらしい．診察の後，ウイルス性急性上気道炎，いわゆる「かぜ」の診断で，抗ヒスタミン薬と鎮咳薬を処方され帰宅した．

自宅に戻り，母親（元看護師）が血圧と心拍数，体温をチェックすると，血圧120/60 mmHg，心拍数90回/分，体温39.2℃であった．高熱と咳がひどいので心配になり，医師である父親（母親の夫）に電話をかけた．ちょうど秋田に出かけていた父親は電話で病歴を聴き，まず「呼吸数」を数えるように助言を与えた System 1．呼吸数は25回/分であった．

かぜ症候群では呼吸数は増えない

かぜ症候群は，自然に治癒する上気道感染症で，ほとんどがウイルス性である．3大症状は「鼻汁」「咽頭痛」「咳」である．

「3大症状がそろえば，かぜ症候群を考える」と記載している成書は多い．しかしながら，かぜ診断においてもっと重要な点は「かぜ症候群では合わない点がないかどうか」である．たとえば，かぜ症候群では，原則として「呼吸数」は増えない．本Caseでは，呼吸数が増えており，かぜ症候群に矛盾している．

◆肺炎だと呼吸数が増える

　かぜ診療で，私は「呼吸数測定」を勧めている．それは，「肺炎」のサインだからだ．呼吸数測定が有用なのは，簡便にできるのと（本 Case は自宅で測定された），パルスオキシメーターが異常値を示すよりも早いからだ．

　本 Case において，外来での SpO_2 は 99％（室内気）であったという．肺炎では，低酸素症が出る前に，呼吸数が増える．肺炎による炎症が肺組織の J 受容体を刺激するからだ．J 受容体は，心不全による肺組織のうっ血で刺激され，迷走神経求心路を通じて呼吸中枢を刺激するが，肺炎でも刺激されるのである．

体温と心拍数の関係

　体温が上がると，通常，心拍数も上がる．この反応は，次のように病原体の種類によって異なる．
- 細菌感染症：1℃上がると，心拍数は 20 回/分ずつ上がることが多い[1]．
- ウイルス感染症：1℃上がると，心拍数は 10 回/分ずつ上がることが多い．

◆非定型肺炎の「比較的徐脈」

　細菌のなかでも細胞内に寄生するものは，ウイルス感染症様の反応をきたすことが多い．肺炎では，非定型的病原体に多い．これには「マイコプラズマ」「レジオネラ」「クラミジア」「クラミドフィラ」，そして「結核菌」などが含まれる．これらの病原体では，発熱の程度のわりに，脈拍数の上昇が少ないことがある．これを「比較（相対）的徐脈」と呼ぶ．簡単な覚え方として，「39℃では 110 番」（39℃で 110 回/分以下の脈拍数だったら要注意という意味）がある．

　本 Case では，心拍数 90 回/分，体温 39.2℃であった．高熱にもかかわらず，比較的に心拍数の上昇が少ない．心拍数だけをみると頻脈であるが，体温と照らし合わせてみると「徐脈」なのだ．

Case （つづき）

■経過❶：「呼吸数増加」と「比較的徐脈」を感知した父親は，母親に「肺の聴診」を行うことを勧めた　System 1．物置小屋になっている父親の部屋から古い聴診器を取り出してきた母親は，娘の肺を聴診してみた．特に何も聴こえなかった．

母親が電話口で待つ父親にそのことを告げると，父親は「大きく深呼吸をさせながら聴診すること」をアドバイスした．そうすると，背中の右下の肺野で，吸気終末の「捻髪音」がわずかに聴かれたのだった．

非定型肺炎の聴診

　本 Case で聴かれた呼吸副雑音（以前は「ラ音」と呼ばれた異常呼吸音）は，吸気終末の捻髪音，いわゆる「吸気終末期クラックル（late inspiratory crackles）」である．

表1　フェーズによる「クラックル」の分類

	病態または疾患
・吸気早期クラックル early inspiratory crackles	慢性気管支炎
・吸気早中期クラックル early-to-mid inspiratory crackles	気管支拡張症
・吸気終末期クラックル late inspiratory crackles	間質性肺疾患
	非定型肺炎
・吸気全汎性クラックル holo (pan)-inspiratory crackles	細菌性肺炎
	肺水腫

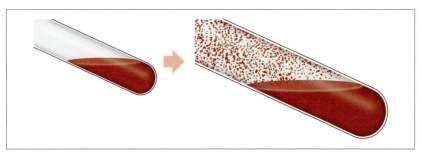

図1　寒冷凝集反応のイメージ
血液を4℃まで数分間冷やすと，マイコプラズマ肺炎では血液が凝集する．

◆非定型肺炎の身体所見

　断続性呼吸副雑音，すなわち「クラックル(crackles)」には，細かい高調性のソフトなクラックル音を「捻髪音」，粗い低調性で大きなクラックル音を「水泡音」と呼ぶ．クラックルはまた，表1のように聴かれるフェーズで分類され，病態を反映している．

　成書には，よく「非定型肺炎は身体所見に乏しい」と書かれている．しかしながら，身体所見ほど検者依存性の大きな所見はない．非定型的病原体による感染症でも，肺炎となっているケースでは，ほとんどの場合，坐位として大きく深呼吸をさせて聴診すると，ほんのわずか数個ではあるが，吸気終末期クラックルが聴かれるのだ．

> **Case**　（つづき）
>
> ■経過❷：電話口で前述の所見を確認した父親は，知人の後輩医師が開業している近くのクリニックを思い出し，ただちに携帯から電話を入れた．発熱・乾性咳嗽・多関節痛・呼吸数増加・吸気終末期クラックルなどから「マイコプラズマ肺炎」の可能性が高い ◯System 1 ので，診察したうえでドキシサイクリンを処方するようにとお願いした．ちょうどその年のその季節は，マイコプラズマ肺炎の流行がみられていた．
>
> 　また，診察の際には採血をして，その血液をスピッツに入れたまま氷水で冷やし，寒冷赤血球凝集の有無を判定するように助言を与えた．はたして，母親とクリニックを受診した娘は，採血検査を受けた．スピッツを氷水に浸けておいた後で観察してみると，凝集した赤血球の特徴的な小さな粒が認められた(図1)．
>
> 　ドキシサイクリンの処方を受けた娘は，翌日から解熱がみられ，呼吸数が正常化した．父親は，その頃ちょうど帰宅した．すでに軽快している娘の状態にホッとした場面であった．

「かぜか」と思っても，必ずバイタルサインと身体所見をチェックしよう．かぜでは適合しない所見がないかどうか，を探すことが大事である．「診断エラー」の予防にもなるだろう．

> **Charisma's Pearl**
> ➡ かぜ診療では，かぜの3大症状に合うかより「合わない点がないか（本当にかぜか）」を見定めるほうが大事！
> ➡ 非定型肺炎は，身体所見（吸気終末期クラックル）で考える！
> ➡ 「呼吸数」も必ず数えよう！（呼吸数増加は「肺炎」のサイン）

（徳田安春）

文献

1) Hamano J, Tokuda Y：Changes in vital signs as predictors of bacterial infection in home care；a multi-center prospective cohort study. Postgrad Med 129：283-287, 2017.

System 1 電光石火の感染症 Snap Diagnosis ⓰

手は口と併せてモノを云う

Question & Answer
Q どんな時に肺化膿症を疑いますか？
A 「手・口」を視診と臭診で併せみて，誤嚥のリスク，そして「局所・全身」の徴候が重なり合う時に疑います．

Keywords
➡ ばち指
➡ Schamroth's sign
➡ 臭診
➡ 誤嚥

Case 咳と熱が続くドリンカー，そして…

- **患者**：これまで検診などを受けたことがない60歳代男性．
- **現病歴**：4週間続く湿性咳嗽と発熱を主訴に来院した．痰が徐々に増え，色も汚くなってきた．体重減少と寝汗を伴うが，悪寒，嘔気・嘔吐，下痢，関節痛はいずれもない．焼酎を朝から飲むほどの大酒家．血圧100/72 mmHg，脈拍数115回/分，呼吸数22回/分，体温37.2℃．胸部は副雑音なし．

直観的に察知するポイント

肺炎と申し送りを受けベッドサイドに赴くと，何となく臭う．会話でわずかに見える口腔内は汚そう．話をうかがうと亜急性から慢性の経過で，指先から診察を始めると爪の根元が盛り上がっている(図1)．口を覗くと虫歯が多く，歯茎の状態も悪そうでやはり臭う．この「手＋口」を組み合わせた所見，これはもしや…，そして胸部単純X線写真で肺に空洞病変を指摘し(図2)，肺化膿症と診断した．

決め手は「ばち指」

本ケースで直観的に察知する1つのきっかけは「ばち指」であった．ばち指は紀元前のヒポクラテスの頃から知られる有名な身体所見で，指頭部で血管・結合組織が増生することで生じる．75%で肺疾患に関連があるとされるが[1]，感染症をはじめさまざまな疾患できたす(表1)．肺化膿症に絞ると，ばち指は30%にみられる[2]．

簡便なSchamroth's signでばち指の有無を確認する(陽性尤度比8，陰性尤度比0.2[3])．両指の爪甲同士をくっつけると，正常では爪基部にダイヤモンド型の隙間(窓)をつくるが

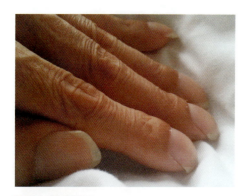

図1　爪甲所見
爪の根元が盛り上がっている.

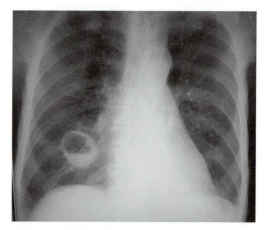

図2　右下肺野の孤発性空洞病変

表1　ばち指をきたす主な疾患

感染症		肺化膿症，膿胸，感染性心内膜炎，人工血管感染症，真菌，結核
非感染症	肺	肺癌，中皮腫，塵肺症，気管支拡張症，肺線維症，動静脈奇形
	心血管	チアノーゼ性先天性心疾患，動静脈瘻，心房粘液腫，脳梗塞麻痺側
	消化管	肝硬変，炎症性腸疾患，食道癌，胃癌，結腸癌
	内分泌	甲状腺癌，甲状腺機能亢進症，副甲状腺機能亢進症
	その他	慢性骨髄性白血病，リンパ腫，胸腺腫瘍，妊娠，遺伝性，特発性

〔デヴィッド・L・サイメル，他（編）/竹本毅（訳）：論理的診察の技術．pp165-174，日経BP社，2010．より改変〕

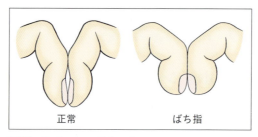

図3　Schamroth's sign
〔上田剛士（著），酒見英太（監修）：ジェネラリストのための内科診断リファレンス．pp493-495，医学書院，2014．より〕

（Schamroth's sign 陰性），ばち指だとこの窓がない（Schamroth's sign 陽性，図3）．自身の感染性心内膜炎が軽快した2カ月後に，この窓が再びみえた（ばち指が改善した）と記した医師こそ，Schamroth その人である[4]．

直観的診断をサポートする病歴

　感染症により肺実質が壊死し，その結果，空洞をつくる疾患を肺化膿症と呼ぶ[5]．誤嚥リスク（う歯などで口腔衛生不良，脳梗塞といった神経疾患，嚥下障害をきたすような抗精神病薬

内服，意識を失うほどの飲酒など）があり，主に嫌気性菌を誤嚥し肺化膿症へ至るのが古典的である．既往歴，薬歴，生活歴などに踏み込んでこれらを把握する．

膿性痰を伴う咳，胸膜痛があれば典型的である．咳や痰といった「呼吸器症状」が目立たず，微熱・体重減少・寝汗といった「全身症状」が慢性的に続き，画像を撮ると「すわ！」というケースもある．局所よりも全身徴候が前景に立ちやすい点は，慢性感染症の1つの特徴といえるかもしれない．この二面性を踏まえたうえで，review of systems を駆使し，現病歴を深めるべく，本人以外からも漏らさず聴取する．

痰は約50〜70％で嫌気性菌独特の腐敗臭を呈する[2, 5]．口臭がひどくなったと本人が話す以外に，周囲の者がその臭いを初めて指摘することもある．嫌気性菌感染症は，時に「臭診」が役に立つ．

鑑別診断

臨床像が似ており，対比しつつまとめて覚えておきたい疾患は以下である．
- 肺化膿症の約1/3に合併するとされ，ドレナージ必須の「膿胸」．
- 口腔衛生はよいが，重喫煙歴や家族歴あり→「肺癌」．
- 高齢者，喫煙者，末梢気道に狭窄病変→「肺癌や異物による閉塞機転＋肺化膿症」．
- 眼瞼結膜の点状出血などのperipheral sign，心雑音，CTで胸膜直下の多発空洞病変→右心系感染性心内膜炎の「septic emboli（敗血症性塞栓症）」．
- ばち指の頻度は少ないが，いつもあなたの側に「結核」．

System 1 をさらに駆動するために，Clinical Pearl を知っておくことも有用である．関連する珠玉の Pearl を添える．

「No teeth, no abscess」（歯がなければ膿瘍はない）
「A lung abscess in an edentulous patient is lung cancer until proved otherwise」[6]（歯がない患者の肺化膿症は，そうでないとわかるまで肺癌である）

これまで述べてきた臨床像のかたまり（ゲシュタルト[7, 8]とも呼ぶ）を，現場で反芻し磨き上げることが，　System 1　で役に立つ（物を言う）．

意識しないと無意識に見落とす手と口．この両者をしっかと併せみて，そこに隠れたモノを診る．これが後にモノを云う．

Clinical Pearl
➡細部と全体を見据えた意識化こそが，あなた自身のパールを見出す．

（小松真成）

文献
1) 上田剛士（著），酒見英太（監修）：ジェネラリストのための内科診断リファレンス．pp493-495, 医学書院，2014.

2) Moreira Jda S, et al : Lung Abscess: analysis of 252 consecutive cases diagnosed between 1968 and 2004. J Bras Pneumol 32 : 136-43, 2006.
3) Steven McGee : Evidence Based Physical Diagnosis, 3rd ed. pp229-233, Saunders, 2012.
4) Schamroth L: Personal experience. S Afr Med J 50: 297-300, 1976.
5) Bennett Lorber : Bacterial Lung Abscess. In Mandell GL, et al : Mandell, Douglas, and Bennett's Principles and Practice of Infectious Diseases, 7th ed. pp925-929, Churchill Livingstone, 2010.
6) ローレンス・ティアニー(著)/松村正巳(訳)：ティアニー先生のベスト・パール2．p32, 医学書院, 2012.
7) 岩田健太郎(編)：診断のゲシュタルトとデギュスタシオン．金芳堂, 2013.
8) 西垂水和隆, 他(編)：疾患の全体像「ゲシュタルト」をとらえる感染症の診断術．羊土社, 2014.

System 1 電光石火の感染症 Snap Diagnosis 🔟

Don't touch me！
神出鬼没なアイツにご用心

Question & Answer

Q どのような状態の時，「梅毒」を疑ったらよいのでしょうか？
A 陰部潰瘍や四肢・体幹の皮疹で来院したすべての患者に性交渉歴を聴取し，リスクがあれば全例疑うべきです．

Keywords
- 梅毒
- 性感染症
- 口腔内潰瘍
- MSM
- HIV 感染症

Case　口唇・舌の潰瘍および全身の皮疹を呈した 2 期梅毒の一例

- **患者**：40 歳，男性．
- **性交渉のパートナー**：男性．
- **既往歴**：HIV 感染症，B 型肝炎．
- **現病歴**：3 週間前より，口内炎を自覚．1 週間前より，体幹に搔痒感を伴う紅斑が出現したため受診．バイタルサインに異常なく，全身状態は良好．前頸部〜下腹部および背部に小指頭大〜貨幣大の，やや隆起する淡い紅斑が少数散在（図 1）．両手掌にも単発性の小丘疹を認める．また，上口唇・舌左側面に直径 1 cm 程度の潰瘍性病変を認める（図 2）．最近新たに始めた薬剤はない．不特定の男性との性交渉は頻繁にある．血液検査で rapid plasma regain（RPR）テスト 256 倍，*Treponema pallidum* hemagglutination（TPHA）テスト 5,120 倍と上昇を認め，2 期梅毒と診断し，アモキシシリンによる治療で症状は軽快した．

わが国における疫学

　梅毒は，*Treponema pallidum*（*T. pallidum*）subspecies pallidum による感染症で，主に性行為を介して皮膚や粘膜の小さな傷から菌体が侵入し，血行性に全身へ散布され，さまざまな症状を引き起こす．

　もともとは，1948 年に性病予防法で全数報告疾患として届け出が開始され，1999 年 4 月からは感染症法により全数把握対象疾患の五類感染症に定められた．

GM note

G1　MSM
「Men who have sex with men」の略．主に男性と性交渉をもつ男性を指す．腟性交より肛門性交のほうが性感染症の感染リスクは高い．

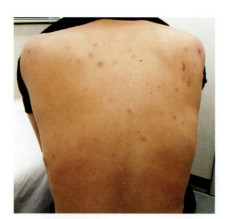
図1　背部の丘疹

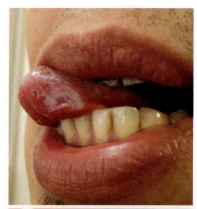
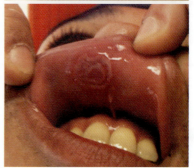
図2　舌および口唇の潰瘍性病変

◆男性・都市部で増加傾向

　わが国では，1948年以降は患者報告数が大きく減少していたが，2010年以降は増加傾向に転じている．男女ともに異性間性的接触が主な原因だが，近年，男性の同性間性的接触による感染が増加傾向にある．都道府県別では，東京・大阪・愛知・神奈川・福岡で全国の報告数の62％を占めており，都市部に多い．人口10万人あたりの報告数も都市部が多く，東京都の2.22が最多となっている（最少は岩手県の0.12）[1]．

　梅毒の報告数増加の背景には，疾患の流行だけでなく，梅毒が感染症法に基づく届け出対象疾患であることの認知向上なども関連していると推測される．

直観的に察知するポイント

◆梅毒の自然史

　梅毒の診断は難しい．この所見があれば梅毒，というものは少ない．診断にあたっては，まず梅毒の自然史を知ることが重要である．典型的には，*T. pallidum*の感染成立から3～6週間程度の潜伏期の後に，感染部位に初期硬結・硬性下疳がみられ（1期梅毒），その数週間～数カ月後に皮膚や粘膜に発疹がみられる（2期梅毒）．さらにその後，無症候期（潜伏梅毒）を経て，現代では稀な病態であるゴム腫・心血管梅毒・脊髄癆などへ進展していく（晩期梅毒）．

◆ リスク因子は「性交渉」

基本的には性行為関連の感染症であるため,「性交渉歴」の聴取が診断を察知する際の最も重要なポイントである.実際に患者が医療機関を訪れる際には陰部潰瘍や四肢・体幹部の皮疹などで受診することが多いため,これらの主訴で受診した患者には性交渉歴をしっかりと聴取し,感染のリスクがありそうであれば梅毒の検査を行う,という流れが実際の現場での対応になる.

直観的診断をサポートする病歴・身体所見

◆ 1期梅毒

1期梅毒でみられる初期硬結・硬性下疳は,通常は痛みがなく,あっても軽度である.よって,「痛くない潰瘍性病変」をみたら1期梅毒を想起したい.

ただし,そもそも梅毒の感染経路は皮膚や粘膜の小さな傷を介した接触感染であるため,肛門性交やオーラルセックスを契機に感染した場合は,肛門部や口腔粘膜・舌などに1期梅毒の潰瘍性病変を生じることもあり,また,皮膚の小さな傷を介して皮膚に1期病変を生じうることもある(ただし,口腔内潰瘍は2期梅毒の病変としても出現しうるため[2,3],口腔内潰瘍のみで病期の推定は困難である).性交渉歴の有無を簡単に聴取するだけではこれらの病変を説明することはできず,「どのような手順でどのような行為を行ったのか」といった詳細な病歴が診断の一助となることもある.

◆ 2期梅毒

2期梅毒の「皮疹」は丘疹や膿疱のことが多く,体中どこにでも出現しうる.特に手掌・足底部に生じた皮疹は,梅毒に特徴的と考えられる.ただし,2期梅毒の全例で皮疹が出現するわけではなく,特にHIV(ヒト免疫不全ウイルス)感染者では非定型的な症状を呈することが多いため,症状からの鑑別が難しいことがある.

また,2期梅毒では *T. pallidum* が血行性に全身に播種されることで,「発熱」や「倦怠感」,「全身性リンパ節腫脹」といった非特異的な症状を認めることがあり,さらに皮疹以外にも,さまざまな「臓器病変」が起こりうる.扁平コンジローマ(主に肛門や陰嚢,陰唇部),梅毒性粘膜疹(主に口腔内),梅毒性脱毛,肝炎,糸球体腎炎,ネフローゼ症候群,髄膜炎,虹彩炎,ぶどう膜炎,関節炎,骨髄炎と多彩な病型を示すため,直観的に梅毒を想起することが難しい場面も比較的多く存在する.HIV感染症合併例では,さらに非定型的となる G2 .

> **GM note**
>
> **G2 神経梅毒**
> 中枢神経系に *T. pallidum* が侵入することで生じる感染症.以前は感染して長期間経過したあとに起こるとされていたが,実際には感染早期から中枢神経への浸潤は起こりうる.無症候性のこともあり,HIV感染者では特にその頻度が高い.

Don't touch me！ 神出鬼没なアイツにご用心

直観的診断が陥りやすい鑑別診断

前述のとおり，手掌や足底部に皮疹を認める場合には2期梅毒が想起されるが，梅毒以外にも手掌や足底部に皮疹を認める他疾患「手足口病」「日本紅斑熱」「感染性心内膜炎」「掌蹠膿疱症」などが存在することは知っておく必要がある．

また，口腔内の潰瘍性病変では，「全身性エリテマトーデス(SLE)」「Behçet's病」「単純ヘルペスウイルス感染」「急性HIV感染」「口腔がん」など，その他の重要な鑑別疾患を漏らさないようにしたい．

梅毒の治療

世界的にはベンザシンペニシリンG(BPG)の筋肉注射が標準治療とされているが，わが国ではBPGが承認されていないため使用できない．代わりにアモキシシリンによる内服治療が行われてきたが，臨床的なエビデンスに乏しい状況が続いていた．

2015年，内服アモキシシリンにプロベネシドを加えた治療レジメンがHIV感染者における梅毒に対して高い治癒率を示すとの研究結果が報告された[4]．もともとHIV感染を合併した梅毒は，HIVを合併していない梅毒よりも治療効果が劣るため，この研究結果は世の中の梅毒治療に広く応用できる可能性がある．

梅毒は全身のどこにでも病変をきたしうる感染症であり，その表現型も多彩でまさに"神出鬼没"である．感染予防にはコンドームの使用をはじめとした，粘膜面に直接触れない(Don't touch)ことが重要である．

> **Clinical Pearl**
> ➡ 陰部潰瘍，口腔内潰瘍，皮疹の鑑別に梅毒を！

（谷崎隆太郎）

文献

1) 国立感染症研究所：梅毒2008〜2014年．IASR 36(2)：17-19, 2015.
   ＜わが国における最近の梅毒の疫学的データが示されている＞
2) 井戸田一朗，他：梅毒による口腔咽頭病変．IASR 36(2)：23-24, 2015.
   ＜口腔咽頭病変を呈した梅毒についての報告＞
3) Leão JC, et al：Oral manifestations of syphilis. Clinics 61：161-166, 2006.
   ＜2期梅毒の30％に口腔内病変を認める．NEJMのCaseにも引用されている＞
4) Tanizaki R, et al.：High-dose oral amoxicillin plus probenecid is highly effective for syphilis in patients with HIV infection. Clin Infect Dis 61：177-183, 2015.
   ＜HIV感染合併梅毒患者に対する内服アモキシシリンの有効性についての報告＞

System 1 / 電光石火の感染症 Snap Diagnosis 18

手足は病気を語る

Question & Answer

Q どのような患者で感染性心内膜炎を疑ったらよいですか？
A 不明熱の患者や，原因が明らかでない塞栓症状を呈する患者，また，血液培養で感染性心内膜炎を起こしうる起炎菌が培養された患者では，積極的に感染性心内膜炎を疑います．

Keywords
- 感染性心内膜炎
- 不明熱
- peripheral sign
- 血液培養

Case peripheral sign を伴う心内膜炎の一例

- **患者**：心房細動に伴う慢性心不全の既往のある71歳男性．
- **現病歴**：入院2日前から悪寒戦慄を伴う発熱が出現し持続するため救急外来を受診した．心尖部を最強点とする収縮期心雑音を認め，右眼瞼結膜と左第5趾に点状出血斑(図1)を認めた．経胸壁心エコーでは明らかな疣贅は同定できなかったが，感染性心内膜炎疑いとして入院した．入院第2病日には左第1趾にも点状出血斑が出現，また左不全麻痺が出現し，頭部CTでは右頭頂葉にくも膜下出血を認めた．入院第3病日に行った経食道心エコーでは僧帽弁に最大径14mmの疣贅を認め，また血液培養からは黄色ブドウ球菌が3セット中3セット培養され，感染性心内膜炎と診断した．入院6日目に僧帽弁置換術を施行し，計6週間に及ぶ抗菌薬投与のすえ，軽快退院した．

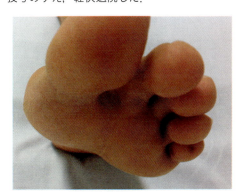

図1　左第5趾の点状出血斑

わが国における疫学

　感染性心内膜炎の頻度は100万人に10〜50人/年と決して高くはない．原因微生物としては以前はαレンサ球菌主体であったが，黄色ブドウ球菌や腸球菌などが増加傾向にある．これは人工弁使用者，透析患者，血管カテーテルなどのデバイスの使用の増加が影響しているものと考えられる．

直観的に察知するポイント

　感染性心内膜炎の患者は，発熱や全身倦怠感，食欲不振，体重減少，関節痛などの非特異的な症状を呈する．発熱は80％以上の患者で認めるが，熱源を特定できる情報に乏しく，不明熱とされることも多い．逆にいえば，熱源がわかりにくいということが特徴であり，不明熱の患者をみたら必ず感染性心内膜炎を疑うことが大切である．

直観的診断をサポートする病歴・身体所見

　心疾患の既往歴は感染性心内膜炎の大きな危険因子となるため重要な問診事項である．何らかの心疾患（先天性心疾患・弁膜症・人工弁・ペースメーカーなど）が66％の感染性心内膜炎患者でみられるという報告もある[1]．静脈カテーテル留置や経静脈注射は血流感染のリスクとなりうる．経静脈薬乱用者は2～5％/年の確率で感染性心内膜炎を発症するという報告もある[2]．最近の感染症や外科的処置の病歴も必ず確認する．

　身体所見では新規の逆流性心雑音や心不全の徴候がないか注意深く診察する．また，感染性心内膜炎による微小塞栓所見としてperipheral sign G1 はくまなく探す．特異度は低いが結膜や粘膜や指に現れる点状出血は，今回の症例のように比較的コモンにみられる徴候である．Janeway lesions, Osler's nodes, Roth spots などはより特異的な所見だが，これらは診断が遅れ，菌血症が遷延した場合にみられる徴候である．粗大な塞栓症状としては脳梗塞をはじめとして，心筋梗塞，腎梗塞，脾梗塞，肺梗塞など全身の塞栓症を起こしうる．高血圧，動脈硬化などの脳血管障害の危険因子がない患者に脳血管障害を認めた場合，感染性心内膜炎は鑑別に挙げる必要がある．

直観的診断が陥りやすい鑑別診断

　不明熱としてあげられる疾患は，見逃されやすい鑑別診断となりうる．具体的には結核，骨髄炎，膿瘍，副鼻腔炎，EBウイルス感染症，HIV感染症，悪性リンパ腫，肝癌，腎癌，SLE（全身性エリテマトーデス），血管炎症候群，薬剤熱などが挙げられる．

GM note

G1 peripheral sign
　眼瞼結膜や手指，足などに現れる身体徴候．感染性心内膜炎ではOsler's nodesなどが有名．その他にもスプーンネイルやばち指など多数の徴候があり，さまざまな疾患の診断の手助けとなる．

Clinical Pearl
➡不明熱の鑑別診断には常に感染性心内膜炎を挙げよ．
➡原因不明の塞栓症状を呈する患者では感染性心内膜炎を鑑別診断に挙げよ．

（渡辺貴之）

文献

1) Tleyjeh IM, et al : Temporal trends in infective endocarditis : a population-based study in Olmsted County, Minnesota. JAMA 293 : 3022-3028, 2005.
2) Miró JM, et al : Infective endocarditis in intravenous drug abusers and HIV-1 infected patients. Infect Dis Clin North Am 16 : 273-295, vii - viii , 2002.

System 1 / 電光石火の感染症 Snap Diagnosis ⑲

その耳鼻科医の熱は

Question & Answer
Q 自分の診断能力に自信がありません．どうすれば，自信がつくでしょうか？
A 自信がないあなたが正常です．診断に自信をもち出すとヤバイです．むしろ自己に対する"健全な疑い"をキープすることが，診断能力の担保に重要です．

Keywords
➡ 患者が医者
➡ 持続する発熱
➡ 局在化
➡ 全体化

Case　熱が出る耳鼻科医

- **患者**：50歳代，男性．A病院耳鼻科部長．
- **既往歴**：特になし．
- **現病歴**：2週間前から発熱・頭痛があり，自己判断でクラリスロマイシンを飲むもよくならず，レボフロキサシンに変えるもよくならず，テビペネム ピボキシルに変更するももちろんよくならず，そうこうしているうちに出血性の下痢症も出現した．同院消化器内科に入院するも診断がつかず，同院感染症内科医Kにコンサルトされることになった．Kは，感染管理看護師（ICN）のMとともに，患者をみにいくことにした．

※患者のプライバシーに配慮し，デフォルメしています．

抗菌薬が効かない時は

K　耳鼻科の先生が自己判断で抗菌薬をとっかえひっかえか．よくある話だよね．
M　先生，「壁に耳あり障子に目あり」ですから，いつもの毒舌は控えてくださいね．
K　まあ，抗菌薬使ってよくならない時の定石は，「他の抗菌薬に変えない」ことだ．これが，つまずきの第1歩だよ．抗菌薬の前に，なぜ「原因」を探そうとしないんだろうねぇ．
M　だから，愚痴らないでくださいよ．患者さんは，耳鼻科のお偉いさんなんですから，あとでチクられますよ．

◆そもそも「原因」は感染か

K　あれ？　患者さん，部屋にいないよ．
M　あ，検査に行っちゃったみたいですね．どうも上部消化管内視鏡だそうです．
K　なんで上部内視鏡なの？？

M　出血性下痢があったので，下部内視鏡をやったんですよ．「下をやったら上も」というのが，消化器内科の定石でしょ．

K　Mさんも毒舌やんけ．

M　K先生のが伝染（うつ）ったんですよ．

K　さぁて，患者さんがいないんじゃ，しょうがないな．とりあえず，カルテレビューをしておこう．

M　そうですね．なになに，発熱があり，頭痛があったので，患者さんは「副鼻腔炎」と診断して，クラリスロマイシンを飲んだんですね．それでも熱は下がらず頭痛も治まらずで，抗菌薬のとっかえひっかえになったと……．

K　入院時は，白血球もCRP（C反応性蛋白）も赤沈（赤血球沈降速度）もフェリチンも，みーんな高いね．
　あ，血小板も高いよ．血小板って「長期の炎症」を示唆するよいマーカーで，高くても低くても役立つから，ちゃんとチェックしたほうがいいんだよ．

M　なるほど．

K　数週間の高熱・頭痛があって，炎症値も高い．抗菌薬を使っても，よくも悪くもならない．これは，典型的な「細菌感染症」のパターンじゃないよね．

🔴 天空の城オッカム

M　あ，入院後，左耳に難聴があって，当院耳鼻科を受診しています．主治医は患者さんの部下ですね．その後，右耳の聴力も落ちていて，どちらも感音性難聴です．耳鼻科では「突発性難聴」として，ステロイドパルスをススメていますよ．

K　診断のついていないステロイドパルスは「ステロイド"バルス"」といってな，世の中を破滅に導く恐ろしい呪文なのじゃ．

M　なんで急に年寄り言葉なんですか．

K　亜急性の発熱と頭痛のある患者が急に両側の突発性難聴になるなんて，都合よすぎるシナリオだよ．われわれは，こういう偶然の重なりを信用しない．「オッカムの剃刀」（いろいろな症状があっても，原因は1つである）だね．

M　ふむふむ．

K　だから，抗菌薬で治らない発熱・頭痛・難聴は全部関係がある，と考えるんだ．患者は「副鼻腔炎」と言ってるじゃないか．ということは？

M　わかりません．

K　この **病歴** だったら，コテコテの「Wegener肉芽腫症」をまず考えるよ．血管炎症候群の1つだね．副鼻腔炎は典型的，難聴も特徴的．最近は，GPA（granulomatosis with polyangiitis：多発血管炎性肉芽腫症）と病名が変わったそうだが，嫌だねぇ．病名，コロコロ変えんといてほしいわ．覚えられん．

M　歳のせいで記銘力，衰える一方ですもんね．

K　ほっといて！

snap diagnosisの敗北

◧ 認知バイアスの罠

K　で，そのWegener（頑固…）の鑑別疾患としては，「NK (natural killer)細胞リンパ腫」とか，アスペルギルスやムコールといった「真菌感染症」を考えるわけだが，この方は既往歴もなくて健康診断もちゃんと受けてるそうだから，真菌感染はちょっと考えづらい．リンパ腫は最後まで除外は難しいけど……．

　あれ？　でもCTを見ると，あまり副鼻腔の炎症所見は著明じゃないなぁ．

M　そうですねぇ．

K　こうやって見ると，肺にもまったく異常所見がないじゃないか．あれ？？　尿検査も全く正常だね．Wegener（しつこい…）の場合，肺にも腎臓にも全く異常がないというのは，比較的珍しいんだよ．「耳鼻科医」の「副鼻腔炎」の診断に引っ張られすぎたかな……？

M　snap diagnosis，失敗ですか？

K　ま，snapに頼りすぎないのも，大事なんだ．自分の仮説には常に懐疑的でなきゃいかん．

　それと，出血性下痢が悩ましいなぁ．これもWegenerには特徴的じゃないし，そもそも出血性下痢はあまり血管炎の特徴じゃないんだよね．

◧ キーワードでつながるか？

K　待てよ……？　「難聴」と「炎症」……で，なんかあったよな（とスマホをいじる）．……あったあった，思い出した．「Cogan症候群」があったじゃないか！

M　なんですか，その睾丸症候群って．

K　すごい間違え方しないの．「角膜炎」と「難聴」が特徴の炎症性疾患だよ．まあ，若い人に多いんだけど，UpToDate®で調べると……．あ，いちおう「63歳まであり」[1]）ってなってるから，まあ可能性はあるんじゃないかな．

　「炎症性腸疾患」の患者でもみられるそうだよ．これで，下痢のほうが説明できるじゃないか！　下部内視鏡では，横行結腸から下行結腸まで炎症がみられてて，マクロでは潰瘍性大腸炎に合致する炎症所見．で，病理では非特異的な形質細胞浸潤で，はっきりした肉芽腫や血管炎はつかまらなかったんだよね．

M　じゃ，この患者さん，Cogan症候群なんですか？

K　ま，キーワードだけつなげるとそんな感じなんだけど，実際に患者さんみてみんとわかんないからな～．キーワードではWegenerでもいいんだけど，いくつか合わないとこもあるよね．

　さて……．

M　あ，患者さん，検査から戻ってきたみたいですよ．

K　じゃ，診察に行きますか．

Dr. ペイシェントの帰還

患者　あ〜，内視鏡しんどかった．
K　おつかれさまでした．当院感染症内科のKと申します．上部内視鏡，何か所見がありましたか？
患者　あんだって？　いや，いま聴力がだいぶ落ちててね．
K　（大きな声で）それは失礼しました．上部内視鏡，何か所見がありましたか？
患者　いや，特に何もなかったみたいよ．痛いのは，左側腹部から下腹部だけだしね．

◆snap diagnosis の面目躍如

K　他には，どんな症状がありますか？
患者　頭，痛いんだよ．やっぱ副鼻腔炎じゃないかと思ってね．主治医には，メロペネムとバンコマイシン落としたらいい，って言ってんだけど．
K　それは少し待っていただいたほうが…．
患者　あと，ステロイドパルスな！
K　それも，もう少しお待ちいただいて…．
患者　とにかく頭痛がきつくて．
K　頭のどのへんが痛いですか？
患者　こう，この後ろのほうから肩にかけてずっと痛いんだよ．
K　え？
患者　そんで，髪の毛触ると，こう，ピリピリ痛いんだよ．
K　もしかして，ごはん食べてて，顎が疲れたりしませんか？
患者　なんで知ってんの？
K　いや，じゃ，診察させていただきたいんですが…．
　　───診察後，病室を出たKとM───
M　なんだか，明るい耳鼻科の先生ですね…．
K　うん，だいたい診断ついたと思うから，「膠原病科」と「眼科」の先生に相談しようか．
M　え？

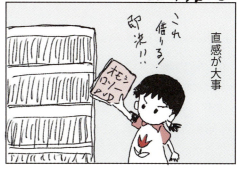
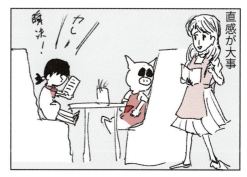
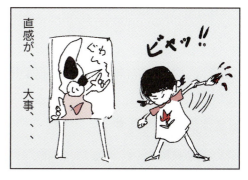
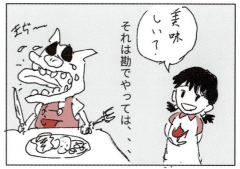

「ぢぇねしゃりちゃん」スペシャル編
週刊『医学界新聞』での連載（2013.7〜2017.11）
「ジェネシャリスト宣言」より．

───後日───

M 患者さん，すっかりよくなったみたいですね．

K うん．1 mg/kgのステロイドで炎症は治まり，解熱して頭痛も改善，聴力も少しずつよくなってるみたいだね．

◆「問診」「身体診察」からの直観

M 何て診断ついたんですか？

K カルテレビューしてた時は，抗菌薬に不応性の亜急性の炎症性疾患ということと，「副鼻腔炎」「難聴」で，まずはWegenerを考えた．感染症にしては，抗菌薬でよくも悪くもならないのが合わないよね．

ただ，肺の画像と尿検査が完全に正常なのが引っかかって，次に思いついたのがCoganだった．稀な疾患で，僕はまだみたことがない（ワークアップしたことはある）．

M ふむふむ．

K で，おかしいなと思ったのは，「頭痛の位置」だ．普通，副鼻腔炎なら頭の「前のほう」が痛くなり，お辞儀をするとさらに痛みが増すってのが典型的だ．後頭部に副鼻腔はないからね．耳鼻科医である患者が「副鼻腔炎」と自己申告してるから，そのキーワードに引っ張られるけど，よく考えたらCTも副鼻腔炎には典型的じゃなかった．

M なるほど．

K で，「頭皮のピリピリ」でピンときた．あれは，「側頭動脈炎（巨細胞性動脈炎）」を示唆するキーワードだ．まあ，帯状疱疹とかも除外しなきゃいけないけどね．「顎跛行」（噛むことによる疲労感）も側頭動脈炎を示唆するキーワードだし，あとは身体診察．右の側頭動脈が触れにくくなってた．これで，かなり近づいたと思ったよ．

あとは，眼科の先生に眼底をみていただいて（眼動脈病変があると失明のリスクがある），側頭動脈生検で確定診断だ．ANCA（抗好中球細胞質抗体）とか測定して，他の疾患を除外するのも大事だけど．

◆全体像は見えたか？

M 側頭動脈炎って，側頭部の頭痛じゃないんですね．

K そういうのもあるけど，実は頭痛の部位は前頭部でも後頭部でもあるって，UpToDate®に書いてあった[2]．こういうのは，いちいち教科書で確認しないと，忘れちゃうよね．

M 難聴は？

K まあ，あまりコモンな症状ではないけど，「全身性の血管炎」って，要するに"何でもあり"だからね．時に報告はあるみたいだよ．熱があって炎症があって，あちこちに所見があれば，まあ「血管炎かな？」って考えるわけだね[3]．

M 下痢は？

K あれは悩ましかった．「何なんだろうね？」って思ってたら，病理の先生が免疫染色をやって「サイトメガロウイルス腸炎」って確定診断がついた．免疫抑制のない人のサイトメガロウイルス腸炎って稀なんだけど，まあCMV（サイトメガロウイルス）も"何でもあり"系のカテゴリーだよね．消化器の先生が内視鏡的にはCMVに合致するっておっしゃってたけど，最初は「ほんまかいな」と思ってた．文献[4]はあるけど，文献があるという事実が「その現象は稀

という逆説的な証左なんだよねぇ．

M　なんか，負け惜しみに聞こえますけど．

K　負け惜しみじゃないもん！　診断は勝ち負けじゃない！　みんなで専門能力を出し合って最終診断がつけば，それでいいんだ．

M　涙ぐんでますけど……．

Charisma's Pearl

➡抗菌薬を使ってよくならない時の定石は「他の抗菌薬に変えない」こと．

➡System 1 に頼りすぎないのも大事！　自分の仮説には常に懐疑的に．

➡「病歴」と「身体所見」は直観の決め手になりうる．

（岩田健太郎）

文献

1) St Clair EW, et al：Cogan's syndrome. UpToDate®, 2015（last update）.
https://www.uptodate.com/contents/cogans-syndrome?source=search_result&search=cogan&selectedTitle=1~19
2) Docken WP, et al：Clinical manifestations of giant cell（temporal）arteritis. UpToDate®, 2016（last update）.
https://www.uptodate.com/contents/clinical-manifestations-of-giant-cell-temporal-arteritis?source=search_result&search=temporal% 20arteritis&selectedTitle=2~113
3) Amor Dorado JC, et al：［Audiovestibular manifestations in systemic vasculitis］. Acta Otorrinolaringol Esp 60：432−442, 2009.
4) Klauber E, et al：Cytomegalovirus colitis in the immunocompetent host；an overview. Scand J Infect Dis 30：559−564, 1998.
※以上，URL はすべて 2018.2.28 現在．

One Point Lecture ❶

感染症の Snap Diagnosis
メリットとデメリットをしっかり押さえよう

Question & Answer

Q 「snap diagnosis」のメリットとデメリットは？

A 時間や医療費の節約といったメリットがあり，何よりもカッコいい．デメリットは，臨床医の十分な経験，教科書的な知識，流行状況の把握が必要となることです．

Key Words
snap diagnosis, System 1, 流行状況, 曝露歴

わが家の snap diagnosis

写真は私の息子である．2人の姉と一緒にケーキをつくって幼稚園入園を祝っているという微笑ましい光景であるが，何か気づくことはないだろうか？

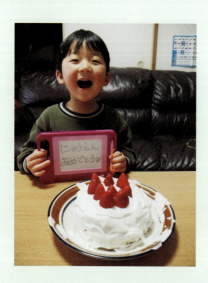

「忽那の子にしては，かわいすぎるのでは……!?」

たしかに，そうかもしれない．かわいすぎるかもしれない．しかし，私が言いたいのは，そういうことではない．

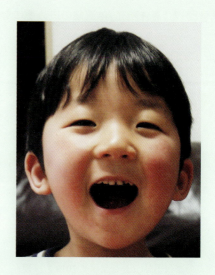

「なんか，ほっぺた赤くない？」

そう，そこなんですッ！　頬が，普段よりも明らかに赤いのである．私は，この息子の顔を見て，

「リンゴ病？　そういえば1週間くらい前，妙に機嫌が悪かったな……．反抗期かと思ってたけど，そうか，あれってウイルス血症だったのか……」

という思考過程のもと，一瞬で「リンゴ病」の診断を下したのであった．

ちなみに，この約10日後，妻が数日間の発熱エピソードの後に関節炎を呈したため，これまた「パルボウイルス B19 感染症」だろうと考えた．証拠を得るために私の勤務する病院を受診してもらい，パルボウイルス B19 IgM 抗体を測定し「陽性」の結果を得たのであった．

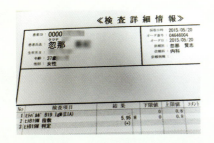

パルボウイルス B19 IgM 検査は，妊婦以外は保険適用外で自費での検査であったが，「これは，執筆のネタに使える」という確信のもと，検査を行ったのであった．本項で元はとれた，ということで，妻にも納得してもらえるはずである．

snap diagnosis のメリット/デメリット

さて，われわれは「診断をするためには，現病歴・既往歴などの詳細な問診を行い，丁寧に身体所見をとり，プロブレムリストを作成し，鑑別診断を挙げ，検査を行うというプロセスを経るべし」と医学部で教わったはずである．しかし，前述の私の息子と妻の診断過程は，これらのプロセスをすっ飛ばし，

▼息子：頬が赤い
➡そういえば，1 週間前に機嫌が悪かった．
➡リンゴ病（伝染性紅斑）
▼妻：関節が赤い
➡ちょっと前に発熱があった．息子がリンゴ病．
➡パルボウイルス B19 感染症

という直観，パターン認識に基づいて診断をしているのである．

このようなパターン認識に基づく診断を「snap diagnosis」というが，こうした診断のメリットとしては，

❶時間の節約：長い問診や身体所見，検査結果を待つ時間などを節約できる．ひいては，早期の治療や周囲への感染予防につながるだろう．
❷医療費の節約：検査費用を減らすことができる．患者さんにも，国にも優しいのである．
❸カッコいい：こうした snap diagnosis は，研修医の尊敬を集めやすい．場合によっては，看護師さんからもモテるかもしれない．

などが挙げられる．特に❸は，私のような中年男子にとっては大変重要な利点と言わざるをえない．

しかし一方で，snap diagnosis にはデメリットもあることに注意が必要である．たとえば，

▼頬が赤い
➡蝶形紅斑？
➡すわ，SLE（全身性エリテマトーデス）か！
➡急いでステロイド投与だッ！

という"診断ミス"である．

この診断ミスは，なぜ起こったのであろうか？ まず，「蝶形紅斑」という所見を正しく言っているのか，という問題がある．蝶形紅斑は「典型的には鼻部にブリッジをつくるのが特徴」[1]であり，頬だけが赤い所見は典型的とはいえない．次に，SLE は 10～40 代の女性に多い疾患である，という疫学的な事実を知っていれば，4 歳男児が SLE を発症することはかなり稀であるということがわかるであろう．また，2015 年の春から夏にかけて伝染性紅斑が流行している，という疫学的な事実を知っていることも，診断には重要である．

つまり，snap diagnosis のためには，❶臨床医の経験，❷教科書的な知識，❸流行状況の把握が必要なのである．したがって，若

い研修医にとってはハードルが高い，といえるだろう．

snap diagnosis の磨き方

では，どのように snap diagnosis のトレーニングを積めばよいのだろうか？

1つは，ひたすら症例を経験することである．やはり"臨床の道"に近道はなく，誠実に一例一例丁寧に診察することが最も大事である．しかし，1人での診療経験には限界があることも，また事実である．そこで，診療経験を共有することをお勧めしたい．たとえば，同じ研修医同士で「こんな症例があったよ」と教え合うことで，診療経験を何倍にも増やすことができる．所見を写真におさめておけば，それを回覧することで視覚的に記憶することができる．また，snap diagnosis のトレーニングとして，多数の書籍が出版されている．これらを読むことで症例を追体験し，診療経験を増やすことができるだろう．オススメは何といっても『みるトレ　感染症』[2]である．もう一度言うが，オススメは何といっても『みるトレ　感染症』である．

感染症の snap diagnosis

感染症における snap diagnosis は，なかなかに難しい．なぜなら，同じような所見を呈する感染症は，世の中にたくさんあるからである．前述の「成人の急性の関節炎」では，パルボウイルス B19 だけでなく，風疹やチクングニア熱，B 型肝炎ウイルスなども鑑別になるだろう．

しかし，流行状況や曝露状況などを組み合わせることによって，snap diagnosis につながるのである．単に発熱患者の結膜充血を見ただけで，レプトスピラ症ということはできないが，ボルネオ島でラフティングしてきた人の目が真っ赤だったら，やはりレプトスピラ症を考えるだろう．同様に，発熱と皮疹で受診した患者を，皮疹だけで風疹と診断することは困難だが，流行状況やワクチン接種歴などを含めると判断は容易である．

このように snap diagnosis のためには「ある症状」や「ある所見」を見た時に，いかにすばやく曝露歴を確認し，現在の流行状況から診断が早期にできるか，にかかっている．そのためには，感染症の知識だけでなく，国内あるいは世界中の流行状況を把握しておく必要がある．

「診断力」は，snap diagnosis による直観的診断 System 1 だけでなく，演繹的アプローチによる System 2 との両輪によって成り立っている．多くの症例は snap diagnosis が困難であり，その場合はあきらめて腰を据えて丁寧な診察を行う気持ちの切り替えも重要であることを，最後に述べておきたい．

（忽那賢志）

文献

1) 上野征夫：リウマチ病診療ビジュアルテキスト 第2版．p172，医学書院，2008．
2) 笠原 敬，忽那賢志，佐田竜一：みるトレ 感染症．医学書院，2015．

One Point Lecture ❷

感染症の演繹的診断

System 1 のセーフティネットとしての System 2

Question & Answer

Q「System 2（分析的思考）」は現場でどう役立つのか？

A System 1（直観的思考）の相補概念であり，System 1 の思考を監視するとともに，System 1 でエラーを起こした時の"セーフティネット"の診断思考として機能する．もちろん，System 2 単独でも用いることができる．

Key Words
2 重プロセスモデル，診断エラー，System 2，分析的思考

本項では，拙著『診断戦略―診断力向上のためのアートとサイエンス』[1)]で紹介した，いわゆる"診断思考"の基礎的 2 軸である「直観的思考」および「分析的思考」に則り，感染症の診断について触れたい．

診断は「2 重プロセスモデル」

Introduction 1（➡ 1 頁）で述べたように，診断のプロセスは「dual processes model（2 重プロセスモデル）」という，2 つのプロセスの柔軟な使い分けが一般的である．この思考プロセスとは次の 2 つであり，国際的に認知されている"診断思考"のデフォルトとなっている．

❶ System 1：経験に裏打ちされた直観に基づく，迅速かつ効率的な直観的思考（intuitive process）

❷ System 2：時間はかかるものの，網羅的・論理的に診断を詰めていく分析的思考（analytical process）

両者のメリット/デメリットについては前述（➡ 3 頁，表 1）を参照のこと．

もちろん，この dual processes model は実践用であり，「診断学」として診断の思考様式を単に学問的に分類するためのものではない．この思考プロセスのモデルを意識して使い分けることで，実践的に緩急・広狭の視野を使い分けたダイナミックな診断推論と，そのスキルアップが可能になることは，現場で実際に意識して行動していれば実感できるのではないかと思う．

2 重プロセスモデルの実際

以下に，**System 1**　**System 2** の実際の活用を解説する．

A 医師がある日の夜間救急外来で診察していた時のことである．

Case 1

患者：78 歳，男性．ADL は車いす．
既往歴：COPD（慢性閉塞性肺疾患）．
主訴：急性の発熱．
現病歴と所見：数日前からの湿性痰の増加に引き続き，昨日からは発熱と悪寒戦慄，食欲低下．バイタルサイン上は，発熱に加えて呼吸数および脈拍数の増加があり，身体所見では，左下肺野に late inspiratory wet crackle を聴取した．

この患者の診断は何だろうか？

A 医師は，COPD をベースとして発症した急性の「市中（細菌性）肺炎」と直観し，喀痰採取および X 線撮影をオー

ダーした．喀痰は良質で，グラム染色では白血球多数，毎視野に多数の莢膜を伴うグラム陽性双球菌を認めた．X線上は，聴診でcrackleが聞こえた部位に一致して，浸潤影を認めた．
治療経過：「急性肺炎球菌性肺炎」としてペニシリンによる治療が開始された．翌朝，患者はまだ熱はあるものの，呼吸苦の訴えや呼吸数・呼吸音を含む呼吸状態は一様に改善傾向にあり，また喀痰グラム染色では，白血球は少数ながらグラム陽性球菌の姿はなかった．翌々日からは食欲も回復し，点滴治療ののち入院7日目で後遺症もなく自宅退院となった．

Case 1でA医師は，診断として「急性細菌性肺炎」を直観した．最初に患者を診察した時，おそらく多くの医師が同じ意見をもったかもしれない．これまでの臨床経験や実際の診療体験に基づいた無意識下のメンタルシミュレーションの後に，急性細菌性肺炎と直観するという"System 1診断"の典型例である．

では，次の症例はどうだろう？

数日後の夜，同じA医師が，同じく救急外来の当直を担当した時のことである．

Case 2

患者：73歳，男性．ADL自立．
既往歴：高血圧，COPD．
主訴：急性の発熱．
現病歴と所見：数日前からの咳・痰の増加に引き続き，昨日からは発熱と悪寒戦慄，食欲低下．バイタルサイン上は，発熱に加えて呼吸数および脈拍数の増加があり，身体所見では，両下肺野背側にpan-inspiratory crackleを聴取した．また，頸静脈が軽度怒張．X線上は，聴診でcrackleが聞こえた部位に一致して浸潤影を認めた．

この患者の診断は何だろうか？

治療経過：A医師は「そういえば，数日前にも同じようなケースに出会ったな」と思いながら，熱もあるし，おそらく，やはりコモンな病気である急性の「市中（細菌性）肺炎」で，両側のひどい肺炎か，または頸静脈が軽度怒張していたこともあり敗血症による高拍出性の心不全の合併もありうるだろう，と考えた．喀痰は採取困難だった．

そこでA医師は，高齢者に多い「レジオネラ肺炎」なども起因菌として考慮し，セフトリアキソンとアジスロマイシンで治療を開始した．患者はそのまま入院管理となったが，その直後，別の救急患者が搬送されてきたため，A医師は救急室に降りることになった．その晩は特に忙しい夜で，そのまま明け方までひっきりなしの救急対応となった．

明け方になって，ようやく救急対応も目処がつき，夜間入院となった肺炎患者の様子はどうだろうかと病棟へ診察に戻ると，患者の呼吸状態が悪化していた．意識は保たれていたが，本人の自覚症状は悪化し，呼吸数は夜間の20回から25～26回/分，SpO_2は酸素2Lからマスク5Lに変わり90％となっていた．発熱は，入院時と変わらず38.2℃．脈拍数は130回/分．血圧は120/46 mmHgとやや低めになっていたが，来院時から開いていた脈圧がさらに広がっているのが気になった．胸部聴診上は，crackleの悪化に加えてwheezeが出現．心音は，心拍の増加がある一方で，wheeze

にかき消されて音が聞こえにくくなっていた．

診察上は，明らかに所見が悪化している．X線や採血の所見を見るまでもなく，臨床状況は悪い．いったい何が起こっているのか？ この後，どのように考えて行動すればよいだろう？

A医師は，自分が行った直観的診断に基づく方針に"エラー"がある可能性が高いと判断し，直観だけに頼らず，改めて現況を分析（ System 2 ）的に考え直した．

分析的思考の実際

症状の中核は急性の発熱と呼吸困難であり，原因不明の急性の発熱の"網"（meshと呼ぶ[2]）として炎症性（感染性，自己免疫性），腫瘍性（特に血液），内分泌（甲状腺異常，副腎不全），薬剤性などを考える．Case 2では，高血圧とCOPDの基礎疾患をもつ高齢男性という以外は，特別な免疫内分泌の異常はなさそうである．入院時採血でも炎症反応以外はこれといった異常はなく，やはり第一にはコモンな感染症を考えた．

一方，急性の呼吸困難としては，心臓か肺，貧血の問題がほとんどである．感染症として肺を考えたが，では心臓は……？ 患者からの病歴では，「しんどい」という訴え以外は特にない．現在までにわかっている陽性所見を改めて挙げてみると，気になるのは診察上の「脈圧の増大」である．過去のカルテ記載を見ても，脈圧はそれほどなかった．

「脈圧をきたす病態が絡んでいるのかもしれない」と思い，心エコーを当ててみた．肺がかぶっていたこともあり，ビームのウィンドウも狭く観察困難ではあったが，大動脈弁の付着物らしき構造物と，重度の大動脈弁逆流を認めた．たまたま朝の回診でタイミングよく病棟を通りかかった同僚の心臓血管外科医にその場でコンサルトし，診察を依頼した．大動脈弁破壊による急性大動脈弁閉鎖不全による心不全を起こした「細菌性心内膜炎」と診断，緊急で大動脈弁置換術を施行することになった．術後，症状は著明に改善，血液培養と弁培養からは黄色ブドウ球菌（メチシリン感受性）が検出された．

System 1でエラーを起こしても

Case 2では，まず System 1 の直観的診断で治療を開始したが，実際は診断エラーを起こしていたため，症状も悪化の経過をたどった．A医師は，そこで思考を停止することなく，System 1 の相補概念でありセーフティネットである System 2 の分析的・網羅的アプローチに切り替えた．

具体的には，患者のある問題から分析的・網羅的に鑑別を挙げることで（たとえば発熱なら，感染性，自己免疫性，腫瘍性……），System 1 の直観的診断ではすぐに想起することのなかった"鑑別の網"（mesh）を広げ，さらに別の問題から早期される鑑別（ここでは呼吸困難）の網を広げながら，鑑別の網と鑑別の網とを重ねて診断を導くというアプローチをとっている（これをmesh layers approach：MLAと呼ぶ[2]，図1）．

この後A医師は，脈圧の変化に気づいて，心音や心臓超音波を調べた．しかし，このアプローチ以外でも，高拍出性心不全のmeshを広げてMLAを展開すれば，同様の診断にたどりついたかもしれない．MLAは，System 2 に分類される診断スキルの1つだが，これ以外にも System 2 にはさまざまな形態の診断方法がある（詳細は文献1参照）．すでに言語化されている，これらの技術を方

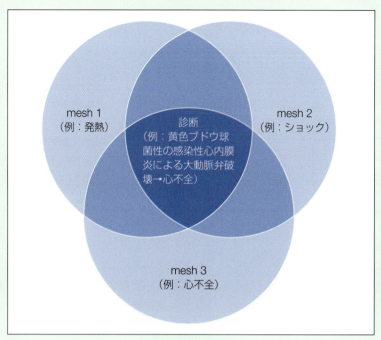

図1 mesh layers approach (MLA)
(志水太郎:診断戦略―診断力向上のためのアートとサイエンス.医学書院,2014,p71.)

法論として知り,意識的に運用するよういつも備えておくことで,仮に最初は診断エラーを起こしても,頭の中が真っ白にならず,自信と余裕をもって次に進むことができるだろう.

以上,実例を通して System 2 による分析的診断の手法を解説した.このような分析的手法は, System 1 による直観的診断の相補概念としてセーフティネットの役割を果たすだけでなく,本 Case のような診断困難症例にも特に有効である.

(志水太郎)

文献

1) 志水太郎:診断戦略――診断力向上のためのアートとサイエンス.医学書院,2014.
2) 同上,p71.

System 2

理詰めで追い詰める感染症

System 2　理詰めで追い詰める感染症 1
ドイツっぽくない麻疹

Question & Answer

Q 成人の風疹の皮疹を解釈する時に留意することは？
A 風疹でも紅斑が癒合しうることを知っておきましょう．癒合している紅斑をみたからといって，麻疹に飛びついてはいけないし，風疹を否定してはいけません．

Keywords
→ 成人風疹
→ 癒合する紅斑
→ 耳介後部・後頭部リンパ節腫脹

Case ▶ 麻疹様の発疹を呈した風疹の一例

■ **患者・臨床所見**：図1は30歳代，日本人男性の体幹腹部の写真で，顔面の発疹が出てから約半日後のもの．数日前から発熱があり，顔面・上肢・体幹の発疹に気づいたので受診した．体温39℃でかなりつらそう．咳嗽がひどい．

■ **最初に診察した研修医**：「発疹は紅斑で紅潮がとても強く，癒合傾向があります．風疹が少し流行しているのは聞いたことがありますが，これは麻疹ではないでしょうか？　さっき小児科の教科書をみたのですが，"風疹は麻疹と違って症状が軽く，皮疹も淡く，熱や全身症状はあっても軽度"というような記載がありました．この患者の皮疹は麻疹にそっくりにみえます．顔も真っ赤で眼も充血しています．咳や熱がひどいのも，風疹よりも麻疹を思わせますが，いかがでしょう？」
　診断は…？

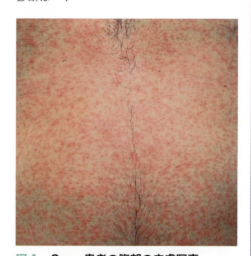

図1　Case 患者の腹部の皮膚写真

風疹の疫学

　風疹（rubella）は，「3日ばしか」や「German measles（ドイツはしか）」との別名があるように，異称とはいえその名付けの段階から，"はしかのmimicker G1"という存在だった．
　風疹の流行季節は，晩冬～春という記載や，春～初夏という記載もあり，国立感染症研究所感染症情報センターのホームページでも「次第に季節性が薄れてきている」と説明されている．

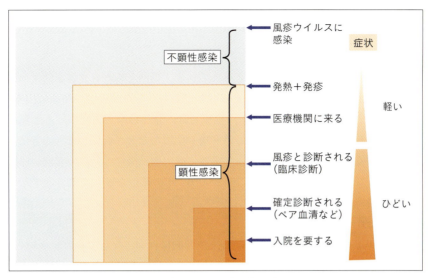

図2 風疹ウイルス感染者を母集団とした「風疹の臨床的スペクトラム」

あえて季節性をいうならば，上記共通部分の「春」ということになるであろう．

罹患年齢は，国や地域ごとに異なる．普通はワクチンの標準化，あるいは政策としてのキャッチアップスケジュールの整備によって封じ込められるのが風疹である．国や地域間で違いがあるのはこの差であり，昨今のわが国での流行は20〜40歳代の男性が中心だったが，これは風疹ウイルス自体の特性ではなく，防御抗体のない人に風疹は発生することによる．

診察の前に

まず図2を参照されたい．われわれは，風疹ウイルス感染者全員を相手にできるわけではない．まず患者が医療機関を受診して初めて患者と対峙できる．患者が医療機関を受診するのは，理由は不均一でも，少なくともその「症状に困っている」からである．医療機関に来て初めて患者となるが，まだこの時点では，医療者にとっては単に「発熱や皮疹を呈して来た患者」との認識に過ぎない．

ここでようやくわれわれの登場である．後述するが，風疹の臨床症状は移り変わりやすい．そのうえ図2で示すような「臨床的スペクトラム（グラデーション）」の構造とも相まって，患者がどのフェーズでやってくるのかが非常に不均一である．これは風疹の臨床を考えるうえでの留意すべき特徴である．

GM note

G1 mimicker

「物まねをする人」という意だが，俳優や芸人などが客をだまして（＝物まねをして）笑わせるというニュアンスが込められている．臨床では，ある症候がいろいろな鑑別疾患を思わせて紛らわしい場合に，候補に挙がる疾患をそう呼ぶ．症例報告のタイトルにもよく出てくる．

聴取すべき病歴

　筆者は発熱と皮疹は非常に相性がよいと思っている．発熱をみたら皮疹を探すべきだし，皮疹をみたら発熱があるかもしれないと考えるべきである．したがって，問診の出発点は「患者の述べる症状」にとらわれないことである．風疹では，発熱のみと決めつけると風疹の初期を見逃すし，皮疹のみと決めつけると単なる蕁麻疹や薬疹などとされてしまうことになる．このことは風疹を見抜く時に非常に重要になってくる．成人の風疹では発熱の有無や体温の高低はあまりあてにならないということを先の2012〜2013年の流行を通して筆者は学んだ．よってまずは皮疹に注目すべきである．

●どこから始まったか

　第1に，皮疹がどこから始まったかを聴く．典型的には顔，なかでも前額部から始まる[1]とされる．患者の感覚からすると，どこから発疹が始まったかはほとんど区別できておらず，顔と体に関しては「一気に」とか「同時に」という表現をすることが多い．問診ではこの点に留意する．麻疹では，この"顔→体幹"への移行がやや遅い[1]経過が認められるが，風疹ではむしろ速い．風疹では，この後に続く"体幹→四肢"へ拡がるテンポも速いため，たとえば「朝起きたら体じゅう発疹だった」という言い方をする場合がある．この病歴を得たら，夜寝る前には実は皮疹があったかもしれない可能性を念頭に置く．

●どのように進展したか

　第2に，どのように進展したかを聴くべきである．順番は，"顔→体幹→四肢(上肢＞下肢)の近位→四肢(上肢＞下肢)の遠位"の順番で進展していく．そして，当科の経験では，顔の皮疹が出現した時を起点とすると，約半日〜1日半で"顔→体幹→四肢(上肢＞下肢)の近位"まで進展することがわかった．風疹と診断された患者らはこの期間内に受診することが多かった．この時期は症状のピークに向かっている最中であり，程度がひどいのでappearance的に最も「麻疹のように」みえるフェーズである．発症約1日〜1日半後の体幹の皮疹は非常にfreshで強い紅斑を呈している印象を受ける(癒合することも多い)．筆者はこれを成人における風疹の特徴だと思っているが，ここで「皮疹が強くて癒合もしているから」という理由のみで風疹を否定しないことが大事である．冒頭のCaseでは，この研修医は非常に質の高いアセスメントをしていたものの，麻疹を思わせる紅斑が成人の風疹でみられうることを知らなかった．

●どのように軽快したか

　第3に，どのように軽快したかを聴ける場合は聴くべきである．顔面の皮疹発症直後に受診した場合にはこれを聴くことはできないが，四肢に発疹が拡がりきった後などに受診した場合には重要な問診事項となる．上記のように，成人の風疹では，症状は強いが麻疹ほど遷延するわけではない．したがって，体幹全体が紅潮するくらいまで経って，四肢へもしっかりと拡がってきた段階を過ぎると，顔面や首など最初に現れた領域の皮疹はもう改善し始めてくる．つまり，出た順に改善する．受診したタイミングによっては顔面にはもう皮疹がみられないこともあるのである．このように，紅斑のturnoverが速いという特徴を知っていると，病歴をとる際に経過を動的に把握できる．受診した時点の現症のみで静止画のようにとらえようとすると，うまく見抜くことができない．

とるべき身体所見

　重視すべき身体診察は，頸部リンパ節の触診である．口腔内の観察はウイルス感染症一般で重要であるが，風疹では「口腔内の所見のみ」で勝負できるほど特異度の高い所見はない．観察する目的は，麻疹でやや特異的とされる Koplik 斑の有無をみることくらいかもしれない．Forchheimer 斑は，軟口蓋にみられる petechiae（点状出血）のことであり[2]，実際，Mandell の感染症学書にも風疹のセクションの臨床症候のところに記載がある[3]が，溶連菌性咽頭炎[4]やアデノウイルス感染症 G2 などにもみられうる所見であり，特異性が高いとはいえないと筆者は考えている．

　頸部リンパ節腫脹は，風疹において比較的初期から高頻度にみられる．特徴的なのは，その部位である．筆者らの症例集計から，耳介の周囲や後頭部といった，通常のウイルス感染症の時にはあまり腫脹がみられない領域のリンパ節にも腫脹がみられうることが見出された（表1）．以上の特徴は加藤ら[5]の報告とも共通する．

　診察の実際であるが，後頸部の触診は，伝染性単核球症をはじめとするウイルス感染症の診療でもなじみのある診察であると思う．風疹の頸部リンパ節腫脹は大きいという印象があまりなく，後頸部領域だと深度や皮下脂肪量によっては，軽く触ったのではわからないことがある．そこにあるはずだという一種の気概が必要で，第 2〜4 指の腹を使って「強く圧しながら撫でる」ような感覚で触診する．耳介・後頭部の領域のリンパ節は，比較的表層であるせいかわかりやすい．後頭部はやや下方（後頭下部：sub-occipital という言い方が正確）で，毛髪がある領域であり，これらをかき分け触診することになる．事前に「後頭部で痛いとか違和感のあるところはないか」とたずねてから，その陽性部分を狙うとよい．風疹における腫脹リンパ節は，ややコリコリとして比較的硬く，そしてあまり大きくないという特徴がある．

成人・小児および麻疹・風疹の関係性（表2）

　風疹の鑑別疾患のうち麻疹は別格で，風疹という「疾患」がまだ認識されていなかった時代，風疹は麻疹や猩紅熱の一種とされていた．1814 年，ドイツからの報告によって麻疹とは別個の独立した疾患として理解された．現在では，ウイルス学と免疫学の発展によって両者ともはっきりと区別されて理解されているが，このような歴史上の"因縁"があるのが麻疹と風疹である．

　2012〜2013 年に流行したのは成人であり，「3 日ばしか」という風疹の有名な別称から想像されるような軽度（淡い紅斑，熱も軽く，すぐ治る）な症状とは大きく異なった．洗練された比較研究やエビデンスはないが，表1にあるように，小児よりも高熱の頻度は高い印象であり，

GM note

G2 アデノウイルス感染症
　内科医にとっては咽頭結膜熱のイメージが強いが，血清型によっては気道炎（鼻炎・咽頭炎）や胃腸炎を呈するウイルス感染症で，かぜ症候群をきたす代表的な病原体といってよい．小児で扁桃炎の場合は，溶連菌性と咽頭所見が酷似する．

表1 当施設(当科とDCC*)における成人風疹54例における症状とその頻度のまとめ

症状と所見	n/全数(%)
皮疹	54/54(100)
眼の発赤	47/49(96)
リンパ節腫脹	48/54(89)
後頸部	33/48(69)
耳介前部・後部	25/48(52)
後頭部	16/48(33)
高熱(>37.9℃)	32/53(60)
皮疹の持続期間	
確認未遂	17/54(33)
≦3日	1/37(3)
>3日	35/37(95)
>6日	17/37(50)

*DCC : Disease Control and Prevention Center：国際感染症センター

表2 成人・小児および麻疹・風疹の関係性

	麻疹	風疹
成人	severeで，長引く	小児よりsevere
小児	成人よりmild	mildで，すぐ改善

セルの塗りつぶし色が濃いほど症状が重く，有症期間も長いことを意味している．

また皮疹の経過を追うことができた37症例では，「3日以内」で皮疹が消退したのはわずか1例であった．これらから窺えるのは，「風疹では，小児より成人のほうがひどい」ということである．直接関係ないが，「麻疹で小児より成人のほうがひどい」[6]ことは確立された教科書的事実であり，この点，風疹でもそれが当てはまりそうだということはいえる．教科書では，風疹では小児では成人に比べmild[3]だという記載はあるが，具体的な内容(たとえば紅斑が癒合しうることなど)にまで及んだ記述は論文レベルでも見当たらない．

以上，すべてまとめると，「風疹は小児より成人のほうが重いが，麻疹と比べれば軽い」ということになる．表2はそれを示したつもりである．

2012～2013年の"未曾有"の流行では，風疹のゲシュタルト崩壊が起こった．麻疹かのようにみえる成人の風疹例が多くいたのである．そしてその臨床像は「成人風疹≠小児風疹＝ドイツ麻疹」という関係式で表され，つまり「ドイツっぽくない麻疹」が流行したのであった．

Clinical Pearl
➡成人で麻疹様の皮疹・後頸部リンパ節腫脹・「赤い眼」をみたら風疹を考える．
➡成人風疹は症状が重く，「小児科医の風疹の経験」が役に立たないことがある．

(國松淳和)

文献

1) Wolff K, et al : Fitzpatrick's color atlas & synopsis of clinical dermatology, 5th ed. pp784-789, McGraw-Hill, 2005.
＜フィッツパトリックの皮膚科学のアトラス．他書にはない記述が多く，サイズもコンパクトで一般臨床医向き．日本語版もあり＞

2) Kutsuna S, et al : Rubella rash. N Engl J Med 369 : 558, 2013.
   ＜本書編者の1人，忽那賢志先生の偉大な功績＞
3) Gershon AA : Rubella Virus (German Measles). In Mandell G, et al (ed) : Mandell, Douglas, and Bennett's principles and practice of infectious diseases, 7th ed. p2128, Churchill Livingstone, Philadelphia, 2009.
   ＜言わずと知れた感染症のバイブル＞
4) 児玉和彦：臓器別アプローチ―口，咽頭．笠井正志，他（編）：HAPPY！ こどものみかた．p213, 日本医事新報社，2014.
   ＜研修医・若手小児科医向けだが他科の医師にも有用．「夜にどうする？」「昼の症候学」など独特の切り口で，間違いなく必読の良書＞
5) 加藤博史，他：成人における風疹の臨床像についての検討．感染症誌 87：603-607, 2013.
   ＜2012〜2013年流行した風疹の臨床像についてまとめられた論文＞
6) Gershon AA : Measles Virus (Rubeola). In Mandell G, et al (ed) : Mandell, Douglas, and Bennett's principles and practice of infectious diseases, 7th ed. p2233, Churchill Livingstone, Philadelphia, 2009.
   ＜言わずと知れた感染症のバイブル．風疹のセクションと同じ著者＞

System 2 理詰めで追い詰める感染症 2

圧迫骨折＋認知症＋誤嚥性肺炎＝？？？

Question & Answer

Q 「粟粒結核」における特異的な病歴・身体所見はありますか？
A 単一の特異的病歴・身体所見はなく，コモンなものの組み合わせから想起しなければなりません．

Keywords
→脊椎圧迫骨折
→認知症
→結核
→結核性脊椎炎
→結核性髄膜炎
→粟粒結核

Case ▶ 圧迫骨折・認知症・誤嚥性肺炎と診断された粟粒結核の一例

- **患者**：86歳，女性．ADLほぼ自立．
- **既往歴**：高血圧，脂質異常症．
- **アレルギー**：アレルギー性疾患なし．食物・薬剤ともになし．
- **服薬歴**：L-カルボシステイン，アンブロキソール，クラリスロマイシン，アムロジピン，バルサルタン，アトルバスタチン．
- **社会歴**：喫煙歴・飲酒歴ともになし．職業は農婦．
- **現病歴・治療経過**：X－5月，農作業中に腰痛を自覚するようになる．X－4月，近医の整形外科を受診，単純X線にてTh10とL4の「圧迫骨折」と診断され，対症療法および骨粗鬆症の薬物治療を開始した．

X－3月，活動性の低下を認め，日常的に行っていた農作業ができなくなった．家族は，圧迫骨折によるものと考えていた．しかしX－2月，次第にコミュニケーション不良を認めるようになり，食事量も低下．日中の臥床傾向，失禁も認めるようになった．かかりつけの内科にて，臨床的に「認知症」と診断，ドネペジル内服開始となる．

X－3週，嚥下障害，発熱および喀痰量増加を認め，近医の小規模総合病院内科に「誤嚥性肺炎」として入院，レボフロキサシンの投与を開始した．X－2週，改善を認めないため，メロペネムに抗菌薬を変更．喀痰抗酸菌塗抹は陰性．X－1日，状態改善を認めず，胸部CTを撮像する．両側の粒状影を認めたため，粟粒結核が疑われた．

X日，陰圧個室のある総合病院呼吸器内科に転院．髄液穿刺にてADA（アデノシンデアミナーゼ）40 U/lを認め，頭部CTにて散在性の頭蓋内腫瘤性病変を指摘．骨髄穿刺にて抗酸菌塗抹陽性．この時点で「粟粒結核」として抗結核薬治療を開始した．X＋1日，喀痰より抗酸菌塗抹陽性，ガフキー3号．X＋7日，骨髄液結核菌PCR陽性となり，「粟粒結核」と確定診断．結核治療専門病院へ転院となった．

- **診断**：粟粒結核（肺結核，結核性髄膜炎，結核性脊椎炎）

わが国における疫学

2015年度における「結核」の新規登録者数を見ると，総数18,280人，肺結核14,581人，粟粒結核631人，結核性髄膜炎166人，脊椎結核192人[1]と決して少なくない（重複あり）．

一方，新規登録結核患者全体に占める70歳以上の患者の割合は，2014年に58％に達しており[1]，他の結核流行国に比べ「高齢」の患者が多いのが特徴である．

結核予防会結核研究所疫学情報センターが詳細な情報を提供しているので，参考にされたい．

聴取すべき病歴

◆結核の既往歴・治療歴・曝露歴

最も重要なのは，結核の既往歴および治療歴である．多剤併用が一般的でなかった時代の治療については「結核菌の排除に至っていない」と判断するため，治療内容について詳細な情報が必要になる．また，「肋膜炎」や「肺浸潤」といった病名が使われていた時代もあり，高齢者は個別に確認する必要がある．

結核曝露歴も重要であり，家族ほか結核治療者との同居経験，不特定多数との集団生活（学生や仕事での寮生活や戦時中の疎開生活など）を確認する必要もある．

◆症候，抗菌薬使用歴，リスク因子

その他に確認すべき事項は，微熱，全身倦怠感，寝汗，体重減少など全身性疾患を思わせるような症状，および咳嗽，喀痰など呼吸器症状であり，特に1カ月以上の長期になる場合は注意が必要である．上記症候よりは比較的稀であるが，意識障害，頭痛，嘔吐，リンパ節腫脹，下痢など多彩な症状も認められる．

抗菌薬使用歴として，フルオロキノロン系薬剤による抗酸菌培養の陰性化が有名であるが，抗菌薬の種類にかかわらず肺結核の48％が抗菌薬投与にて改善したという報告[2]もあり，抗菌薬治療による肺炎の改善は結核の否定にはならないことに注意したい．

HIV感染，珪肺，慢性腎不全による血液透析，生物学的製剤やステロイドなど免疫抑制薬の使用，コントロール不良の糖尿病など，免疫抑制状態は結核感染のリスクとなる．

とるべき身体所見

粟粒結核の身体所見としては，リンパ節腫脹，肝腫大，脾腫など血流感染を示唆するような所見が挙げられる．ただし，粟粒結核の合併症として，肺，リンパ節，骨関節，消化管，中枢神経，尿路生殖器など非常に多彩な病変がある．

表1[3]に，「粟粒結核」の病歴および身体所見の感度をまとめた．

表1 粟粒結核の病歴・身体所見

症状・身体所見	感度（%）
発熱	91
咳	53
寝汗	50
体重減少	47
痰	25
リンパ節腫脹	22
食欲低下	16
意識障害	16
胸痛	13
肝腫大	13
頭痛	13
嘔吐	13
血痰	6
脾腫	6
腹痛	6
下痢	6
呼吸困難	3
項部硬直	3

〔Alsoub H, et al：Miliary tuberculosis in Qatar；a review of 32 adult cases. Ann Saudi Med 21(1-2)：16-20, 2001. より改変〕

表2 可逆性かもしれない認知症

脳外科的疾患	正常圧水頭症，脳腫瘍，慢性硬膜下血腫
頭蓋内感染症	神経梅毒，亜急性髄膜炎（結核，クリプトコッカス症）
免疫疾患	全身性エリテマトーデス，神経 Behçet's，脳血管炎，神経サルコイドーシス，橋本脳症，傍腫瘍症候群
精神疾患	うつ病
全身疾患	代謝性疾患（電解質異常，肝性昏睡，ビタミンB群欠乏症），内分泌疾患（甲状腺機能低下症），薬剤（アルコール，中枢神経作動薬や抗コリン薬）

（上田剛士：ジェネラリストのための内科診断リファレンス—エビデンスに基づく究極の診断学をめざして．p576, 医学書院, 2014. より改変）

コモンな疾患のなかに隠れた結核を見つける

本 Case では，特に圧迫骨折や認知症症状，肺炎として治療された呼吸器症状のそれぞれのみから結核を疑い精査を開始するのは，きわめて困難である．また，単純写真のみで本症を診断することも困難であると思われる．

◆System 2 診断のチャンス

しかしながら，認知症に対するドネペジル投与の前に，頭部 CT などの検査による，いわゆる treatable dementia (表2)[4] の除外を行っていれば，最終的に認められた頭蓋内の結核性病変をより早期に見つけることができたかもしれない．

また，レボフロキサシンほか抗菌薬の投与により粟粒結核の画像所見がマスクされ，前医での診断を困難にさせた可能性もある．さらに，粟粒結核診断後，改めて家族から 病歴 を聴取したところ，30年以上前に息子に結核の治療歴があることが判明した．初診の段階では重要と思われなかった 病歴 が，症状がそろってくるにつれて思わぬピースになることがある．コモンな疾患の治療抵抗例をみた時には，ぜひ「結核」を疑って 病歴 の再聴取を行ってほしい．

◆慢性の発熱患者をみたら結核を必ず除外する

多くの良書でも触れられているが，慢性の発熱患者の鑑別として結核は非常に大きな割合を

占めている．日本からの報告では不明熱患者の7～10％が結核であった[5, 6]．一方表1からもわかるとおり，結核の病歴・身体所見で最も感度が高いのは発熱である．発熱がないからといって否定はできないが，慢性の経過をたどる発熱患者では結核を必ず除外したい．ただし，本ケースのように，発熱を認めるまでに発症から長時間の経過を要する場合もあるので，発熱がないからといって結核を否定してはならない．

◆衰弱していく高齢者をみたら結核を考える

高齢者の粟粒結核については，臓器特異的な症状が出ないことも稀ではなく，老衰の過程ともとれるような衰弱のみを示す場合がある[7]．今回のケースでの認知症症状はADLの低下を顕著に認めており，この観点からも想起が可能であった．衰弱を認める高齢患者については一度結核がないか十分に考える必要がある．

最後に，結核は「後医は名医」となりやすい疾患である．結核を治療できる病院で他院から紹介患者が送られてくるような病院とプライマリケアのセッティングでは，その事前確率が異なり，また行える検査も限られることより，診断も後者のほうが明らかに困難である．後医として新たに結核を診断したとしても，前医に対する敬意を忘れてはならない．

Clinical Pearl

➡結核に特異的な病歴，身体所見はない．

➡経過の長い発熱患者をみたら，結核を必ず除外する．

➡衰弱が進行する患者では一度は結核を考える．

（金澤剛志・山口征啓）

文献

1) 結核予防会 結核研究所 疫学情報センター：結核の統計．http://www.jata.or.jp/rit/ekigaku/（2018.2.28 現在）
2) van der Heijden YF, et al：Fluoroquinolone exposure prior to tuberculosis diagnosis is associated with an increased risk of death. Int J Tuberc Lung Dis 16：1162-1167, 2012.
3) Alsoub H, et al：Miliary tuberculosis in Qatar；a review of 32 adult cases. Ann Saudi Med 21（1-2）：16-20, 2001.
4) 上田剛士：ジェネラリストのための内科診断リファレンス―エビデンスに基づく究極の診断学をめざして．p576, 医学書院，2014.
5) Iikuni Y, et al：Current fever of unknown origin 1982-1992. Intern Med 33：67-73, 1994.
6) Shoji S, et al：Fever of unknown origin：a review of 80 patients from the Shin'etsu area of Japan from 1986-1992. Intern Med 33：74-76, 1994.
7) Proudfoot AT, et al：Miliary tuberculosis in adults. Br Med J：273-276, 1969.

System 2 / 理詰めで追い詰める感染症 ❸

高い代償

Question & Answer
Q 腹膜に炎症が及んでいる時は，どのような症状・身体所見になりますか？
A 波がない持続的な痛みで，振動で響きます．咳をさせたり，腹壁を軽く揺らしたりすること(tap)によって痛みが生じます．

Keywords
- 内臓痛
- 体性痛
- Carnett 徴候
- 腸腰筋徴候
- 閉鎖筋徴候

Case ▶ 若い女性の腹痛

- **患者**：34歳，女性．生来健康．
- **主訴**：右腹部痛．
- **現病歴**：来院5日前，心窩部に違和感があった．3日前，右腹部の痛みが出現した．2日前から，微熱(37.5℃)と食欲低下があり，普段の半分くらいの摂取量であるという．昨日から，歩くと腹部に響くようになった．腹痛のため眠れなかったため，土曜日の昼に救急室を受診した．
- 最終月経は来院16日前から10日間．月経は28日周期．既婚で3経妊3経産．妊娠の可能性は「100％ないと思う」とのことである．腹痛発症直前の性交はない．
- **既往歴**：月経前後の不正性器出血のため，当院産婦人科に通院中．
- **薬剤歴**：なし．
- **アレルギー**：なし．

研修医が，こんな症例をカンファレンスで提示してくれた．どんな疾患を想起すればよいだろうか？ 効率よく理論的に鑑別診断を絞り込む方法を考えていきたい．

追加すべき問診と身体所見

若い女性の腹痛である．まず「初めての腹痛であるか」を聞きたい．以前にも同様の痛みがあれば，その時の診断が何であったのか気になる．同じような腹痛なら，診断は同じだろう．

◆痛みの「性状」を把握する

さらに，「右腹部のどの部位の腹痛か」「痛みの移動があるか」を聞きたい．「急性腹症」では，年齢によって疾患頻度が異なる．50歳以下なら「虫垂炎」，50歳以上ならば「腸閉塞」「胆嚢炎」「虫垂炎」を第一に考える．

次に，「間欠痛(波のある痛み)なのかどうか」を確認したい(表1)．間欠痛なら「内臓痛」を意

表1　内臓痛と体性痛

分類	部位	局在	振動で増悪	診察所見
内臓痛（管の痛み）	消化管，尿管，卵管	−	−	鈍い痛み，深い触診で圧痛
体性痛（膜の痛み）	腹膜，胸膜	＋	＋	鋭い痛み，浅い触診で圧痛

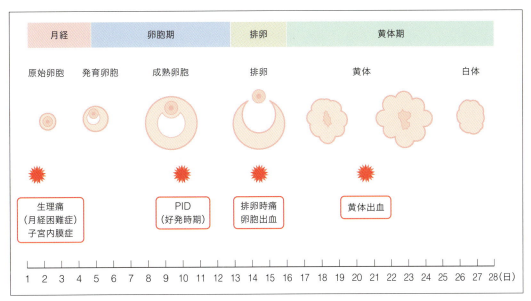

図1　月経周期と腹痛原因疾患
（馬場尚志：事例で学ぶ感染症診断ストラテジー──根拠から理解する適切な診断へのアプローチ法．p134，文光堂，2010．を参考に作成）

味し，管（消化管，尿管，卵管）の痛みである．持続痛であれば「体性痛」を意味し，膜（腹膜，胸膜）の痛みである．振動で響く腹痛なら，腹膜にも炎症が及んでいると判断できる．

◆「虫垂炎」の除外

　虫垂炎は，診断が遅れると致死的になることもあるので，見逃したくない疾患である．しかし，初診時に1/3は見落とすともいわれる．
　急性虫垂炎の典型的な症状経過は，次のとおりである．しかし，非典型例もたくさんある．
❶ 心窩部または臍周囲の痛み（間欠痛）
❷ 嘔気・嘔吐または食欲低下
❸ 右下腹部へ痛みが移動（持続痛）
❹ 振動で右下腹部が響く
❺ 発熱

◆腹痛を訴える「女性」への問診

　妊娠可能な年齢の女性には，「妊娠の可能性」について質問したい．
　月経周期と腹痛の関係が重要である[1]（図1）．月経中ならば，「月経困難症」か「子宮内膜症」

が疑われる．

「卵巣出血」には卵胞出血と黄体出血があるが，多くは黄体出血である．それぞれ，排卵期（月経周期14日目前後）と黄体期（月経周期15〜28日目）に起こる．外力が誘因となることが多いので，「前日に性行為があったかどうか」は確かめたい．S状結腸がクッションになり，左卵巣では黄体の破裂が起こりにくいため，ほとんどの卵巣出血は右側に起こる．

「骨盤内炎症性疾患(pelvic inflammatory disease：PID)」は，月経周期の2週目(8〜14日目)に起こることが多い[2]．「複数のパートナー」「月経中の性交渉」「PIDの既往」はリスク因子となる．「帯下変化」を伴うことが多いので，帯下の色と量，臭いがするかどうかを質問したい．

> **Case** （つづき）
>
> ■ 追加の問診：このような痛みは「初めて」で，腹痛は右下腹部から右側腹部の広い範囲で「自発痛」がある．食事とは関係ない「鈍い感じ」の痛みで，「持続的」であるという．最終月経日から計算すると，腹痛が生じたのは月経周期13日目である．
>
> ■ 身体所見：バイタルサインは体温37.4℃，血圧103/57 mmHg，心拍数98回/分，呼吸数18回/分．意識は清明であった．右腹部を押さえて，やや顔をしかめているが苦悶様というほどではない．
>
> 眼瞼結膜蒼白なし，眼球結膜黄染なし．心音は整で雑音なし，呼吸音は清であった．
>
> 右下腹部に筋性防御あり．右下腹部から側腹部にかけて圧痛あり（範囲は限局しておらず，手拳大以上の広範な領域），tapping painあり．咳テスト陽性，腸腰筋徴候(psoas sign)は右で陽性，閉鎖筋徴候(obturator sign)も右で陽性であった．CVA(肋骨脊柱角)叩打痛なし．直腸診は施行せず．

圧痛の範囲は，通常の虫垂炎や憩室炎で経験するより広い範囲である．tapping painや咳テストが陽性であることから，腹膜刺激徴候があり腹膜に炎症が及んでいることを推定させる．

直腸診は施行したほうがよかったと思われる．「PID」ならば，子宮頸部を動かした時に疼痛が生じる(cervical motion pain)．「虫垂炎」ならば，右骨盤内腹膜に圧痛があることが多い．

腹部診察のポイント

◇痛みの「層」を把握する

腹部診察では，「痛みの原因となっている層」を明らかにすることが大切である．

- 皮膚に病変を生じる「帯状疱疹」では，ピリピリする皮疹が特徴的である．ただし，数日後に皮疹が出現することもある．
- 筋骨格/前皮神経では体動時に痛みがひどくなり，Carnett徴候(図2)が陽性となる．Carnett徴候が陽性となる疾患に「前皮神経絞扼症候群(anterior cutaneous nerve entrapment syndrome：ACNES)」[3]がある．ピンポイントの疼痛部位があり，疼痛部位の触覚／温痛覚が低下していることがある．注意して診療していると，ACNESは決して珍しい病気ではないことがわかる．
- 腹膜に炎症が及べば，筋性防御やtapping painが陽性となる．腹を緊張させるために足を伸ばして診察する．
- 内臓に問題があれば，交感神経の緊張から嘔気・嘔吐，冷汗，徐脈を引き起こすことがある．

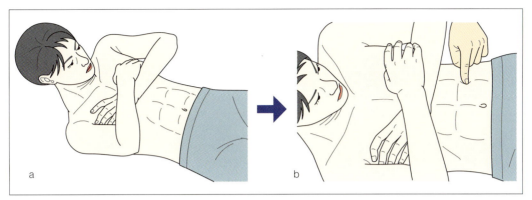

図2 Carnett 徴候
a：両手を胸の前で組み，臍を見るように頭部を前屈させ腹筋を緊張させる．
b：この状態で「疼痛部位」を押し，痛みの軽減がなければ陽性．
(Waldman SD：Atlas of Uncommon Pain Syndromes, 3rd ed. p203, Saunders, Philadelphia, 2013. を参考に作成)

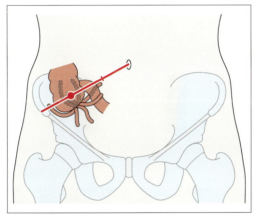

図3 McBurney 点
臍と右上前腸骨棘とを結ぶ線を 3 等分した外側 1/3 の点．

- 後腹膜臓器では，背部痛を伴うことがある．

痛みの「位置」を把握する

　救急診療では，「虫垂炎」の診断が重要となることが多いので，虫垂炎に対する基本的診察は理解しておきたい．身体診察で，虫垂炎の位置を明らかにすることが重要である．虫垂炎ならば，指 1 本の範囲(棒状)で圧痛部位がある．

　次の診察法は，虫垂炎(または他の炎症病変)がどの部位に位置するのかを考えるうえで非常に重要である．

❶ McBurney 点(図3)

　臍と右上前腸骨棘とを結ぶ線を 3 等分した外側 1/3 の点の圧痛(尤度比 3.4)．

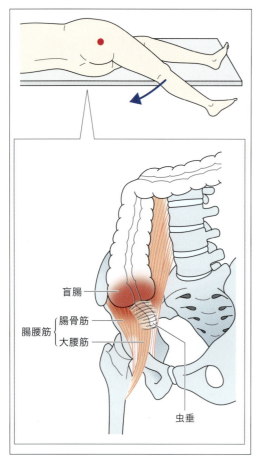

図4　腸腰筋徴候
右大腿の伸展で右下腹部痛→腸腰筋付近の炎症.

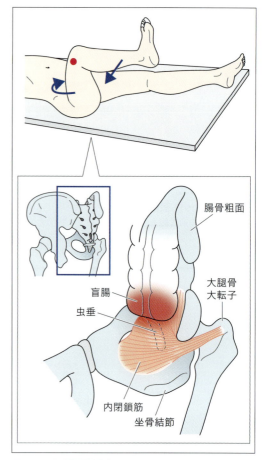

図5　閉鎖筋徴候（obturator sign）
右股関節を内転して疼痛→内閉鎖筋付近の炎症.

❷ **Rovsing 徴候**
　　左下腹部を押すと右下腹部の痛みが増強（尤度比 2.3）
❸ **腸腰筋徴候**（図4）
　　右大腿の伸展で右下腹部痛（尤度比 2.0）→腸腰筋付近の炎症.
❹ **閉鎖筋徴候（obturator sign）**（図5）
　　右関節を内転すると疼痛→内閉鎖筋付近の炎症.

表2　虫垂炎と憩室炎の違い

	虫垂炎	憩室炎
年齢	全年齢	成人
性差	なし	若年では男性に多い
経過	半日〜1日	数日
自発痛	強い(顔をしかめる)	弱い
食欲	ない (嘔気・嘔吐あり)	あり
痛みの移動	あり	なし
圧痛範囲	棒状(指1本)	円形(子どもの握りこぶし)

(窪田忠夫：ブラッシュアップ急性腹症, p194, 中外医学社, 2014. を改変)

あぶり出された疾患と秘密

Case （つづき）

- **血液検査**：WBC 9,030/μL (Neut 82%), Hb 12.5g/dL, Plt 24.2×10^4/μL, AST 17 IU/L, ALT 15 IU/L, Na 140 mEq/L, K 3.8 mEq/L, Cl 105 mEq/L, BUN 8.5 mg/dL, Cr 0.64 mg/L, CRP 9.05 mg/dL.
- **尿検査**：hCG(−).
- **腹部単純CT**：胆石なし．胆嚢腫大なし．虫垂の腫脹あり．糞石なし．腹水なし．
- **入院後経過❶**：「虫垂炎」の疑いで外科入院となり，抗菌薬(セフメタゾール 1.0g×8時間ごと)が開始された．

　診断が難しい急性腹症では，時間をおいて繰り返し症状の変化と身体所見をとり直すことが重要である．入院2日目の外科医による診察では，腹部は平坦・軟で，下腹部に圧痛はなかった．McBurney点に圧痛はなく，腸腰筋徴候と閉鎖筋徴候は陰性であった．右上腹部に圧痛があり，Murphy徴候が陽性．右季肋部に叩打痛を認めた．

　虫垂炎の所見と合わない点が多く，入院3日目(月曜日)に「PID」を疑い婦人科へコンサルトすることとなった．

◆ "アッペもどき"の鑑別

　ここでは，"アッペもどき"の疾患を想起することが重要である．代表的な疾患には，次のものがある．

❶カンピロバクター(エルシニア，サルモネラ)感染症

　回腸末端炎を起こす．

❷憩室炎(表2)[4]

　ここで System 2 (分析的思考)を用いて虫垂炎と矛盾する点を考えてみよう．

- 長すぎる経過(虫垂炎では通常3日経過すると重症となる)
- 消化器症状をほとんど伴わない腹痛
- 痛みの移動も心窩部→右下腹部というより，下腹部正中→右季肋部という印象
- CT画像で虫垂はMcBurney点のほぼ直下にあり，その部位の圧痛が乏しいのもおかしい

本Caseでは，入院3日目に「PID」を疑い婦人科へコンサルトすることになった．PIDでは，虫垂周囲炎も起こることが知られている[5]．

> **Case**（婦人科診察）
>
> 婦人科医による診察で，次のことが明らかになった．
> - **性交渉歴**：6カ月前に，夫以外の男性と性交渉があった．避妊はしていなかった．その性交渉後から帯下が増えたという．
> - **身体所見**：子宮腟部にびらんあり．子宮頸部を動かしても痛みはなかった．
> - **検査所見**：クラミジア検査(EIA)陽性．
> - **最終診断**：「PID」および「Fitz-Hugh-Curtis症候群(肝周囲炎)」．抗菌薬治療により症状は軽快した(PIDの標準治療は，セフメタゾール2g×8時間ごと＋ミノサイクリン100 mg×12時間ごと，治療期間は2週間)[6]．

◨ 後日談

患者から「旦那にバレるとまずいので，婦人科ではなく外科のままで入院をお願いします」と依頼があった．保険金・給付金支払いの要求もあったが，主治医は「書類には本当の病名を書かなければならない．金をとるか家庭をとるか選べ」と言ったという噂である．

> **Charisma's Pearl**
> ➡ 痛みの「性状」，「層」と「部位」を問診と身体診察を駆使して把握しよう！
> ➡ 「虫垂炎」を見落とすな！ 「虫垂炎もどき」を見極めろ！ そのためには「攻める問診」「攻める身体診察」！
> ➡ 女性の腹痛は，月経周期を考慮して，鑑別診断を絞り込む．

（山中克郎）

📖 文献

1) 馬場尚志：事例で学ぶ感染症診断ストラテジー—根拠から理解する適切な診断へのアプローチ法．p134，文光堂，2010．
2) 酒見英太(監)，上田剛士(著)：ジェネラリストのための内科診断リファレンス—エビデンスに基づく究極の診断学をめざして．pp693-698，医学書院，2014．
3) Waldman SD : Atlas of Uncommon Pain Syndromes, 3rd ed. pp202-204, Saunders, Philadelphia, 2013.
4) 窪田忠夫：ブラッシュアップ急性腹症．p194，中外医学社，2014．
5) Fauci A, et al : Harrison's Principles of Internal Medicine, 19th ed. pp876-879, McGraw-Hill Professional, New York, 2015.
6) 岡秀昭：感染症プラチナマニュアル2016．p195，メディカル・サイエンス・インターナショナル，2016．

System 2 / 理詰めで追い詰める感染症 4

感染性胃腸炎＝「"除外×2"，のち"落とし穴×3"，ところにより一時 市中腸炎」

Question & Answer
Q 細菌性腸炎の診断の極意は何ですか？
A まずは下痢を起こす他の重篤な疾患を除外したうえで，海外渡航歴，抗菌薬使用，生肉・生卵摂取など細菌性腸炎を起こしうる特別な病歴を詰めていきます．

Keywords
➡ 感染性胃腸炎の鑑別
➡ 細菌性腸炎の症状
➡ 血便

Case ▶ 腸炎症状の後に血尿，意識障害をきたした一例

- **患者**：60歳代，女性．
- **既往歴**：乳癌で化学療法中．
- **現病歴**：7日前から1日3～4回の下痢と腹痛が出現したため，3日前に救急外来を受診した．下痢にはやや血が混ざっていたとのこと．採血検査などで炎症反応が低値ということで整腸薬を処方され帰宅となったが，それ以降，血便傾向がさらに強くなって1日前からほぼ血液便と化し，意識障害も出現してきたため救急搬送された．採血にてHb 8.2 g/dLの貧血と，BUN 60 mg/dL，Cre 3.4 mg/dLと急な腎不全も出現し，血尿も認められた．溶血性尿毒素症症候群を疑い便検査をしたところverotoxin産生が確認され，最終的に腸管出血性大腸菌O-157と同定された．

　感染性胃腸炎は冬に頻度が高く，多くの場合，軽症のウイルス性腸炎であるため，下痢を呈する患者を診療する時には安易に「感染性胃腸炎＝軽症」と判断しがちである．しかし，誤診する場合のバイアス[1]として日々危険だと実感するのは，「下痢をしていたら，おそらく腸炎で間違いない」と考える representativeness，「感染性腸炎なら，すぐよくなるだろう」と考え，重篤な原因微生物の感染症を見逃す premature closure である．

　感染性腸炎の診断過程については，まさしくタイトルのとおり「"除外×2"，のち"落とし穴×3"，ところにより一時 市中腸炎」と考えている．その内容について説明するとともに，感染性腸炎の原因微生物別頻度，重篤になりやすい細菌性腸炎の頻発症状などについて，疫学的データを踏まえながら述べる．

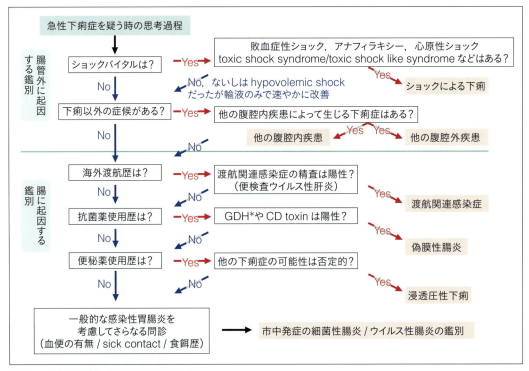

図1 急性下痢症診療のアルゴリズム
＊GDH：glutaminate dehydrogenase（グルタミン酸脱水素酵素）

「"除外×2",のち"落とし穴×3",ところにより一時 市中腸炎」と,聴取すべき病歴

◆"除外×2"

　何より大事なこととして,「下痢症状」≠「腸管感染」という思考をもつことである.重篤な腸管外病変から鑑別を挙げ,除外を尽くす.急性下痢症を診療する際の思考過程を図1に示す.

❶ショックに伴う下痢の除外

　心原性ショック,敗血症性ショック,アナフィラキシーなど急激に起こるショックバイタルは,腸管蠕動運動低下による腸液下痢を起こしやすい.そのため,病歴よりも前に「バイタルサインは保たれているか」を確認しておく必要がある.特に黄色ブドウ球菌による toxic shock syndrome では下痢の頻度が非常に高く,診断基準にも含まれている[2].また,A群β溶連菌による toxic shock like syndrome では20%程度[3]に下痢症状が出る.

❷腹腔外疾患および腸炎以外の腹腔内疾患によって生じる下痢症の除外[4]

　腹腔外疾患：甲状腺機能亢進症や副腎不全などのホルモン疾患は下痢を起こしやすい.また,レジオネラ症は全身症状の一環として下痢を起こす[5].

　腹腔内疾患：特に腹痛を伴う場合は虫垂炎,憩室炎,虚血性腸炎,大腸癌による閉塞性腸炎などの腸管病変とともに,アルコールに伴う下痢[6]も鑑別として重要である.

◆ "落とし穴×3"

まず腸管外病変を鑑別・除外したうえで，腸管感染症のなかでも"落とし穴(pitfall)"として以下の3つの問診項目を追加する必要がある．

❶ 海外渡航歴…いつまでの渡航歴を確認する？[7]

旅行者下痢症の潜伏期間は一般的に10日以内であり，卑近な海外渡航歴の聴取は必須である．

一方で，下痢を起こす渡航関連感染症のなかでもウイルス性肝炎(A・B・C・E型肝炎)や住血吸虫症などは潜伏期間が1カ月以上，アメーバ赤痢に至っては数カ月を要するため，<u>少なくとも1年以内の海外渡航歴とともに渡航地域(とその地域の流行疾患)の確認</u>をすべきである．

❷ 抗菌薬使用歴…いつまでの抗菌薬使用を問診する？

Clostridium difficile infection (CDI；2016年に*Clostridium*属から外れ，*Clostridioides*属に細分類された[8])において，最も重要なリスク因子である抗菌薬の使用歴を，現在および過去にわたり確認すべきであることはいうまでもない．しかし，過去の抗菌薬使用歴をどこまで遡ってCDIのリスクがあるととらえるかについては悩ましい．抗菌薬中止後30日以内が最も高リスク[9]で，45日以上経てばリスクが低下していくが，だいたい3カ月以内ならリスク因子[10]ととらえておく．一方で抗菌薬使用がなくても，2年以内の入院歴，卑近な外来受診などの医療曝露，プロトンポンプ阻害薬使用などは市中発症のCD腸炎のリスク因子[11]である．

❸ 緩下剤による浸透圧性下痢…気づけばすぐに治るが，他の鑑別も尽くして！

酸化マグネシウムなど，便秘症に対して処方される緩下剤の過量内服による下痢は頻度が高い．バイタルサインが安定していて腹痛・血便などがない場合には重要な鑑別であり，薬剤中止により容易に改善する．ただし，緩下剤を内服していても他の下痢を起こす疾患に罹患することは十分ありうるため，他疾患の除外は必須である．

◆ "ところにより一時 市中腸炎"

ここまでさまざまな鑑別診断を進めたうえで，初めて市中発症の感染性胃腸炎を鑑別していくこととなる．もちろん，下痢症を起こす頻度としては感染性胃腸炎のほうがきわめて高い．しかし，他の鑑別診断の重要性を鑑みて「ところにより一時」程度に考えておいたほうがよい．

感染性胃腸炎の原因微生物別頻度

わが国における原因微生物の頻度は，感染症法に基づいた小児科定点医療機関における感染性胃腸炎のデータベース(表1)[12]と，食中毒として保健所がまとめた事例の集計(表2)[13]から検討するのが有用である．

表1 小児科定点医療機関における感染性胃腸炎の報告（2000〜2003年）

ロタウイルス	35%
ノロウイルス	35%
アデノウイルス	11%
その他のウイルス	12%
細菌（病原性大腸菌，サルモネラ，キャンピロバクターほか）	8%

(Sumi A, et al : Proportion of sporadic gastroenteritis cases caused by Rotavirus, Norovirus, Adenovirus and bacteria in Japan from January 2000 to December 2003. Microbiol Immunol 49 : 745-756, 2005. より)

表2 九州地区10カ所の県・市衛生研究所が集計した食中毒事例の検討

病原性大腸菌	27.6%
サルモネラ	16.7%
ノロウイルス	13.5%
キャンピロバクター	9.1%
腸炎ビブリオ	7.4%
黄色ブドウ球菌	7.1%
Clostridium perfringens	7.0%
腸管出血性大腸菌	4.2%
細菌性赤痢	3.9%
Bacillus cereus	0.8%

(久高潤，他：食中毒及び感染性胃腸炎の病原体と臨床症状．日本感染症学会雑誌 79 : 864-870, 2005. より)

市中発症の感染性胃腸炎における病歴，診察所見

◆病歴聴取の重要ポイント

市中発症の感染性胃腸炎では，食餌歴，ペット飼育，sick contact，環境因子，海外渡航歴などが問題となる(表3)[14]．下痢患者ではこれらの問診を網羅する必要がある．

◆症状の重要ポイント

●発熱

一般にウイルス性腸炎・寄生虫感染では発熱は少なく，出ても微熱にとどまることが多い．一方で細菌性腸炎は38〜40℃の発熱が出現することがある．また，Campylobacter腸炎では消化器症状に先行して発熱が出現することが多いため，初発症状は感冒やインフルエンザと誤診することもある．一方で，腸管出血性大腸菌では発熱の頻度が他の細菌性腸炎より低いことが特徴でもある[15]ため，発熱のない血便下痢患者を安易に虚血性腸炎と診断しないことも重要である．

●腹痛

これも一般にウイルス性腸炎・寄生虫感染では症状が少なく，細菌性腸炎で多い．特にYersinia腸炎では回盲部に限局した炎症を起こしやすいため，右下腹部に腹痛が限局することが多い．そのため虫垂炎と誤診しやすく，手術をして初めて偽性虫垂炎（pseudo-appendicitis）と診断がつく症例も多い[16]．

●血便

血便は特にverotoxinを産生する細菌性赤痢や腸管出血性大腸菌に多い．特に腸管出血性大腸菌は発症後数日で溶血性尿毒素症候群など重篤な合併症を呈しやすいため，問診・診察から生肉摂取とともに血便の情報が得られた場合には，必ずverotoxinの検出を行うべきである．一方で，CD腸炎に関しては血便の頻度が少ないことは知っておいてよいだろう．

最後に，原因微生物別の症状出現頻度について表4にまとめる．これらをもとに，患者の

表3 感染性胃腸炎において必要な問診項目

	環境因子	病原微生物
食餌から	鶏肉	*Salmonella*, *Campylobacter*, and *Shigella* species
	牛肉	腸管出血性大腸菌
	豚肉	条虫などの寄生虫
	シーフード，貝類	*Vibrio* species, *Salmonella* species, Hepatitis A, B, and C. Anisakis
	チーズ，ミルク	Listeria
	たまご	*Salmonella* species
	焼き飯	*Bacillus cereus*
	一晩おいたシチュー・カレー	*Clostridium perfringens*
動物から	ペット	*Salmonella*, *Campylobacter*, *Criptosporidium* and *Giardia* species
ヒトから	sick contact	All enteric bacteria, viruses, and parasites
	施設入所	*Salmonella*, *Campylobacter*, *Cryptosporidium* and *Giardia* species. viruses *Clostridium difficile*
	病院	*Clostridium difficile*
	スイミングプール	*Cryptosporidium* and *Giardia* species
海外渡航		*E. coli* of various types, *Salmonella*, *Shigella*, *Campylobacter*, *Giardia*, and *Cryptosporidium* species, *Entamoeba histolytica*, norovirus(cruise ships)

(Yamada T, et al : Principle of Clinical Gastroenterology. Approach to the patient with diarrhea. pp304-359, Wiley-Blackwell, 2008. より改変)

表4 原因微生物によって生じる症状の頻度(%)

	Salmonella	Campylobacter	Yersinia	細菌性赤痢	腸管出血性大腸菌 O-157	Clostridium difficile[18]	Norovirus[19-21]	Entamoeba histolytica	Cryptosporidium parvum	Cyclospora
発熱	71〜91	53〜83	68	58〜100	16〜45	51	37〜45	8	57〜85	54
腹痛	55〜74	48〜100	65 右下腹部が 40％[16]	75〜100	84〜92	22	51		50〜84	
嘔吐・嘔気	52〜55	0〜50	28〜30	62.5〜100	37〜49		56		48〜69	27〜71
体重減少									75	91
血便	5〜34	<1〜37	26	25〜51	21〜97	7	rare		<15	
診察での血便	5〜15	8		77	63					

(Rosner BM, et al : Clinical aspects and self-reported symptoms of sequelae of Yersinia enterocolitica infections in a population-based study, Germany 2009-2010. BMC Infect Dis 13 : 236, 2013.
Guerrant RL, et al : Practice guidelines for the management of infectious diarrhea. Clin Infect Dis 32 : 331-351, 2001.
Manabe YC, et al : Clostridium difficile colitis : an efficient clinical approach to diagnosis. Ann Intern Med 123 : 835-840, 1995.
Lopman BA, et al : Clinical manifestation of norovirus gastroenteritis in health care settings. Clinical Infectious Diseases 39 : 318-324, 2004.
Glass RI, et al : Norovirus gastroenteritis. N Engl J Med 361 : 1776-1785, 2009.
Rockx B, et al : Natural history of human calicivirus infection : a prospective cohort study. Clin Infect Dis 35 : 246-253, 2002. より改変)

症候からウイルス性，細菌性，はたまた CD 腸炎などの検査前確率をある程度推察するとよい．

> **Clinical Pearl**
> ➡ 急性下痢≠感染性腸炎！　重症な腸管外疾患/腸管疾患を先に rule out！
> ➡ 重症疾患を除外したら，問診がすべて！　発症リスク因子と症状を毎回漏らさず把握する！

（佐田竜一）

文献

1) Norman GR, et al : Diagnostic error and clinical reasoning. Medical Education 44 : 94-100, 2010.
   ＜診断エラーについての literature review＞
2) Lappin E, et al : Gram-positive toxic shock syndromes. Lancet Infect Dis 9 : 281-290, 2009.
   ＜グラム陽性菌の毒素性ショック症候群の見やすいレビュー＞
3) Hoge CW, et al : The changing epidemiology of invasive group A streptococcal infections and the emergence of streptococcal toxic shock-like syndrome. A retrospective population-based study. JAMA 269 : 384-389, 1993.
   ＜A群β溶連菌によるTSLS128患者の症状をまとめた論文＞
4) Barr W, et al：Acute diarrhea. Am Fam Physician 89：180-189, 2014
   ＜米国家庭医学会による急性下痢症についてのレビュー＞
5) Hung YP, et al : Comparisons of clinical characters in patients with pneumococcal and Legionella pneumonia. J Microbiol Immunol Infect 43 : 215-221, 2010.
   ＜肺炎球菌肺炎とレジオネラ症の症状を比較した論文＞
6) Vonghia L, et al：Acute alcohol intoxication. Eur J Intern Med 19：561-567, 2008
   ＜欧州内科学会による急性アルコール中毒に関するレビュー＞
7) Spira AM : Assessment of travellers who return home ill. Lancet 361 : 1459-1469, 2003.
   ＜海外渡航者が帰国後に起こす疾病のまとめ．特に帰国後の日数別の鑑別表が見やすい＞
8) Lawson PA, et al：Reclassification of *Clostridium difficile* as *Clostridioides difficile*（Hall and O'Toole 1935）Prévot 1938. Anaerobe 40：95-99, 2016
   ＜2016年に *Clostridium difficile* の属名（Clostridium）が Clostridioides に変更されたことを報告した論文＞
9) Dial S, et al : Patterns of antibiotic use and risk of hospital admission because of *Clostridium difficile* infection. CMAJ 179 : 767-772, 2008.
   ＜抗菌薬投与後どのくらいでCD腸炎を発症するかを調べた論文＞
10) Hensgens MP, et al : Time interval of increased risk for *Clostridium difficile* infection after exposure to antibiotics. J Antimicrob Chemother 67 : 742-748, 2012.
    ＜抗菌薬投与後3カ月まではCD腸炎発症リスクが高まるという報告＞
11) Chitnis AS, et al : Epidemiology of community-associated *Clostridium difficile* infection, 2009 through 2011. JAMA Intern Med 173 : 1359-1367, 2013.
    ＜市中で発症したCD腸炎のまとめ＞
12) Sumi A, et al : Proportion of sporadic gastroenteritis cases caused by *Rotavirus*, *Norovirus*, *Adenovirus* and bacteria in Japan from January 2000 to December 2003. Microbiol Immunol 49 : 745-756, 2005.
    ＜日本の感染性胃腸炎の原因微生物の頻度をまとめた論文＞
13) 久高潤, 他：食中毒及び感染性胃腸炎の病原体と臨床症状. 日本感染症学会雑誌 79 ; 864-870, 2005.
    ＜九州の食中毒/感染性胃腸炎の原因微生物の頻度をまとめた論文＞
14) T. Yamada, et al : Principle of Clinical Gastroenterology. Approach to the patient with diarrhea. pp304-359, Wiley-Blackwell, 2008.
15) Hatchette TF, et al : Infectious diarrhea : when to test and when to treat. CMAJ 183 : 339-344, 2011.
    ＜感染性下痢症についての検査と，その施行タイミングについてのレビュー＞
16) Rosner BM, et al : Clinical aspects and self-reported symptoms of sequelae of *Yersinia enterocolitica*

infections in a population-based study, Germany 2009-2010. BMC Infect Dis 13 : 236, 2013.
＜*Yersinia enterocolitica* 腸炎患者 571 名の症状をまとめた論文＞

17) Guerrant RL, et al : Practice guidelines for the management of infectious diarrhea. Clin Infect Dis 32 : 331-351, 2001.
＜感染性下痢症についての IDSA ガイドライン．原因微生物別の症状がまとまっている＞

18) Manabe YC, et al : *Clostridium difficile* colitis : an efficient clinical approach to diagnosis. Ann Intern Med 123 : 835-840, 1995.
＜院内下痢症患者における CD 腸炎の診断予測を検討した prospective study ＞

19) Lopman BA, et al : Clinical manifestation of norovirus gastroenteritis in health care settings. Clinical Infectious Diseases 39 : 318-324, 2004.
＜施設入所者や施設職員に発症したノロウイルス感染の症状をまとめた報告＞

20) Glass RI, et al : Norovirus gastroenteritis. N Engl J Med 361 : 1776-1785, 2009.
＜ノロウイルス胃腸炎のゲノムや系統解析，自然歴を見やすく記載したレビュー＞

21) Rockx B, et al : Natural history of human calicivirus infection : a prospective cohort study. Clin Infect Dis 35 : 246-253, 2002.
＜カリシウイルス属（ノロウイルスを含む）の下痢症の自然歴をまとめた論文＞

System 2 理詰めで追い詰める感染症 5

流行地での the great imitator

Question & Answer

Q 「メリオイドーシス（melioidosis, 類鼻疽）」の原因微生物は？ また，疑うポイントは？

A *Burkholderia pseudomallei*．流行地（endemic area）への渡航歴，糖尿病，慢性腎不全などの既往歴．

Keywords
- メリオイドーシス
- *Burkholderia pseudomallei*
- 東南アジア

Case ▶ タイ渡航歴のある60歳代男性

- **患者**：60歳代，男性．
- **既往歴**：高血圧と糖尿病で外来フォロー中．
- **現病歴**：入院1カ月前から，旅行でタイ東北部に2週間滞在．帰国3日後に発熱と悪寒戦慄，咳嗽を認め救急外来を受診．胸部X線で右中〜下肺野に浸潤影を，またグラム染色でグラム陰性桿菌を認めた．海外での医療曝露歴はなく，「市中肺炎」と診断しセフトリアキソンで治療を開始した．

  しかし，症状は軽快せず，喀痰培養および血液培養からは *Burkholderia pseudomallei* が検出された．「メリオイドーシス」の診断としてセフタジジムに変更し治療したが，入院後，左側腹部痛・右膝関節痛が出現．腹部エコーと関節穿刺の結果，「脾膿瘍」「右膝化膿性関節炎」と診断された．

疫学および臨床症状

◆東南アジアからの輸入感染症

　メリオイドーシスは，グラム陰性桿菌である *Burkholderia pseudomallei* による細菌感染症である．流行地の土壌や淡水から検出され，タイ東北部とオーストラリア北部で最も発生頻度が高く，その地域では common diseases の1つとして認識されている．その他の東南アジア（マレーシア，シンガポール，ベトナム，カンボジア，ラオス）も発生頻度が高い．近年，インドや中国，アメリカ大陸など多数の地域で土中より検出，またメリオイドーシスの症例が報告されており，今後さらに広域になることが予想される（図1）[1]．

　日本では，現時点で検出されておらず，輸入感染症として約10例報告されている．

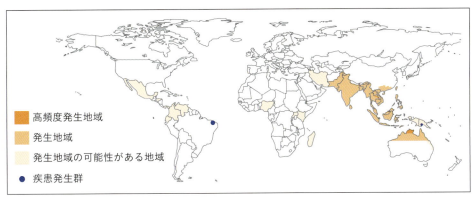

図1　メリオイドーシスの発生分布
(Wiersinga WJ, et al：Melioidosis. N Engl J Med 367：1035-1044, 2012. より翻訳)

◘成人 / 小児で症状の頻度が異なる

　メリオイドーシスは全身に症状を呈し，急性～慢性まで疾患の幅がある．また，成人と小児では呈する症状が異なり，さらには，地域によってもその疫学は多少異なる．

　成人の場合，最も頻度の高い臨床症状は「肺炎」「菌血症」であり，その他「肝・脾膿瘍」「皮膚軟部組織感染症」「尿路感染症」「化膿性関節炎」「中枢神経系感染症」など，さまざまな部位に病変を形成する[2] (図2)[3]．

　一方，小児では「皮膚軟部組織感染症」が最も頻度が高く，「肺炎」「菌血症」の頻度は下がる[4]．東南アジアでは小児の化膿性耳下腺炎は頻度が高いが，オーストラリアでは頻度が低い（汚染水の摂取との関連が疑われている）．

◘急性期 / 慢性期でも症状パターンが異なる

　メリオイドーシスは，結核と同様に細胞内寄生菌であるため，臨床症状や危険因子は「結核」と類似することが多い．同じ呼吸器系の症状でも急性期と慢性期の症状はパターンが異なり，急性発症の場合は肺炎を呈することが多いが，時に慢性の臨床症状を呈することがあり，結核に類似した症状（発熱，咳嗽，体重減少，寝汗など）や画像所見（空洞形成など）を呈する場合もある．

　筆者の経験では（もちろん例外はあるが），急性期は，市中肺炎 and/or 黄色ブドウ球菌菌血症，およびその播種性病変のような臨床症状であり（感染性心内膜炎は除く．現時点で症例報告なし），慢性期は，肺結核・肺外結核を含めた「結核」に類似した臨床症状を呈する印象をもっている．

　このようにメリオイドーシスは流行地では，次の理由から梅毒と HIV 感染症とともに，"the great imitator" の1つとして認識されている．

❶ 全身に症状を呈する
❷ 年齢によって，呈する症状の特徴が異なる
❸ 急性～慢性まで多彩なプレゼンテーションを呈して，時に診断を誤る

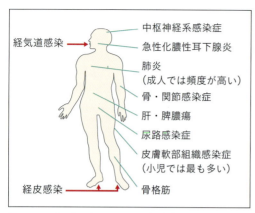

図2 メリオイドーシスの臨床症状
(Wiersinga WJ, et al：Melioidosis；insights into the pathogenicity of Burkholderia pseudomallei. Nat Rev Microbiol 4：272-282, 2006. より改変)

表1 メリオイドーシスの危険因子

危険因子	調整済み リスク比	95% 信頼区間	P値
45歳以上	4	3.2〜5.1	<0.001
男性	2.4	1.9〜3.0	<0.001
糖尿病	13.1	9.4〜18.1	<0.001
慢性肺疾患	4.3	3.4〜5.5	<0.001
慢性腎不全	3.2	2.2〜4.8	<0.001
アルコール過剰摂取	2.1	1.6〜2.6	<0.001

(Currie BJ, et al：Melioidosis epidemiology and risk factors from a prospective whole-population study in northern Australia. Trop Med Int Health 9：1167-1174, 2004. より改変)

聴取すべき病歴──渡航歴と危険因子はあるか？

診断するうえで最も重要なのは，「海外渡航歴」と「危険因子」の有無である．

◘過去の渡航歴・居住歴にも注意

感染から発症までの潜伏期は1〜21日（平均9日）とされているが，「不顕性感染」が最も多い．結核と同様に潜伏感染となることがあり，その場合，宿主の免疫が低下してきた時に発症する．潜伏期は，報告されているもので最長62年であり[5]，"ベトナムの時限爆弾" G1 と呼ばれ有名になった（現在は再燃ではなく，再感染の可能性が高いと考えられている）．そのため，「過去の流行地居住歴」も重要となる．

◘結核の危険因子に類似

健常人でも感染は成立するが，発症者の多くは「危険因子」をもつ患者である．危険因子で最も重要であるのは「糖尿病」であり，その他「慢性肺疾患」「慢性腎不全」「アルコール過剰摂取」などである**(表1)**[6]．ほかには，「サラセミア」「副腎皮質ステロイド」や「免疫抑制薬」「悪性腫瘍」も危険因子となる．

結核と異なる点は，危険因子としての「HIV」である．HIVは結核の危険因子であるが，メリオイドーシスとの関連はないとされる[7]．

多くの熱帯感染症と同様雨季に発症数が多くなるため，渡航先の「季節」も参考になる．

GM note

G1 ベトナムの時限爆弾
ベトナム戦争で戦った多くの米兵が，メリオイドーシス抗体陽性またはメリオイドーシスを発症したため，このように呼ばれた．

◆こんな時は疑って

　臨床症状は非常に多彩であるため，症状だけでメリオイドーシスを想起するのは難しいかもしれないが，危険因子(特に糖尿病)，渡航歴や過去の流行地居住歴があり，肺炎，膿瘍形成，結核類似の症状，黄色ブドウ球菌の播種性病変を疑わせるような症状があれば，メリオイドーシスを疑う．しかし頻度が低いためか，渡航後発熱疾患のリストに加えられていない論文もあり，想起することが難しく，培養結果に救われることも多いと思われる．筆者は，流行地への渡航歴・居住歴があれば，可能性は低いと予想されるが鑑別診断のリストに加えるようにしている．

　疑った場合，血液培養だけでなく，喀痰培養や尿培養も提出する．渡航後発熱患者の場合，マラリアやデング熱など他の熱帯感染症，および国内でも起こる発熱疾患の可能性を考慮する．

とるべき身体所見―手がかりとしての脾膿瘍

　これまで述べたように，症状が多彩であるため，全身をくまなく診察することが重要である．黄色ブドウ球菌血症同様，時に全身に膿瘍形成をきたすので，適切な治療開始後も関節腫脹やpsoas徴候，肝叩打痛や神経学的異常が新たに出現しないか，フォローアップすることが重要である．

　東南アジア渡航歴や居住歴がある患者でメリオイドーシスを疑うヒントになる所見の1つは，「脾膿瘍」の有無である．脾膿瘍は，世界各国でその原因微生物は異なり，その疫学には特異性がある．タイ(東南アジア)の場合，メリオイドーシスと結核の可能性をまず考える[8] G2 ．

　以上，メリオイドーシス診断のポイントについて述べた．冒頭のCaseでは，発熱と咳嗽，胸部X線の浸潤影より，一度は「市中肺炎」と直観的に診断している．メリオイドーシスは"風土病"という疾患の特性上，日本で診療している医師にとっては， System 1 だけでは不十分だからである．しかし，その後 System 2 における分析的思考を用いて，タイ東北部における肺炎の鑑別を挙げたことで，診断エラーは防げた．

　なお，治療のポイントとしては，メリオイドーシスが最終診断であった場合，渡航後発熱患者でよく行われるプラクティスと予想される「セフトリアキソン＋ドキシサイクリン」のカバー外であることである．セフトリアキソンによるエンピリック治療(経験的治療)は，セフタジジムと比較して死亡率が高かったという研究もある[9]．そのため，本Caseのような「タイ東北部より帰国後の，糖尿病を既往歴にもつ患者の市中肺炎」といった典型例の場合，グラム染色で評価しつつ，メリオイドーシスを念頭に治療を開始してもいいのかもしれない．ドレ

GM note

G2 メリオイドーシスにおける肝脾膿瘍

　一般的にメリオイドーシスでは，肝脾膿瘍が全体の約30％に認められ，そのうち約30％で無症状である．膿瘍形成の場合，治療期間の延長が必要なため，メリオイドーシスと診断したら膿瘍の検索を行う．

ナージを含めた適切な治療後も発熱は平均9日ほど続き，治療への反応の悪さ・しつこさは，黄色ブドウ球菌以上である．治療期間が長期にわたり死亡率も高いため G3，診断後は専門家と相談しながら治療を進めることが望ましい．

Clinical Pearl

➡ 東南アジア渡航歴，糖尿病のある患者をみたら，メリオイドーシスを疑う．
➡ 東南アジア渡航歴のある患者の脾膿瘍をみたら，結核とメリオイドーシスを疑う．

（羽田野義郎）

文献

1) Wiersinga WJ, et al：Melioidosis. N Engl J Med 367：1035-1044, 2012.
   ＜メリオイドーシスについての最新のレビュー．コンパクトにまとまっている＞
2) Currie BJ, et al：The epidemiology and clinical spectrum of melioidosis；540 cases from the 20 year Darwin prospective study. PLoS Negl Trop Dis 4：e900, 2010.
   ＜オーストラリア北部の流行地であるダーウィンから20年間の疫学データ＞
3) Wiersinga WJ, et al：Melioidosis；insights into the pathogenicity of Burkholderia pseudomallei. Nat Rev Microbiol 4：272-282, 2006.
   ＜メリオイドーシスの病原性についての論文．イラストが理解しやすい＞
4) McLeod C, et al：Clinical presentation and medical management of melioidosis in children；a 24-year prospective study in the Northern Territory of Australia and review of the literature. Clin Infect Dis 60：21-26, 2015.
   ＜オーストラリアより小児の疫学データ．メリオイドーシス全体の5％が小児＞
5) Ngauy V, et al：Cutaneous melioidosis in a man who was taken as a prisoner of war by the Japanese during World War II. J Clin Microbiol 43：970-972, 2005.
   ＜第2次世界大戦中に日本軍の捕虜となり，タイなどの東南アジアで鉄道建設を強いられた米兵が，帰国後62年を経てメリオイドーシスを発症した症例報告＞
6) Currie BJ, et al：Melioidosis epidemiology and risk factors from a prospective whole-population study in northern Australia. Trop Med Int Health 9：1167-1174, 2004.
   ＜糖尿病が最も重要な危険因子である＞
7) Chierakul W, et al：Short report；disease severity and outcome of melioidosis in HIV coinfected individuals. Am J Trop Med Hyg 73：1165-1166, 2005.
   ＜メリオイドーシス524例中HIV合併例は1.5％であり，臨床症状や予後に差はなかった＞
8) Sangchan A, et al：Splenic abscess；clinical features, microbiologic finding, treatment and outcome. J Med Assoc Thai 86：436-441, 2003.
   ＜タイ東北部での脾膿瘍の原因最多はメリオイドーシス．多発性であるのがメリオイドーシスを疑う1つのポイント＞
9) Chaowagul W, et al：Empirical cephalosporin treatment of melioidosis. Clin Infect Dis 28：1328, 1999.
   ＜エンピリック治療での死亡率はセフタジジムで41.7％，セフトリアキソンで71.0％＞

GM note

G3 メリオイドーシスの死亡率
タイでは35～40％，オーストラリアでは14％と報告されているが[1]，細菌学的特徴に差はなく，病院へのアクセスのよさ，医療スタッフや医療機器の質・数の差と考えられている．

System 2 理詰めで追い詰める感染症 ❻

やはり，こうなるからには理由がある

Question & Answer

Q 細胞性免疫が低下する疾患や状態には，どんなものがありますか？

A 急性リンパ性白血病や悪性リンパ腫，腎不全，肝不全，糖尿病などの疾患の存在や，ステロイド薬や免疫抑制薬の使用により起こります．

Keywords
➡不明熱
➡胸やけ
➡悪性腫瘍
➡細胞性免疫の低下

Case ▶ 1カ月続く不明熱で精査入院となった高齢男性

- **患者**：74歳，男性．
- **主訴**：発熱，胸やけ．
- **既往歴**：68歳；直腸癌（腹腔鏡下直腸切断術・人工肛門造設術施行）．70歳；前立腺癌（経尿道的前立腺切除術施行後，一時的にビカルタミドを内服したが，現在は終了）．
高血圧あり（内服治療なし），糖尿病・脂質異常症なし．生体内に医療用器具・金属などなし．
- **生活歴**：職業；塾講師．喫煙；20本/日×30年（60歳で禁煙）．ペット；ネコのみ．海外渡航歴・温泉旅行歴なし．最近の性交渉歴なし．
- **内服歴**：なし（ステロイド剤内服・軟膏の使用なし．抗菌薬内服も現在はなし）．
- **現病歴**：1カ月前頃より発熱・頭痛・睾丸痛あり，近医の泌尿器科クリニックを受診．レボフロキサシンを処方され帰宅となった．その後，睾丸痛は改善したが解熱せず，同クリニックを再受診するも，再度レボフロキサシンとアセトアミノフェンが処方された．やはり，その後も解熱しないため，5日前に当院泌尿器科などを受診するが，いずれも「問題なし」と判断された．その結果，発熱は改善せず，発熱時に胃が少しむかむかすることもあり，総合内科の外来受診となり，"不明熱"の精査目的で入院となった．
- **身体所見**：意識清明（GCS：E4V5M6），体温37.2℃，脈拍数60回/分，血圧115/74 mmHg，呼吸数12回/分，SpO$_2$ 98％（室内気）．
  - 頸部；項部硬直（－），jolt accentuation（－），後頸部圧痛（－），頸部リンパ節腫脹（－），甲状腺圧痛（－）．
  - 結膜；貧血（±），黄染（－）．
  - 副鼻腔圧痛（－）．
  - 口腔内；咽頭発赤（－），扁桃腫大（－），白苔（－）．
  - 心音；整，雑音（－）．呼吸音；清，喘鳴・ラ音聴取せず．
  - 腹部；やや膨満・軟．圧痛（－），反跳痛（－），McBurney圧痛（－），肝叩打痛（－），CVA（肋骨脊柱角）叩打痛左右ともに（－）．ストマ周辺に異常なし．
  - 関節；腫脹・発赤なし．皮膚；皮疹なし．体幹；脊柱の圧痛・叩打痛ともになし．
  - 5日前の泌尿器科診察にて，前立腺や睾丸に明らかな圧痛を認めず．

■検査所見：
- 血液検査；WBC 12,900/μL（Neut 72.7 %，Lym 19.2 %，Mono 5.9 %，Eos 1.9 %），RBC 356×10⁴/μL，Hb 10.6 g/dL，Ht 32.3%，MCV 90.7 fL，MCH 29.8 pg，MCHC 32.8%，Plt 48.2×10⁴/μL，PT 13.3秒，PT% 86.3%，APTT 35.2秒．
- 血液生化学検査；TP 6.84 g/dL，Alb 2.16 g/dL，ALT 26 IU/L，LDH 197 IU/L，BUN 13.6 mg/dL，Cr 0.82 mg/dL，CK 86 IU/L，Glu 102 mg/dL，Na 139 mEq/L，K 4.3 mEq/L，Cl 100 mEq/L，CRP 26.09 mg/dL，PSA＜0.2 mg/dL，HBs抗原（−），HCV抗体（−）．
- 尿検査；潜血（1＋），蛋白（1＋），糖（−），ケトン体（−），白血球定性（−），亜硝酸塩（−）．尿沈渣；RBC 10〜19個/HPF，WBC 1〜4個/HPF，細菌（−）．
- 血液培養（2セット）・尿培養；いずれも陰性（後日判明）．
- 胸部単純X線；特記すべき所見なし（図1）．

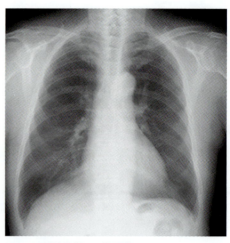

図1　胸部単純X線画像

理に合わぬ症例

本Caseにつき，発熱の原因を検討したが，通常のfever work-upでは特異的な所見は得られなかった．唯一CRPが高値ではあったが，確定診断には有用ではない．

◘プロブレムリスト

#1 不明熱（fever of unknown origin：FUO）
#2 貧血
#3 大腸癌術後（現在の治療なし）
#4 前立腺癌術後（現在の治療なし）
#5 発熱時の胃のむかむか感

◘鑑別疾患（主に発熱に関する）

- ウイルス感染症：上気道感染は考えにくいがself-limited．
- 悪性腫瘍：大腸・前立腺癌の再発？　または新たな癌なのか？
- リウマチ膠原病類縁疾患：血管炎などは？
- 結核：既往感染の確認．新規感染はどうか？　粟粒結核などは？
- HIV（ヒト免疫不全ウイルス）感染症：MSM（men who have sex with men）や性風俗での感染などのリスクは？

Case （つづき）

- **review of systems**：
  （＋）寝汗，胃のむかむか感（特に発熱時に自覚するとのこと）．
  （－）体重減少，眼脂，眼痛，視力低下，耳鳴，難聴，頭痛，咽頭痛，鼻汁，咳嗽，喀痰，胸痛，呼吸困難，腹痛，嘔気・嘔吐，下痢，食欲低下，頻尿，残尿感，睾丸痛，関節痛，腰痛，歯科処置，同性との性交渉歴，風俗店での性的交遊歴．
- **胸部単純 CT**：明らかな肺炎・肺結核・肺がんなどは認めず．気管支内に結節影を認めた（図 2，ただし半年後のフォローアップ CT では消失していた）
- **腹部骨盤部造影 CT**：明らかな大腸癌・前立腺癌の再発を認めず．他の臓器の悪性腫瘍も明らかなものは認めず．前立腺は TUR-P 後の状況．前立腺膿瘍なし．睾丸の形態は異常所見なし．大動脈解離や大動脈瘤も認めず，動脈の炎症を考える所見はなかった（図 3）．
- **入院後経過**：発熱以外に自覚症状が乏しく，アセトアミノフェンで解熱するが，薬の効果がなくなると 38℃台の発熱が再燃する．明らかな細菌感染症を疑う状況にないため，抗菌薬の投与はせずに経過観察を行った．
  血液培養を 3 回繰り返したが，いずれも陰性であった．髄液検査も行ったが，異常なし．胸部単純 CT で指摘された左主気管支内の結節影は，気管支鏡検査で異常は認められなかった．ツベルクリン反応では硬結はなく，QuantiFERON® 陰性（当時での最新世代）であった．HIV 抗体は陰性で，CEA 1.6 mg/dL，CA19-9 10 mg/dL だった．入院後も，発熱時，特に高熱時に胸やけ感を自覚するとのことであった．
  胸やけ症状を唯一評価していなかったため，上部消化管内視鏡検査を施行した．
  上部消化管内視鏡：中部から下部食道の全周性に白色の付着物を認めた（図 4）．「カンジダ食道炎」があると判断した．

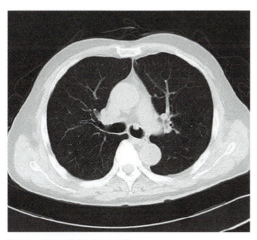

図 2　腹部単純 CT 画像

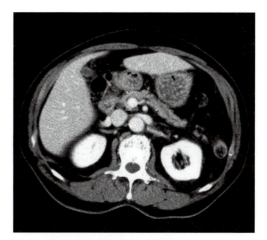

図 3　腹部骨盤部造影 CT 画像

内視鏡診断と実臨床

しかし……，カンジダ食道炎は発熱するのだろうか？
患者さんの解釈モデルであるところの「発熱する時に胸やけ感を自覚する」というのは，どこまで本当なのだろうか，という疑問もあった．しかし，胸やけ症状の改善も目論んで，次のように治療を開始した．

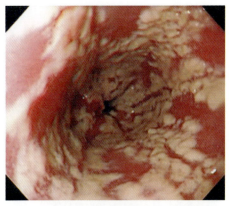

図4　上部消化管内視鏡写真❶（治療前）

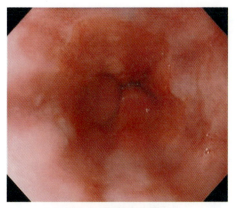

図5　上部消化管内視鏡写真❷
　　　（フルコナゾール治療後）

> **Case**（つづき）
>
> ■治療：フルコナゾール 100 mg/日．
> 　そうしたところ，5日間のフルコナゾール治療により，38℃台の発熱は解熱し，白血球数，CRPも低下した．また，治療後の上部消化管内視鏡検査の結果は図5のとおり．
> ■確定診断：カンジダ食道炎による発熱．

理詰めで追い詰めるのであれば…

　カンジダが生えるということは，通常は「細胞性免疫が低下している状態」であることを予測する．AIDS（後天性免疫不全症候群）や白血病，化学療法中などの患者でよく見かける疾患である．
　では，「なぜ，この患者でカンジダ食道炎が発生したのか」を考えなくてはいけない．

◆カンジダ食道炎の文献的考察

　カンジダ食道炎の発症頻度は0.89〜0.9％[1,2]で，悪性新生物で死亡した剖検患者の2.9％に認められる[3]という報告がある．
　原因として，「悪性腫瘍」「血液疾患（白血病，再生不良性貧血）」「代謝疾患（糖尿病，腎不全など）」「内分泌疾患（副甲状腺機能異低下症）」「膠原病」「感染症（亜急性心内膜炎，結核）」など，免疫を低下させるような基礎疾患の存在があることはよく知られている．もちろん，ステロイド薬や抗菌薬，抗癌薬などの薬剤の影響が大きい[4]．
　だが，本Caseでは，直結する背景因子には明らかなものがない．薬剤も使用されていない．癌の既往歴はあるが，担癌とはそれをも含む意味なのだろうか？　よって，やはりカンジダ食道炎になった原因は不明である．

◆カンジダ食道炎は発熱するのか？

　Beahrら[5]が1994年の食道への微生物感染による症状の出現率などをまとめており，「発熱」

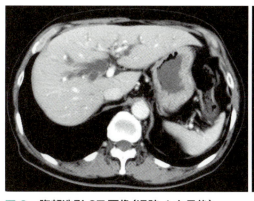
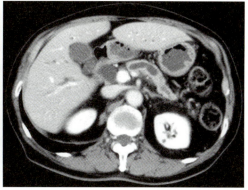

図6　腹部造影CT画像(退院4カ月後)

を認めた患者の確率は，サイトメガロウイルス感染や結核では20％，単純ヘルペスウイルス感染で4％，カンジダ感染で2％との報告がある．よって，カンジダ食道炎は，きわめて低率ではあるが，発熱するケースがある．

また，Weerasuriyaら[6]の2006年の報告では，カンジダ食道炎の最大要因は血液悪性腫瘍などであり，カンジダ食道炎の出現は高齢者における死亡予測因子で，6カ月以内に50％が死亡する可能性があるとされている．

謎は残ったが，患者は元気になったため退院した．

理詰めとはいえ，その時ですべて完結するわけではない！

ところが……，退院4カ月後に白色便と黄疸が出現した．「まさか！」である．

その時の腹部造影CT画像が図6である．膵頭部癌が見つかり，細胞診にて「膵癌」と診断された．　System 2（分析的思考）として，本Caseを振り返ってみる．カンジダ食道炎の所見を確認した上部消化管内視鏡検査を行った前日の血液検査では，WBC 11,400/μL，Hb 9.9 g/dL，Ht 30.7％，Plt 58.1×10^4/μL，血液生化学検査ではAST 28 IU/L，ALT 31 IU/L，Amylase 39 IU/L，ALP 183 IU/L，γGTP 33 IU/L，T-Bil 0.52 mg/dL，CRP 20.24 mg/dLであった．高熱が出ている当時，肝胆道系酵素・膵酵素には異常を認めていなかった．抗菌薬を用いることなく，フルコナゾールでの治療により，WBCやCRPなどの炎症反応も低下し解熱傾向となったことから，本Caseは食道カンジダの治療が発熱の改善につながったCaseと考えた．

◆System 2に「まさか！」なし

カンジダ食道炎になるには，やはり理由があったのである．本Caseは，当初の時点で担癌であったことが原因として考えられる．

残念ながら，その時には小さすぎる，目には見えない原因が存在し，時間経過とともに顕在化することがあることを，本Caseは物語っている．このように，後から判明することもあるのだ．

「やはり，こうなるからには理由がある」と，まさに実感させられた貴重な一例である．

Charisma's Pearl

➡ 稀ながら「カンジダ食道炎」で発熱することがある．

➡ しかし，たいていは「細胞性免疫の低下」が背景にあるのが理．

➡ 理に合わぬ時は，理詰めの継続とフォローを．時間の経過とともに，理が明らかになることもある．

（横江正道）

文献

1) 中尾照男，他：食道カンジダ症 30 例の検討．Prog Dig Endosc 22：88-91, 1983.
   ＜カンジダ食道炎の複数症例検討＞
2) 小沢壮治，他：カンジダ食道炎 63 例の検討．Prog Dig Endosc 30：87-90, 1987.
   ＜カンジダ食道炎の内視鏡所見と治療成績＞
3) Eras P, et al : Candida infection of the gastrointestinal tract. Medicine (Baltimore) 51：367-379, 1972.
   ＜1960 年代の論文だが，食道感染とリンパ腫／非リンパ腫の関係を詳細に記載している＞
4) 鈴木大介，他：プロトンポンプ阻害薬を服用中にカンジダ食道炎を発症した 3 症例の検討．日本消化器内視鏡学会雑誌 42：1821-1825, 2000.
   ＜プロトンポンプ阻害薬 (PPI) 投与後のカンジダ食道炎症例報告＞
5) Baehr PH, et al : Esophageal infections ; risk factors, presentation, diagnosis, and treatment. Gastroenterology 106：509-532, 1994.
   ＜カンジダ，ヘルペス，サイトメガロウイルスなどの食道感染に関するレビュー＞
6) Weerasuriya N, et al : A study of candida esophagitis in elderly patients attending a district general hospital in the UK. Dis Esophagus 19：189-192, 2006.
   ＜英国での 65 歳以上の高齢者におけるカンジダ食道炎の検討＞

System 2 / 理詰めで追い詰める感染症 7

人も病気も見かけじゃない

Question & Answer

Q1 HIV感染症の病期はどのように分けられますか？
A1 急性感染期，無症候期，AIDS発症期．
Q2 急性HIV感染症に特徴的な症状・身体所見は？
A2 口腔内潰瘍などがありますが，特徴的なものは存在しません．
Q3 急性感染期のHIV感染症を疑うべき状況は何ですか？
A3 診断未確定の伝染性単核球症，診断未確定のウイルス性髄膜炎，診断未確定の発熱＋咽頭痛．
Q4 急性HIV感染症を疑った時に聴取する内容は何ですか？
A4 性行為，および性感染症に関連する既往歴．
Q5 先進国におけるA型肝炎，赤痢アメーバの既往歴から何を考えますか？
A5 性感染症の可能性．

Keywords

- 伝染性単核球症
- ウイルス性髄膜炎
- 発熱＋咽頭痛
- 急性HIV感染症
- 性感染症

Case ▶ 伝染性単核球症疑いの一例

- **患者**：生来健康な25歳男性．
- **現病歴**：入院1週間前から発熱，頭痛，咽頭痛を認め近医受診，急性上気道炎として対症療法となった．症状が続くため再受診，入院4日前の採血で肝機能障害，異型リンパ球を認め，cytomegalovirus (CMV) -IgMが軽度陽性であったため，伝染性単核球症の診断．消耗しており頭痛も増悪傾向のため入院となった．入院後の問診で不特定多数の性交歴，入院3週間前に自然消失した一過性の皮疹，頭痛という病歴を認め，急性HIV (human immunodeficiency virus) 感染症を疑い，RT-PCRを提出したところ陽性となり，急性HIV感染症の診断となった．髄液検査ではウイルス性髄膜炎を示唆する所見であり，急性HIV感染症によるものと判断した．対症療法で症状は軽快し，入院14日目に退院となった．

急性HIV感染症を疑うべき状況とは ── 3つのパターン

　HIV感染症は大きく3つの病期（急性感染期，無症候期，AIDS発症期）に分けられるが，ここでは疑うべき☑病歴を通じて，どのような時に急性HIV感染症を疑うかについて述べる．

表1 急性HIV感染症：症状と所見

	感度(%)	特異度(%)	陽性尤度比	陰性尤度比
口腔内潰瘍	2～37	85～97	2.2	0.9
皮疹	51～58	66～82	2.1	0.6
筋肉痛/関節痛	49～60	69～74	1.9	0.6
食欲不振/体重減少	32～54	68～86	1.9	0.7
発熱	80～88	50～56	1.8	0.3
中枢神経系の症状	25	82	1.4	0.9
全身倦怠感	68～78	38～51	1.3	0.6
頭痛	54～55	56～57	1.3	0.8
リンパ節腫脹	38	71	1.2	0.9
咽頭痛	43～44	51～77	1.2	0.9

表2 主な症状・検査所見

症状	割合(%)	症状	割合(%)
発熱	>80～90	寝汗	50
倦怠感	>70～90	無菌性髄膜炎	24
皮疹	>40～80	口腔内潰瘍	10～20
頭痛	32～70	陰部潰瘍	5～15
リンパ節腫脹	40～70		
咽頭炎	50～70	白血球減少	40
筋肉痛・関節痛	50～70	血小板減少	45
嘔気・嘔吐・下痢	30～60	肝機能障害	21

(Kahn JO, et al : Acute Human immunodeficiency virus type 1 infection. N Engl J Med 339 : 33-39, 1998. より)

急性HIV感染症は感染後1～4週間の潜伏期を経て，50～90％で非特異的な急性感染症状を呈するが，多くは1～2週間で軽快する．症状が軽微の場合，無症状の場合は医療機関に受診することもなく，多くは無症候期に移行する．症状を呈して受診した場合でも発熱，咽頭痛，リンパ節腫大，関節痛など非特異的な症状が多く，特異的な症状・所見には乏しい[1] (表1, 2)．このように急性HIV感染症を診断することは難しいが，ここでは疑うべき状況を，診断未確定の①伝染性単核球症様，②ウイルス性髄膜炎，③発熱+咽頭痛 の3パターンに分類し，解説する．

◆パターン1：診断未確定の伝染性単核球症

日常診療で頻度の高いEpstein-Barr virus (EBV)，CMVの血清検査が陰性の伝染性単核球症ではHIVも鑑別に挙げる必要がある．わが国の研究では，18歳以上で3％以上異型リンパ球が出現し，臨床的に「伝染性単核球症」と診断された40例の原因微生物は，EBV：42％，CMV：27％，ヒトヘルペスウイルス6型 (HHV-6)：5％，パルボウイルスB19：5％，HIV：3％，不明：18％であった(図1)[2]．異型リンパ球の存在は伝染性単核球症を強く疑うが，実際は多数の疾患で上昇することが知られており，それだけでは確定診断に至らない．

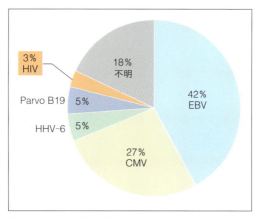

図1 伝染性単核球症の原因
(Naito T, et al : Causes of infectious mononucleosis-like syndrome in adult patients. Intern Med 45 : 833-834, 2006.)

◆パターン2：診断未確定のウイルス性髄膜炎

　無菌性髄膜炎は急性HIV感染症の24％で出現する(表2)[3]．無菌性髄膜炎の鑑別は多岐にわたるが，HIVもその1つであるため，無菌性髄膜炎をみたら一度は急性HIV感染症について検討する．髄膜炎の所見に加え，肝機能障害，異型リンパ球の存在は疑う根拠となるが，なくても否定はできない．このようなケースの多くは入院前に対症療法としてのNSAIDsが投与されており，「NSAIDsよる薬剤性髄膜炎」と診断される場合もあるため，筆者は髄膜炎の原因を薬剤性によるものと結論づける場合には，ほかに原因はないのか再度考えるようにしている．

◆パターン3：診断未確定の発熱＋咽頭痛

　高熱，痛みが強い咽頭痛が続く患者では一度はHIVを想起する．食事がとれず入院が必要なほど強い痛みを呈することが多く，通常の急性上気道炎の経過と異なり，症状持続期間が長く，1週間を超えることもある．頸部リンパ節腫脹，一過性皮疹の有無，症状の持続期間が鍵となる．

聴取すべき病歴──リスクはあるのか？

　急性HIV感染症を想起した場合，①性行為に関連した病歴，②既往歴，の聴取が重要となる．リスクの高い性行為があったかどうか，パートナーの人数は何人か，性行為の相手は同性か異性か，その両方か，などが参考となる．肛門性交をしている場合，HIV感染症の相対リスクは上がる．また，性感染症(梅毒，淋菌，クラミジア感染症，A型肝炎，B型肝炎，C型肝炎，赤痢アメーバ，尖圭コンジローマなど)，静脈注射薬使用の既往歴は潜在的なリスクとなる．感染急性期に数日で消失する全身性の皮疹をきたすこともあるが，来院時には認めないことも多いため，受診前の「一過性で消えた全身の皮疹」の有無を聴取する．患者の外

見，発言に惑わされることなく，リスクがあるかどうかで検査の有無を判断することが重要である．

とるべき身体所見

主要な臨床症状のなかで陽性尤度比が最も高い身体所見である口腔内潰瘍でも 2.2 であり，このことは急性 HIV 感染症に特異的な症状・所見はなく，いかに診断が難しいかを示している[1]．潰瘍は浅く辺縁との境界は明瞭であり，sexual contact のある部位（口，食道，肛門，陰部）で起こるので，口腔内に加え，陰部も確認する．そのほか，扁桃の白苔，肝脾腫，皮疹，項部硬直，jolt accentuation，意識レベルを確認する．

●同時感染はありうるのか？

冒頭の Case は当初，CMV-IgM の弱陽性は反応性のものと考えていたが，ペア血清で有意な上昇を示しており，入院時の血中 CMV-PCR は 21,000 copy/mL であり，同時感染の可能性が示唆された．同様の報告は散見される[4]．わが国における急性 HIV 感染症と診断された 99 例の検討では，同時期に EBV VCA-IgM，CMV-IgM がそれぞれ 2 例，8 例で弱陽性あるいは陽性であった[5]．同時感染か交差反応かは不明だが，EBV，CMV による伝染性単核球症の診断で自然軽快し，急性 HIV 感染症を見逃す可能性を孕んでいる．

急性期に限らず，HIV/AIDS の診断に必要な力は，いろいろな症状で受診する多くの患者から 病歴，身体所見を丁寧にとり，診断に迫るといった総合内科力である．患者にとって疑うべき状況下で HIV の検査をすることは，医療者が思っているほど敷居は高くないと筆者は感じている．検査の必要性を説明することで，言い出せなかった患者の本当の 病歴 を聴取できることもあるかもしれない．必要性を説明したうえで検査を行う姿勢が大事である．

> **Clinical Pearl**
> ➡ 伝染性単核球症をみたら，急性 HIV 感染症を疑う．
> ➡ 他の伝染性単核球症の原因ウイルスとの同時感染，あるいは交差反応をきたすことがある．

（羽田野義郎）

> **GM note**
> **G1 MSM（Men who have Sex with Men）**
> 男性と性的接触をもつ男性の総称．男性同性愛者，男性両性愛者，その他さまざまな理由で男性と性的接触をもつことのある男性を含む．国内の HIV 感染者の大部分を占める．
> **G2 先進国における A 型肝炎，赤痢アメーバ**
> 発展途上国では主に経口感染が原因となるが，日本を含む先進国での場合，経口感染だけでなく性感染症としての側面をもつ．

文献

1) Chu C, et al : Diagnosis and initial management of acute HIV infection. Am Fam Physician 81 : 1239-1244, 2010.
　＜急性HIV感染症についての総説．疫学，診断から初期マネジメントまで多岐にわたり記載されている＞
2) Naito T, et al : Causes of infectious mononucleosis-like syndrome in adult patients. Intern Med 45 : 833-834, 2006.
　＜伝染性単核球症と診断された患者の最終診断について検討した日本からの研究＞
3) Kahn JO, et al : Acute Human immunodeficiency virus type 1 infection. N Engl J Med 339 : 33-39, 1998.
　＜急性HIV感染症の総説．主な症状・検査所見の出現する割合も記載されている＞
4) Schippers EF, et al : A case of simultaneous primary HIV-1 and CMV infections. J Clin Virol 29 : 134-136, 2004.
　＜急性HIV感染症と同時期にCMV感染症も発症していたというケースレポート＞
5) 渡邊大，他：急性HIV感染症における他のウイルス感染症との関連性の検討．第25回日本エイズ学会学術集会・総会．pp2-23, 2011.
　＜急性HIV感染症診断時，EBV，CMVの血清診断との関係を検討した研究＞

System 2 | 理詰めで追い詰める感染症 8

There's no such thing as a FREE lunch!

Question & Answer

Q 「顔面神経麻痺」を疑った時に，とるべき身体所見は？
A 第7脳神経（CN Ⅶ）に沿った筋肉運動麻痺の有無です．主には前頭部にしわが寄るか，開眼できるか，口角の麻痺，鼻唇溝の消失があるか，などを診察します．

Keywords
- インフルエンザ
- 顔面神経麻痺
- Bell 麻痺
- 特発性
- 第7脳神経（CN Ⅶ）

Case 20歳代"キャバクラ"勤務女性の右顔面麻痺

- **患者**：20歳代，女性．
- **現病歴**：1月，来院7日前に38℃台の発熱と関節痛，くしゃみを認め近医を受診．インフルエンザ簡易キットにより「インフルエンザA型」と診断され，対症療法を受けた．来院1日前から右耳痛および右舌の温感低下，右顔面麻痺がみられ当院を受診．診察時，味覚の低下も訴えたが，その他の症状は認めなかった．職業は"キャバクラ"店（本人談）勤務．コンドーム使用によるボーイフレンドとの性行為歴があった．

身体所見上，右前頭部にしわ寄せと，右眼の閉眼が不能，右口角の麻痺を認めた．他の感覚異常は認められなかった．単純ヘルペスウイルス（HSV），Epstein-Barr ウイルス（EBV），サイトメガロウイルス（CMV），ヒト免疫不全ウイルス（HIV）などの血清学的検査を含めた検査結果は陰性であり，胸部X線，造影頭部MRIでも異常所見は認められず，「インフルエンザA型感染に伴う顔面神経麻痺」と診断．プレドニゾロンを7日間処方され，後遺症を残すことなく改善した．

疫学および臨床症状

日常診療において，「顔面神経麻痺」のケースは数多く経験される．疫学的には，顔面神経麻痺の発生率は10万人あたり20〜30例とされ，Caseのような患者に遭遇した場合，まずは顔面神経麻痺の「原因」を鑑別していくことになる．その原因は外傷・感染・代謝性・腫瘍性など多岐にわたるが（表1），約半数は突発性で「Bell 麻痺」と診断されているのが現状である[1]．

顔面神経麻痺の疫学的な発生率について，人種差・性別差・年齢差・季節・地理などにおける統一見解は存在しないが，妊娠期では3倍の罹患率が報告されている[2]．顔面運動麻痺は，神経障害発生直後からみられ，その解剖学的な障害部位によって損傷場所の推定が可能である（図1）．また，運動麻痺や組織病理学的な異常に加え，唾液分泌・流涙・味覚など第7脳神経（CN Ⅶ）の副交感神経線維の障害によるものもみられる．

表1 顔面神経麻痺の原因

突発性	感染性	血管性
□Bell 麻痺 □Melkersson-Rosenthal 症候群	□外耳炎 □中耳炎 □乳様突起炎 □水疱瘡 □ジフテリア □Ramsay Hunt 症候群 G1 □脳炎 □ポリオ（1 型） □おたふく風邪 □単核症 □ハンセン病 □インフルエンザ □コックサッキーウイルス □マラリア □梅毒 □破傷風 □結核 □ボツリヌス菌 □エンテロウイルス 70 □顎口虫症 □ムコール菌症 □Lyme 病 G2 □猫ひっかき病 □ヒト免疫不全ウイルス（HIV）	□異常 S 状静脈洞 □頸動脈瘤
先天性		**中毒性**
□外傷（巨大児，鉗子分娩） □筋緊張性ジストロフィー □Möbius 症候群 □遺伝性肥厚性神経障害 □片側顔面萎縮症 □Poland 症候群 □奇形 □大理石骨病 □硬化性骨異形成症 □13 トリソミー，18 トリソミー		□サリドマイド □エチレン・グリコール □アルコール □ヒ素 □一酸化炭素
		腫瘍性
		□良性の耳下腺病変 □コレステリン腫 □第 7 脳神経腫瘍 □頸静脈グロムス腫瘍 □白血病 □髄膜腫 □肉腫 □癌腫 □鼓膜血管腫 □外耳肝腺腫 □神経鞘腫 □奇形腫 □Langerhans 細胞組織球増加症 □線維性骨異形成 □神経線維腫症
外傷性		
□頭蓋骨底骨折 □中耳への鋭的外傷 □稲妻 □気圧外傷		
神経性		
□弁蓋部症候群 □Millard-Gubler 症候群 □アミロイドニューロパシー		
医原性	**自己免疫性**	**代謝性**
□下顎神経ブロック □抗破傷風血清 □狂犬病ワクチン □曝露後予防接種 □耳下腺の手術 □乳様突起の手術 □扁桃・アデノイド切除後 □イオントフォレーゼ □塞栓 □歯科施術	□側頭動脈炎 □血栓性血小板減少性紫斑病 □結節性多発動脈炎 □Guillain-Barré 症候群 □多発性硬化症 □重症筋無力症 □サルコイドーシス	□糖尿病 □甲状腺機能亢進症 □妊娠 □高血圧 □ビタミン A 欠乏症

GM note

G1 Ramsay Hunt 症候群
　水痘帯状疱疹ウイルス（VZV）の再活性化により起こされる聴覚異常であり，主に片側顔面麻痺，耳痛，外耳や耳管の症状がみられる[3]．Ramsay Hunt 症候群による顔面神経麻痺は，Bell 麻痺より重度であることが多く，全快する可能性も相対的に低いとされる．

G2 Lyme 病
　Lyme 病の流行地域において，小児における顔面神経麻痺の原因としては最も多くみられる原因である．特徴的な症状としては，顔面神経麻痺が出る前に，痛みのない顔面浮腫と発赤がみられる．

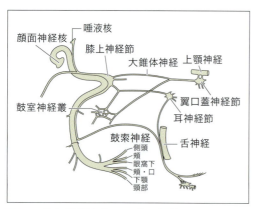

図1　第7脳神経（CN VII）の解剖

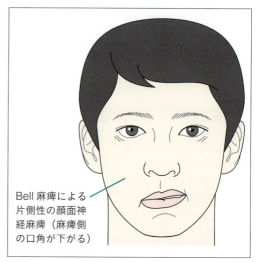

図2　典型的な顔面神経麻痺の特徴

◆System 2 診断でのポイント

　典型的な顔面神経麻痺は片側性であり，麻痺側の口角の下降がみられることが特徴である（図2）．そのため，System 1（直観的思考）で診断がつくことが多い．しかし前述のとおり，その原因は多岐にわたるため，正確な診断をつけるには，詳細な病歴と神経所見を記載し，またSystem 2（分析的思考）を用いた幅広い鑑別診断から1つずつ除外していく緻密な作業が必要となる．

　たいていの顔面神経麻痺患者は walk-in にて来院し，顔の筋力低下を訴える．顔面神経麻痺の診断は，熟達した医師であれば System 1 的に可能だが，できるかぎりの鑑別診断を思い浮かべ，丁寧な検索を行う必要がある．原因が特定できない突発性疾患である「Bell 麻痺」が最も多い頻度だが，あくまで除外診断であるため，表1に記載されている鑑別疾患を原則としてすべて否定しなければならない．だからといって，検査前確率を無視した"検査の絨毯爆撃"を行えばよいというわけではない．以下に，病歴と身体所見のポイントを押さえながら解説していく．

聴取すべき病歴

　いつ症状が始まり，それは「何時何分何秒に始まった」と言えるくらいの急性なのか，緩徐に進行したのかを含めて詳細な経過を明らかにする．「麻痺の場所と広がり具合」「増悪寛解因子」を含めた状況も忘れずに問診する．

　顔面神経麻痺は，顔の運動機能の低下という自覚しやすい症状であることから，患者も過去に遡って詳細な病歴聴取に協力してくれることが多い．例を挙げると，外傷の有無，四肢の運動・感覚障害，耳痛，発熱や咳など上気道症状のある人とのシックコンタクト，顔面の痛み，耳介を含めた皮膚所見の有無，海外渡航歴，ハイキングなどの野外活動，パートナーの健康状態と性別・人数・避妊の有無を含む性交渉歴を確認する．鑑別診断で想起されるその他の

とるべき身体所見

はじめに注目するのは，顔面神経 CN VII が分布する筋肉の運動機能であり，❶顔面の左右対称性，❷眉や口角の垂下，❸前額部の感覚低下，❹閉眼不能，などをチェックする．

次に，病歴と同様，鑑別診断を想起しながら，頭部の外傷，鼓膜の発赤・腫脹，口内・皮膚・外耳道の水疱・発疹，咽頭発赤・扁桃腺の滲出液，頸部のリンパ節腫脹，結膜充血，皮疹，遊走性紅斑，顔面の感覚低下や起立性低血圧にみられる末梢神経障害の症状の有無を確認する．

Case の診断プロセス

System 2 診断を軸に，冒頭 Case の診断過程を考察する．主症状が味覚低下と舌の温感低下，右顔面不動性麻痺であることから，典型的には Bell 麻痺を想起させる．しかし Bell 麻痺と確定するには，他の鑑別診断を 1 つひとつ否定していく作業が必要となる．患者背景は性活動の可能性が高い 20 歳代前半の女性であり，HIV・梅毒を含めた性感染症の可能性も考慮しなければならないが[4]，病歴は必ずしも性感染症を強く示唆するものではない．可能なかぎり無駄な検査を抑えるために，詳細な病歴と丁寧な身体所見から，前述の鑑別診断を「除外！除外！　また除外！」コレに限る．可能性が残る検査・血液検査・画像検査を行ったが，表1 に記載した鑑別診断は考えにくかった．

やはり，来院 1 週間前に，発熱・くしゃみ・関節痛という感冒症状を 3 日間認め，近医での検査結果で「インフルエンザ A 型」と診断されていたことが病歴上の特徴であり，今回の症状に関連するかに着目する．このような特徴的な病歴には，ヒントが隠れていることが多い．

インターネットの普及した昨今において，System 2 診断を戦略的に用いる場合には，文献や二次資料を十分に検討する．本 Case では，海外の文献には適当なものが見当たらず，古い本邦の文献 5 が見つかった．Bell 麻痺と診断された患者の顔面神経麻痺の原因が「ウイルス感染」であったとされており，292 例中 95 例（31.9％）に及んでいた[5]．またそのウイルス別割合を見てみると，「単純性疱疹」が 35 例，次いで「インフルエンザ A 型」が 25 例と多く，「帯状疱疹」が 21 例，「インフルエンザ B 型」が 14 例，「ムンプス」「アデノウイルス」が各 11 例と続いていた．二次資料の UpToDate® では，インフルエンザ B 型の記載はあるものの，A 型の記載はなかった．上記から，本 Case は「インフルエンザ A 型ウイルス感染に伴う顔面神経麻痺」と診断した．

顔面神経麻痺を呈する症例では，疫学の面からすぐに Bell 麻痺（タダ飯）と思いがちだが，丁寧な病歴聴取と身体診察を行い，そのタダ飯に飛びつかず，1 つずつ鑑別を除外しようとする試みが重要である（There's no such thing as a FREE lunch!）．

> **Clinical Pearl**
> ➡ 主症状の顔面麻痺だけにとらわれることなく，その他の臨床症状を丁寧に聞き出すことが重要である．

（宮内亮輔・和足孝之）

文献

1) Jackson CG, et al : The facial nerve ; current trends in diagnosis, treatment, and rehabilitation. Med Clin North Am 83 : 179-195, 1999.
   ＜顔面神経麻痺における Bell 麻痺の比率について書かれている＞
2) Hilsinger RL Jr, et al : Idiopathic facial paralysis, pregnancy, and the menstrual cycle. Ann Otol Rhinol Laryngol 84(4 Pt 1) : 433-442, 1975.
   ＜妊娠期の Bell 麻痺の罹患率について＞
3) Adour KK：Otological complications of herpes zoster. Ann Neurol 35(Suppl)：S62-64, 1994.
   ＜ Ramsay Hunt 症候群の代表的な症状について＞
4) Murr AH, et al : Association of facial paralysis with HIV positivity. Am J Otol 12 : 450-451, 1991.
   ＜ HIV による顔面神経麻痺について＞
5) 森弘，他：ウイルス感染よりみた突発性難聴．ウイルス感染とベル麻痺．耳鼻臨床 76（増 1）：462-469, 1986.
   ＜本邦で唯一，ウイルス感染とベル麻痺について調べられている文献＞

System 2 理詰めで追い詰める感染症 9

セックスと嘘とアノスコープ

Question & Answer

Q「直腸炎」の主症状は？ 診断は？ また，「性感染症診療」で重要なポイント5つは？

A 主症状は，直腸から肛門にかけての疼痛，しぶり腹，膿性もしくは血性の分泌物です．診断には肛門鏡検査が有効．膿のグラム染色における多核白血球は特徴的な所見です．
性感染症診療のポイントは，❶セックスに関する詳細な問診，❷患者の性的活動について思い込みをしない，❸一期一会，❹HIV（ヒト免疫不全ウイルス）検査を勧める，❺パートナーの受診を勧める，です．

Keywords
→ 直腸炎
→ 性感染症
→ 肛門鏡

Case 挿入される側のアナルセックスの2日後に出現した肛門痛

- **患者**：20歳代，男性．MSM（men who have sex with men）．
- **主訴**：肛門痛，しぶり腹，肛門からの膿性分泌物．
- **既往歴**：5年前に急性HIV感染症．
- **家族歴**：特記すべきことなし．
- **現病歴**：5年前より抗HIV療法を導入．以降，良好な経過であった．直近のCD4値は350/μL，HIVウイルス量は検出限界値未満．コンドームを使った挿入される側（receptive）のアナルセックスを経験した2日後，肛門痛が出現し，次第に増強．排便時痛，しぶり腹あり．便周囲の白色の付着物に気づいた．立位で疼痛増強．1週間後に来院した．
肛門鏡検査を実施したところ，直腸内に黄白色の分泌物を認め（図1），グラム染色にて多核白血球および白血球に貪食されたグラム陰性双球菌を認めた（図2）．「淋菌性直腸炎」を疑い，同日セフトリアキソン1gを点滴静注．
膿汁の淋菌SDA（strand displacement amplification：核酸増幅検査）陽性，クラミジア・トラコマチスSDA陰性．培養検査は常在菌のみ，淋菌陰性．
受診5日後の再診では，症状の改善が得られていた．

直腸炎とは，日本性感染症学会ガイドライン[1]によれば「種々の原因による直腸粘膜の炎症であり，排便時の疼痛あるいは違和感や，時に便中粘液や膿，血液を認める病態を指す」とされている．直腸粘膜（肛門縁から10～12 cm）に限局する炎症であり，本性を疑う症状として，テネスムス（しぶり腹），排便時痛，血便，膿粘血便が挙げられている．海外の文献には，次のように記載されている．

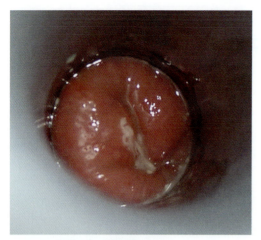

図1　肛門鏡による直腸粘膜

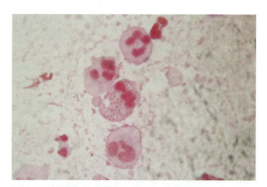

図2　直腸内分泌物のグラム染色像

- 直腸肛門の疼痛，粘液膿性，血性の分泌物を伴う．通常，テネスムス（しぶり腹）や便秘を認める．肛門鏡にて，粘膜に分泌物や易出血性を認める[2]．
- 直腸の炎症（遠位10〜12 cm）で，直腸肛門の疼痛，テネスムス，直腸からの分泌物を認める[3]．統合すると，「排便時にかかわらず直腸から肛門にかけて疼痛があり，しぶり腹や，膿性もしくは血性の分泌物を認める」場合は本症を疑うべきである，となる．

「性感染症」としての直腸炎

　直腸炎は幅広い疾患概念であり，感染症以外の理由によるものも含まれる（潰瘍性大腸炎の直腸型，放射線直腸炎など）．本項では，「性感染症」による直腸炎をとり上げたい．

頻度

　性感染症としての直腸炎は，「挿入される側のアナルセックス」と関連している．無症候性の直腸炎も存在する．わが国の2016年における新規HIV/AIDS（後天性免疫不全症候群）報告数の67％は「MSM」における感染であり，詳細な頻度は不明であるが，HIV診療現場において直腸炎は珍しくない．

　アナルセックスは，男性同性間のみならず，異性間においても行われる．感染症診療においては，患者の性別・年齢にかかわらず，性的指向や性的活動に関する仮定は禁物である．

原因となる病原体

　性感染症による消化管症状の分類を，表1に示す．性感染症としての直腸炎は，通常receptiveのアナルセックスにおける病原体のdirect inoculationによる感染であり，淋菌，クラミジア・トラコマチス，単純ヘルペスウイルス，梅毒トレポネーマが原因微生物である．

　一方，直腸から結腸に及ぶ炎症は，糞口感染による感染が主体であり，赤痢アメーバ，ランブル鞭毛虫，赤痢菌，カンピロバクターなどが原因微生物であり，性交渉によって感染しうるが，直腸炎とは区別される．

表1 性感染症による消化管症状の分類

	腸炎 (enteritis)	直腸結腸炎 (proctocolitis)	直腸炎 (proctitis)
炎症部位	結腸もしくは小腸，もしくはその両方	直腸から結腸 (肛門縁から12 cm以上を超える)	直腸に限定 (肛門縁から10〜12 cm)
感染経路	糞口感染	糞口感染	direct inoculation
症状	下痢，腹痛	直腸炎，下痢，腹痛	直腸から肛門にかけての疼痛，テネスムス，直腸からの分泌物
原因微生物	ランブル鞭毛虫，カンピロバクター，サルモネラ	カンピロバクター，赤痢菌，赤痢アメーバ，LGVクラミジア	淋菌，クラミジア・トラコマチス(LGVクラミジアを含む)，梅毒トレポネーマ，単純ヘルペスウイルス

(Kasper DL, et al : Harrison's Principles of Internal Medicine,19th ed. pp881-882, McGraw-Hill Professional, New York, 2015.
Centers for Disease Control and Prevention : Sexually Transmitted Diseases Treatment Guidelines, 2015. MMWR Recomm Rep 64(RR-03) : 100-101, 2015. より改変)

聴取すべき病歴

　セックスに関する問診は，医療者側の躊躇・患者側の羞恥心の双方が存在し，容易ではない．自身も日々迷っているのが実情であることを認めたうえで，筆者の経験を共有したい．
　直腸炎に限らず，性感染症を疑う場合，まず診察室内のプライバシーを確認したうえで，「セックスの相手は，女性ですか，男性ですか，もしくは両方ですか？」と聞くことにしている．

◆「最後の性交渉」について何を聴くか

　次に，症状が出現する前の「最後の性交渉」の内容について，詳しく問診する．問診の内容は，次のとおりである．
❶「アナルセックス」はあったか．挿入される側か，挿入する側か，もしくは両方か．その際，コンドームは使われたのか．射精を伴ったか．
❷「オーラルセックス」はあったか．挿入される側か，挿入する側か，もしくは両方か．その際，コンドームは使われたのか．射精を伴ったか．
❸相手は，いつもの相手か(パートナー，セックスフレンドを含む)，初めての相手か(たいていはゆきずり)，セックスワーカー(風俗，ウリ専)か．パートナーがいる場合，パートナー以外との性交渉があるか．

　必ずしも，直腸炎に関連した性交渉と，最後の性交渉が一致しないこともあるが，こうした問診から，患者のセックスのスタイルがおぼろげに把握でき，疑う病原体によって，さらに問診を深めていけばよい．
　また，性的暴行が関連している可能性を，頭の片隅に留めておく必要がある．

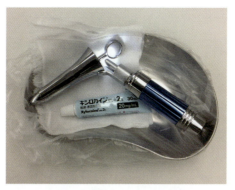

図3 当院で肛門鏡を実施する際のセット

　読者の多くは異性愛者と思われるが，MSMのセックスについてわからないことがあったら，率直に患者に尋ねればよい．

とるべき身体所見

　前述の症状によって直腸炎が容易に疑われる場合もあるが，患者自身が直腸・肛門の症状をはっきりと表明できないことがある．それは，患者自身が症状をどのように説明してよいかわからない場合と，患者に羞恥心がある場合の両方がある．「なんとなく下のほうが痛い」「下痢が続く」「痔だと思うけれど，血が出る」．これらは，いずれも当院で直腸炎と診断した症例の主訴である．問診において患者の説明が要領を得ない場合は，本症を疑う鍵の1つである．

◆下半身の診察

　腹部の診察を行った後，"下半身"の診察に移る．下半身の診察は説明や衣服の着脱を含め煩雑であるが，性感染症を疑う場合には，ぜひ「性器」と「肛門」の診察を実施していただきたい．もちろん，女性患者の場合は女性看護師に介助に入ってもらうべきであり，患者が男性で医師が女性の場合も看護師の介助が望ましい．
　いよいよ直腸炎を疑う場合，「直腸診」を行い，疼痛・熱感・腫瘤の有無，グラブ上の血液や膿の付着の有無を確認したうえで，「肛門鏡（アノスコープ）」を実施する．肛門鏡の詳細な操作は他著に譲るが，手技そのものは比較的簡単で，検体を採取する際には必須であり，本症を疑った場合，経験のない読者にもチャレンジされることを勧めたい．

◆「肛門鏡」での視診

　肛門鏡にはいくつか種類があるが，当院ではスリットのない筒型肛門鏡およびLEDライトがついた肛門鏡グリップを用いている(図3)．グリップ型の照明器具がない場合は，頭部にベルトで装着するLEDライトを用いればよい．
　潤滑剤を多く使い，ゆっくり挿入することで，ほとんどで実施可能であるが，患者の疼痛が強い場合は，直腸診を再度ゆっくり行ってほぐす（患者に声かけをしたり，差し障りのない冗談でリラックスさせることも有効）．それでも疼痛が強い場合は，観察できるところまでに留める．

肛門鏡を挿入後，内筒を外し，ゆっくりと引きながら直腸から肛門粘膜を観察する．易出血性や petechiae（点状出血），膿や分泌物，潰瘍の有無を観察する．問診時に必要と予見された診察器具および検体容器を診察室内に準備しておき，膿や分泌物がみられた場合はその場で検体を採取し，患者の衣服を脱がせたまま放置してはならない．

行うべき検査

◪ 膿・分泌物があったら

肛門鏡で膿や分泌物を認めた場合，片手で肛門鏡を操作しながら，もう一方の手でスワブにて検体を採取する．検体は，グラム染色や培養検査に提出する．腸内細菌と区別するため，目的菌(淋菌など)を明記する．

グラム染色にて「多核白血球」を認めた場合は，本症の特徴的な所見である．

「淋菌性」もしくは「クラミジア性」直腸炎が疑われる場合，直腸ぬぐい液の核酸増幅検査が診断に有効であるが，わが国においては保険適用がない点に注意が必要である．

◪ 潰瘍があったら

潰瘍を認めた場合，鑑別疾患として「梅毒」「単純ヘルペスウイルス感染症」のほか，AIDS 症例では「サイトメガロウイルス感染症」を疑う．

海外では，MSM における鼠径リンパ肉芽腫性クラミジア〔lymphogranuloma venereum（LGV）Chlamydia〕による直腸炎のアウトブレイクが報告されている．「クラミジア・トラコマチス」のうち，血清型 L1・L2・L3 による感染症であり，潜伏期は 3～30 日間で，古典的な症状は侵入部の潰瘍，鼠径リンパ節腫大と膿瘍化であるが，海外の MSM で増加しているものは「直腸炎」を主症状とする[4]．わが国の MSM における発生は報告されていない．

なお，肛門鏡のみで，「腸炎」「直腸結腸炎」「直腸炎」の 3 者を区別することは困難であり，必要に応じて血液検査や下部消化管内視鏡検査，検便の追加を検討する．

治療とマネジメント

◪ 抗菌薬治療

直腸炎の治療選択は，原因となる病原体によって異なるものの，診療現場では empirical（経験的）治療を選択せざるをえないことが多い．

米・Centers for Disease Control and Prevention は，empirical 治療として「セフトリアキソン 125 mg×単回筋注＋ドキシサイクリン 100 mg 1 日 2 回×7 日間内服」を推奨している．わが国においては，「セフトリアキソン 1 g 点滴静注＋ドキシサイクリン内服」が現実的な選択であろう．「単純ヘルペスウイルス感染症」が疑われれば，抗ウイルス薬の投与もしくは併用を検討する．確定診断が得られれば，治療を狭める．

◆その時できることはやり尽くして

1週間以内に再診させ，経過観察を行う．またHIV感染の有無が不明であれば，積極的にHIV検査を勧奨していただきたい．患者から「パートナー」にも医療機関を受診するよう伝えてもらうことは，公衆衛生上重要である．

ただし，性感染症の現場では，患者は症状が改善すると二度と現れないことが珍しくない．性感染症診療は「一期一会」であると肝に銘じ，その場でできることはやり尽くすことが肝要である System 2．

本Caseにおいては，肛門鏡下における観察と膿の検査により，「淋菌性直腸炎」と診断できた．直近のアナルセックスにおけるコンドーム不使用は否定されたが，コンドームが正しく装着されていれば，淋菌性直腸炎に罹患する可能性は低い．患者本人が，医療者からの批判を恐れ，嘘をついているか，もしくは本人が知らずに相手がコンドームを外していた可能性もある．「もし患者の立場だったら」と想像していただければ，無理もないことであるとおわかりいただけよう．

われわれは与えられた情報を最大限活用し，ベストのケアにつなげる努力をするのみである．「肛門鏡」は簡単な手技で患者への負担が少なく，直腸炎が疑われた場合は，経験がなくとも，他科から借りるなどして，ぜひ実施していただきたい．

Charisma's Pearl

➡「性感染症」が疑われたら，患者のプライバシーに十分配慮しつつ，「最後の性交渉」について詳細に問診を．わからないことがあったら，患者に率直に聴くこと．

➡「直腸炎」が疑われたら，直腸診のみならず「肛門鏡」をぜひ実施して．

➡性感染症診療は「一期一会」．その時できることはやり尽くせ．HIV検査を勧めよう．

（井戸田一朗）

文献

1) 日本性感染症学会：性感染症 診断・治療 ガイドライン 2016. 日本性感染症学会誌 27(1)：Supplement, 2016.
　＜直腸炎の鑑別疾患や原因微生物，診断に関する記載がある＞
2) Kasper DL, et al：Harrison's Principles of Internal Medicine, 19th ed. pp881-882, McGraw-Hill Professional, New York, 2015.
　＜直腸炎のetiology，症状，診断，治療，鑑別疾患に関し，コンパクトに記載されている＞
3) Centers for Disease Control and Prevention：Sexually Transmitted Diseases Treatment Guidelines, 2015. MMWR Recomm Rep 64(RR-03)：100-101, 2015.
　＜性感染症による消化管症状を分類し，主に直腸炎のetiology，症状，診断，治療が網羅されている＞
4) Stoner BP, et al：Lymphogranuloma Venereum 2015：clinical presentation, diagnosis, and treatment. Clin Infect Dis 61(Suppl 8)：S865-873, 2015.
　＜MSMにおけるLGVクラミジアによる直腸炎のレビュー＞

System 2 理詰めで追い詰める感染症 ⑩

祇園にて 耳をすませば 三味の音

Question & Answer

Q マイコプラズマ肺炎の胸部所見とは？

A 所見に乏しく，crackles は過半数には聴取されないとされますが，下肺野での late inspiratory crackles は比較的特徴的であり，思い切り深呼吸してもらって初めて聴取できることがあります．また，初診時に聴取できない場合でも，再診時にわずかな crackles が聴取できることもあり，繰り返し丁寧に聴診することが大切です．

Keywords
- マイコプラズマ肺炎
- 非定型肺炎
- late inspiratory crackles

Case 急性発症のせき・はな・のど症状および発熱で受診した生来健康な若年女性

- **患者**：生来健康な 34 歳，女性．
- **主訴**：発熱，頭痛，咳嗽
- **現病歴**：4月上旬．X−3日から鼻汁，咽頭痛，咳嗽および 37.4℃の発熱があり，A 診療所を受診した．PL 顆粒，メジコン®，SP トローチ，イソジン®うがい薬が処方された．しかし，夜間の咳嗽がつらく眠れなかったため，翌日（X−2日）に再度 A 診療所を受診した．肺音やレントゲンには異常がないといわれ，クラリス®，ツロブテロールテープ，ロキソニン®，ムコスタ®が処方された．しかし 38℃前後の発熱，頭痛，咳嗽（乾性）がおさまらず，X 日に B 診療所を受診した．夫，3 歳女児（幼稚園児）と生活している．来院時血圧 102/58 mmHg，脈拍 90 回/分，体温 38.2℃，呼吸数 24 回/分，SpO_2 98％．受け応えははっきりしているが，呼吸数はやや速く少しつらそうである．咽頭は軽度発赤．頸部リンパ節腫脹なし．深吸気時に右下肺で late inspiratory crackles がわずかに聴取する．採血では白血球の上昇はなく，CRP 5 台であった．レントゲンでは右下肺にわずかなすりガラス影を認めた．5％高張食塩水の吸入後になんとか喀出した喀痰のグラム染色では，好中球は認めるものの細菌は認めなかった．娘が 2 週間前に同様の症状を呈していたこと，非定型肺炎スコア G1 を参考にし，マイコプラズマ肺炎を強く疑い，ドキシサイクリンで外来治療したところ症状は発熱，咳嗽は速やかに軽快した．マイコプラズマ抗体 PA 法を用いてペア血清で診断確定した

　生来健康な若年女性の症例で，3 日前から感冒症状を認めている．しかし，3 日間続く発熱や頻呼吸はかぜらしくない．全体像 System 1 からは，鑑別上位に非定型肺炎，特にマイコプラズマ肺炎を考えるが，これを理詰めで証明していきたい System 2 ．

疫学を参考にする

　Mycoplasma 属に分類される菌種は100種類にのぼるが，ヒトに病原性を示すものは一部に限られており，マイコプラズマ肺炎といえば通常 *M. pneumoniae* 感染による肺炎を指す．本菌は市中肺炎において頻度の高い原因菌であり，全体の約1割を占める．また，通常の細菌性肺炎と異なる特徴をもつために，非定型肺炎に分類される G1．比較的若年者に発症する傾向があり，わが国では8割以上が14歳以下であるが，全年齢を通して発症しうる．一般的なウイルス性気道感染症の潜伏期間が1〜3日程度であるのに対し，本疾患では2〜3週間程度と長い．秋から冬にかけて流行するといわれるが，1年を通して感染しうる．また飛沫感染でヒトからヒトへと伝播し，学校など集団生活でのアウトブレイクがみられる．本症例では，基礎疾患のない比較的若年者，シックコンタクトが確認された．

聴取すべき病歴

　今回の症例は気道症状がメインであるが，上気道炎のみなのか，それとも肺炎にまで至っているのかを見極めたい．また，上気道症状を伴うが，かぜ症候群にしては general appearance がややシックで頻呼吸があり，3日以上も高熱が持続している．マイコプラズマ肺炎の一般的な経過を示す (図1)[1]．

　上述のとおり，マイコプラズマ肺炎は非定型肺炎の一種である．通常の細菌性肺炎は急性発症し，数日の経過で急速に増悪するものがほとんどであるが，マイコプラズマ肺炎はそれに比し，急性発症であるものの，比較的緩徐な経過（急性〜亜急性）をたどる．一般的に重症化は稀で，市中肺炎のなかで最も死亡率は低いとされており[2]，たいていは自然軽快する．また，鼻汁・咽頭痛などの上気道炎を疑わせる症状で始まり，たいていそれのみで終わるが，5〜10％は下気道炎（気管支炎や肺炎）に至り，1〜2日の経過で乾性咳嗽は徐々に悪化する[3]．上気道症状を伴うという特徴は，通常の細菌性肺炎と異なる重要な点である．通常，鼻汁・咽頭痛などの上気道症状があれば肺炎の可能性は下がり，むしろ，かぜ症候群の印象を受けてしまうので注意が必要である．*M. pneumoniae* は上・下気道の上皮細胞に影響し，一見ウイルスのような

GM note

G1 非定型肺炎

　1940年代前半にスルホンアミドやペニシリンが臨床で使用されるようになったが，これらに反応しない肺炎や，喀痰グラム染色・培養によって同定できない肺炎が存在し，これらは「非定型肺炎 (atypical pneumonia)」と呼ばれるようになった．後に微生物学や検査技術などの発展に伴い，それらが各種ウイルス，*M. pneumoniae*, *Legionella spp.*, *Pneumocystis jirovecii* などの病原微生物によるものと同定されるに至った[3]．なお，本文献（文献3）には現在もルーチンの喀痰検査で容易に同定できないものを非定型肺炎と称するとの記載があるが，一般的には *M. pneumoniae*, *Chlamydophila pneumoniae*, *Legionella spp.* による肺炎を非定型肺炎と呼ぶことが多い．これらに人畜共通感染症の *Chlamydia psittaci*（オウム病），*Coxiella burnetii*（Q熱）および *Francisella tularensis*（野兎病）などを加える場合もある．「非定型肺炎」とひとくくりにされているが，それぞれの肺炎が独自の特徴をもつことに注意が必要である．特にレジオネラ肺炎は重症化しやすく別格として考えるほうがよい．

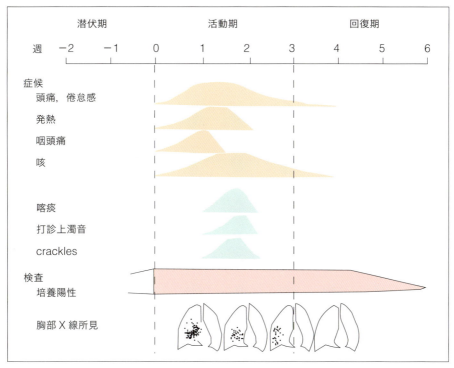

図1 マイコプラズマ肺炎の臨床経過
(Denny FW, et al : Mycoplasma pneumoniae disease : clinical spectrum, pathophysiology, epidemiology, and control. J Infect Dis 123 : 74, 1971. より改変)

ふるまいをみせる G2．ただし，気管支炎や肺炎に至っている場合は，通常鼻汁や咽頭痛よりも咳症状が強い（それに比し，鼻汁・咽頭痛・咳が同時期に同程度生じる場合は，典型的なかぜ症候群といえる）．また，罹患初期の喀痰を伴わない咳嗽（乾性咳嗽）もマイコプラズマ肺炎の特徴であり，非定型肺炎スコアの1項目となっている(表1)[4]．そして時間経過とともに，徐々に喀痰を伴うようになる．マイコプラズマ肺炎では頭痛・筋肉痛などの全身症状を伴うことも多い．しつこい咳により胸部筋肉痛は生じるが，胸膜痛は生じにくいといわれる．そのほか，細菌による直接的な障害あるいは免疫機序による障害によって，呼吸器外の臓器障害を合

> **GM note**
>
> **G2** ***M. pneumoniae* 呼吸器感染症**
> 　*M. pneumoniae* 呼吸器感染症では，頑固な乾性咳嗽(nonproductive cough)を75〜100％の確率で認めるが，実際に肺炎に至るのは3〜10％程度であるといわれる[5]．上気道炎はもちろんのこと，気管支炎においても抗菌薬投与で咳が改善したり罹患期間を短くしたりする根拠はなく，自然治癒してしまうため抗菌薬投与は原則不要である．それにもかかわらず，亜急性咳嗽などに漫然とマクロライド系抗菌薬を投与されているケースは多く，結果，日本を含めたアジアを中心にマクロライド耐性マイコプラズマが増加している．一方で，たとえば受験直前の学生などが罹患した場合など，「マイコプラズマ気管支炎に抗菌薬を使用する必要はない」と頭ごなしに切り捨ててしまいがたい場合も確かにある．いずれにしても「マイコプラズマ」は病名ではない．マイコプラズマ肺炎なのか，気管支炎なのかを区別し，抗菌薬を適切に処方したいものである．

表1 細菌性肺炎と非定型肺炎の鑑別

1. 年齢60歳未満
2. 基礎疾患がない，あるいは軽微
3. 頑固な咳がある
4. 胸部聴診上所見が乏しい
5. 痰がない，あるいは迅速診断法で原因菌が証明されない
6. 末梢血白血球数が10,000μL未満である

- 上記6項目を使用した場合：
  - 4/6項目以上の合致→非定型肺炎疑い，3/6項目以下→細菌性肺炎疑い
  - 4項目以上満たす場合→非定型肺炎である感度は77.0%，特異度は93.0%（陽性尤度比11，陰性尤度比0.25）
- 1〜5までの5項目を使用した場合：
  - 3/5項目以上の合致→非定型肺炎疑い，2/5項目以下→細菌性肺炎疑い
  - 3項目以上満たす場合→非定型肺炎である感度は83.9%，特異度は87.0%（陽性尤度比6.45，陰性尤度比0.19）

ここでいう非定型肺炎は，M. pneumoniaeとC. pneumoniaeの2菌種による肺炎のみを指し，レジオネラ肺炎などは含めずに作成されていることに注意が必要．

〔日本呼吸器学会「呼吸器感染症に関するガイドライン作成委員会」（編）：成人市中肺炎診療ガイドライン，2007. より〕

表2 マイコプラズマ肺炎の症状

- 上気道炎（鼻炎，扁桃腺炎，咽頭炎，鼓膜炎，中耳炎）：鼻汁，鼻閉，咽頭痛，頑固な乾性咳嗽，耳痛
- 下気道炎（喉頭炎，気管支炎，肺炎）：呼吸困難，乾性咳嗽（時間が経つと喀痰がみられるようになる），喘鳴
- 比較的よくみられる全身症状：発熱，全身倦怠感，頭痛，筋肉痛，関節痛
- 稀な全身合併症：

神経病変：脳症，無菌性髄膜炎・脳炎，小脳失調，横断性脊髄炎，Guillain-Barré症候群，多発性神経根炎，末梢神経障害，視神経炎，脳神経麻痺，脳卒中，SIADH
腎障害：糸球体腎炎，尿細管間質性腎障害，腎不全，IgA腎症
皮膚病変：多形性滲出性紅斑，Stevens-Johnson症候群，TENなど多岐にわたる
眼病変：結膜炎，前部ぶどう膜炎，網膜炎，網膜出血，虹彩炎，視神経乳頭浮腫
筋骨格系：関節痛，化膿性関節炎，筋肉痛，急性横紋筋融解症
血液病変：溶血性貧血，再生不良性貧血，DIC，TTP
心血管病変：心膜炎，心筋炎，蕁麻疹様血管炎，白血球破壊性血管炎，アレルギー性肉芽腫性血管炎，Raynaud現象
消化管病変：下痢症，胆汁うっ滞性肝炎，膵炎

（Mansel JK, et al：Mycoplasma pneumoniae pneumonia. Chest 95：639-646, 1989. より）

併することもあるが頻度は低い(表2)[5]．

　また，症状以外からのアプローチとして，細胞壁合成阻害作用をもつβラクタム系抗菌薬で改善しない（M. pneumoniaeは細胞壁をもたないため）という病歴も重要なヒントになる．近年はマクロライド耐性菌も増加しているため，これらに効果がない場合も除外はできない．

　鑑別は，主に急性〜亜急性咳嗽（あるいは慢性咳嗽の初期）を呈する呼吸器疾患がメインであ

る．すなわち，インフルエンザをはじめとするウイルス性上気道炎や気管支炎，そして非定型肺炎を含めた市中肺炎などである．咳嗽が長引き亜急性経過となってくると，気管支炎後遷延性咳嗽のほか，百日咳，肺結核，咳喘息なども鑑別にあがる．稀ではあるが，全身合併症を生じている場合にはさらに鑑別が複雑になる．

　冒頭の Case に戻ると，咳嗽のほかに鼻汁・咽頭痛があり，一見，ウイルス性上気道炎にみえる．しかし，かぜ症候群にしては高熱が続いており（基本的に高熱が3日以上続く場合は"かぜ"じゃない！），頻呼吸があるため，上気道炎のみではなく肺炎に至っているのではないかと考えた．さらに生来健康な若年者の上気道症状を伴う乾性咳嗽であるため，非定型肺炎の可能性を考えた．その鑑別として，シックコンタクトの確認以外に動物飼育・接触歴（オウム病，Q熱），温泉・24時間風呂などの利用（レジオネラ症）なども確認し，これらについては問題なかった．

とるべき身体所見

　まず，呼吸回数の増加，SpO_2 低下，努力様呼吸，チアノーゼなどの呼吸不全のサインがないか確認する．また，通常，マイコプラズマ肺炎では比較的徐脈は出現しないため[6]，他の非定型肺炎との鑑別に利用しうる．

　非定型肺炎は「患者の訴えに比し，身体所見に乏しい」といわれ，聴診で明らかな所見がないことがある．実際にわが国の非定型肺炎スコアでも「胸部聴診上所見が乏しい」が項目の1つに挙げられている．その理由は，非定型肺炎の過半数が crackles を聴取しないことだけではなく，crackles が吸期全体で聴取できるのではなく，深吸気時の吸期終末でのみ聴こえる場合が多々あることが大きな原因となっていると思われる．crackles を聴取するタイミングによって，細菌性肺炎と非定型肺炎（主にマイコプラズマ肺炎）を鑑別する手がかりになるという報告もある[7]．細菌性肺炎における pan-inspiratory crackles（表3）[8] は感度83.1％，特異度85.7％，陽性尤度比8.1，陰性尤度比0.5であり，非定型肺炎における late inspiratory crackles は感度66％，特異度91％，陽性尤度比7.4，陰性尤度比0.4であった．また同報告によると，細菌性，非定型で crackles を聴取しないものがそれぞれ41.0％，57.8％であり，crackles が聴取されるもののうち，ほとんどが胸部上方ではなく下方で聴取されたという結果であった．ただし健常人でも crackles を聴取することがあるので注意する．

　また，病歴で肺炎が疑われるにもかかわらず，crackles が聴取されないことは多々あるが，注意深く聴取すると肺胞呼吸音が片側のみ減弱していることはよく経験される．そのほか，異

GM note

健常人の crackles

安静呼吸から深呼吸への移行時や，最大呼出直後の聴診では，健常人でも数10％に crackles が聴取できるといわれている（高齢者に多く，若年者で少ない）．crackles が虚脱肺に吸気が流入する際に発生するためである．しかしこの場合，数回の深呼吸や咳払いにより消失し，再現性は乏しい．また，背部下肺野に late-inspiratory crackles を聴取することはあるが，通常，健常人の場合は呼吸音の左右差はない．したがって，異常かどうかは再現性や左右差にも注意を払う必要がある．

表3 聴取する phase による crackle（断続性ラ音）の分類

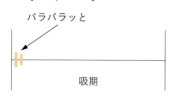

early inspiratory crackles

- 短く，吸期初期にわずかに聞こえる
- 背下部に多く，口元でも聴取される
- 細気管支レベルの分泌物，呼期末に虚脱した細気管支が呼期初めに再び開く時の音を反映する

〔疾患〕
　COPD（肺気腫など），気管支喘息

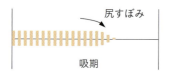

early 〜 mid. inspiratory crackles

- pan − insp.cr. に似るが，吸期末に急に尻すぼみになる
- 気管支レベルの分泌物と開口音を反映する

〔疾患〕
　気管支拡張症，急性/慢性気管支炎

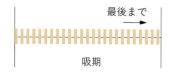

pan（holo）-inspiratory crackles

- ≒ coarse crackles（粗な──）
- 比較的低音で，吸期の最後までブツブツと聴取される
- 肺胞レベルでの病変を反映する

〔疾患〕
　肺炎，肺水腫

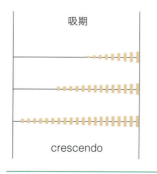

late inspiratory crackles

- 吸期後半に向けて漸増する（crescendo）
- 吸期のはじめから聞こえることもあるし，途中や吸期末から始まることもある
- 大きく吸気をさせると聴きやすい
- 肺間質レベルの病変を反映する（肺胞隔壁，リンパ管周囲など）

〔疾患〕
　種々の間質性肺炎
　肺の間質浮腫（心不全など）
　細菌性肺炎の回復期，治癒後
　マイコプラズマ肺炎（35％で聴取）

（藤本卓司：感染症レジデントマニュアル，第2版．pp92-93，医学書院，2013．より）

常な部位での気管支呼吸音，ヤギ音，声音振盪，打診上の濁音などで左右差を確かめる．これらの胸部所見は組み合わせて使うことで威力を発揮するので，crackles が聴取されなくても強く肺炎を疑う場合は積極的に所見をとりにいくべきである．ただし，これらの所見は主に実質性病変（肺胞の含気が乏しく，胸壁に音が伝わりやすい状態）の場合に生じるため，気管支肺炎パターンで進展していくマイコプラズマ肺炎では，特に病初期には所見が現れにくい（マイコプラズマ肺炎は，主に細気管支炎を呈し，管腔内への好中球優位の滲出液と細気管支壁への炎症細胞浸潤が特徴である．隣接する肺実質へ拡大し，細気管支周囲の炎症から小葉性あるいは区域性の硬化影となっていくという特徴のため，ごく初期には実質性病変がみられるとは限らないためと思われる）．実際，非定型肺炎では細菌性肺炎に比し，気管支呼吸音が聴取できる頻度は有為差をもって低いという報告もある（55.6% vs 17.8%）[9]．また crackles は散らばった

ようにさまざまな部位で聴取されたり，気管支の狭窄を反映して限局する wheeze や rhonchi を認めたりすることもある．

非定型肺炎スコアの「胸部聴診上所見が乏しい」は診察者の主観による．"明らかな crackles は聴取できないが肺炎を強く疑う時"には「そこに異常所見があるはずである」と考え，異常所見を探しにいく姿勢が肝要である．

また，今回はチェックしなかったがクラミドフィラ肺炎との鑑別を行うこともある．臨床症状は酷似しているが，マイコプラズマ肺炎のほうが上気道症状や下痢などの消化器症状を合併しやすいという特徴があり，喉頭炎を伴い嗄声を認める場合はクラミドフィラ肺炎を考慮する[6]．

ところで，前述のとおりマイコプラズマ肺炎は通常自然軽快し，重症化することは少ないため，「何を血まなこになってまで診断にこだわっているのだ」と言う意見もあるかもしれない．非定型肺炎を初期治療としてカバーしてもしなくても死亡率に有意差はないという報告[10]もたしかに存在する．*M. pneumoniae* が通常培地では検出されないこと，PCR 法や LAMP 法が存在するが現時点で広く利用されているわけではないこと，一般的にはペア血清での診断が必要となること（症状が改善しているにもかかわらず，もう一度採血するために受診しなければならないという患者側の手間が発生してしまうこと）など，検査法が簡便でないという問題もある．しかし，「マイコプラズマ肺炎疑い」に対し診断の努力を怠り，何となく治療していたら何となく改善したというプラクティスを繰り返してしまうと，「マイコプラズマ肺炎」のもつ臨床像をいつまでたっても経験値として蓄積できないことになる．プレゼンテーションのバリエーションが豊富なマイコプラズマ肺炎を電光石火で鑑別に挙げるためには，日頃から基本に忠実な問診・身体診察を行い続け，診断しようとする努力を怠らないことが重要であると考える．

最後にマイコプラズマ肺炎の特徴について簡単にまとめる．
- 上気道症状を伴う急性発症し，比較的緩徐な経過を辿る肺炎である．
- 全年齢を通して発症しうるが，特に若年者に発症しやすい．
- 上気道炎，気管支炎から肺炎に進展する場合がある．
- 重症化は稀であり，たいていは自然軽快する．
- βラクタム系抗菌薬は奏功しない．マクロライド系も効果がない場合がある．
- 過半数に crackles を聴取せず，聴こえたとしても深吸気でやっと聴取できる late inspiratory crackles である．

● **タイトルの種明かし**

タイトルは「祇園を歩いていると，よくよく耳をすませば，舞妓さんの奏でる三味線の音が聴こえてくるかもしれません」ということで「マイコプラズマ肺炎の胸部聴診の繊細さ」と掛けてみました．お後がよろしいようで．

> **Clinical Pearl**
> ➡ 一見典型的なかぜのようにみえても，3日以上の発熱，頻呼吸，late inspiratory cracles などがあればマイコプラズマ肺炎を疑え！

(北　和也)

文献

1) Denny FW, et al：Mycoplasma pneumoniae disease：clinical spectrum, pathophysiology, epidemiology, and control. J Infect Dis 123：74, 1971.
2) Fine MJ, et al：Prognosis and outcomes of patients with community-acquired pneumonia. A meta-analysis. JAMA 275：134-141, 1996.
3) Mandell GL, et al：Mandell, Douglas & Bennett's Principles and practice of infectious disease, 7th ed. Churchill Livingstone, 2010.
4) 日本呼吸器学会「呼吸器感染症に関するガイドライン作成委員会」(編)：成人市中肺炎診療ガイドライン，2007.
5) Mansel JK, et al：Mycoplasma pneumoniae pneumonia. Chest 95：639-646, 1989.
6) Cunha BA：The atypical pneumonias：clinical diagnosis and importance. Clin Microbiol Infect 12 (Suppl 3)：12-24, 2006.
7) Norisue Y, et al：Phasic characteristics of inspiratory crackles of bacterial and atypical pneumonia. Postgrad Med J 84：994 432-436, 2008.
8) 藤本卓司：感染症レジデントマニュアル，第2版．pp92-93, 医学書院，2013.
9) Beovic B, et al：Aetiology and clinical presentation of mild community-acquired bacterial pneumonia. Eur J Clin Microbiol Infect Dis 22：584-591, 2003.
10) Lode H, et al：Treatment of community-acquired pneumonia：a randomized comparison of sparfloxacin, amoxycillin-clavulanic acid and erythromycin. Eur Respir J 8：1999-2007, 1995.

System 2 / 理詰めで追い詰める感染症 11

Taking pains in the diagnosis.

Question & Answer

Q 成人に急性発症する全身性筋痛をみた時に考えることは？

A 筋痛の局在を明らかにしましょう．筋痛が四肢近位部に優位であれば，ヒトパレコウイルス3型感染症を考慮し，随伴症状，小児とのシックコンタクトの有無，地域の流行状況などを確認します．

Keywords

- 成人ヒトパレコウイルス感染症
- 四肢近位部優位の全身性筋痛
- 流行性筋痛症
- Bornholm病との鑑別

Case ▶ 急性発熱と全身の筋痛を呈した一例

- **患者**：20歳代，男性．
- **主訴**：発熱．
- **現病歴**：季節は秋．1週間前からの全身倦怠感，1日前から38℃の発熱，両肩優位の関節痛，全身の筋痛，後頭部〜後頸部痛が出現した．本日朝から40℃の高熱，悪寒戦慄が出現し，やや「ぼーっと」するようになったため，救急搬送となった．咳嗽や喀痰，鼻汁，咽頭痛などの上気道症状はなく，下痢や嘔吐などの消化器症状も認めなかった．

意識レベルは，JCS (Japan Coma Scale) Ⅱ-10，GCS (Glasgow Coma Scale) E3V5M6．その他バイタルサインは，呼吸数24回/分，SpO₂ 95％（酸素1L），体温39.9℃，脈拍数130回/分，血圧98/57 mmHgであった．

身体所見上，項部硬直やjolt accentuation of headache **G1** などの髄膜刺激症状を認めたため，救急外来にて「急性細菌性髄膜炎」が疑われた．血液培養採取，デキサメタゾンおよびセフトリアキソンとバンコマイシンの点滴を開始しつつ，腰椎穿刺が施行された．髄液所見は，初圧19 cmH₂O，細胞数5/3 mm³，蛋白27 mg/dL，糖66 mg/dL（血糖132 mg/dL）であり，髄膜炎を疑う所見は明らかではなかった．敗血症 (sepsis) が疑われ，入院となったが，さて診断は……？

GM note

G1 **jolt accentuation of headache（ジョルト・サイン）**

首を水平に2〜3回/秒の速さで振った際に，髄膜炎であれば頭痛が増悪する，という身体所見[1]．感度が高く，髄膜炎を除外する身体所見として知られているが，「自分で首を振ることができない人（意識障害のある人）への適用はすべきでない」「追試ではそれほど感度は高くなかった」などの意見がある．

本Caseの診断プロセス

家族から🔍病歴をとり直すと，同居している娘に入院10日前から，咳嗽・鼻汁などの上気道症状があったことがわかった．また，患者の身体所見をとり直すと，眼瞼結膜の充血や咽頭後壁のリンパ濾胞 G2 を認めた．

血液検査上は，白血球数 5,600/μL（好中球分画 71％），血小板数 7.4 万/μL と血小板減少を認めた．入院後も，四肢の近位筋優位に激しい筋痛・筋力低下が持続しており，血清 CK 値も徐々に増加した．入院3日目には，血清 CK が 300 IU/L に上昇した．

以上より，何らかのウイルス性疾患により，筋痛をきたしている可能性を考えた．筋痛症を起こすウイルス性疾患として有名なのはコクサッキーウイルスB型などが起こす Bornholm 病 G3 だが，Bornholm 病に典型的な胸壁・腹部など体幹部の痛みはなく，四肢近位筋に痛みが局在している点が合わない．

◆「四肢近位優位の筋痛」がヒントに

筆者らが診断に難渋していた時，筆者が所属する勉強会のメーリングリストで，同様の症状（四肢近位優位の強い筋痛）を呈する成人症例が以前話題にのぼっていたことを偶然思い出した．そのメーリングリストでは，熟練した小児科医師から，成人発症のヒトパレコウイルス3型（HPeV3）感染症の可能性を指摘されていた．筆者らはこれを思い出し，後述する「成人HPeV3 感染症」の特徴が本症例の症状・所見と酷似していることから，入院2日目に患者の咽頭ぬぐい液，尿・糞便を採取し，同ウイルスの PCR 検査施行を目的に大阪市立環境科学研究所に検体を送付した．

本Caseでは，入院4日目に解熱が得られ，6日目に筋痛が改善した．血液や髄液の培養結果は陰性であり，10日目に退院となった．以降も発熱や筋痛の症状再燃は認めなかった．その後，大阪市立環境科学研究所から検査結果の報告があり，HPeV3 の遺伝子が咽頭スワブおよび糞便から同定されたことが判明した．

▶ 最終診断　HPeV3 による流行性筋痛症

GM note

G2 咽頭後壁のリンパ濾胞

咽頭後壁のリンパ濾胞（インフルエンザ濾胞）は，インフルエンザウイルス感染症の発症早期にみられる，咽頭後壁の境界明瞭な「イクラ」に似た構造物として有名である[2]．しかし，その他のウイルス性疾患（アデノウイルス，エコーウイルス，コクサッキーウイルスなど）でもみられることがある．パレコウイルスで認めるのかどうかは，文献的には不明である．

G3 Bornholm 病

夏に急性上気道炎の原因となるコクサッキーウイルス（特にB型），エコーウイルスによる筋肉痛を特徴とする疾患．筋肉痛は，季肋部・横隔膜などの体幹部に多く，体動や呼吸で増悪するという特徴をもつ[3]．かつてデンマークの Bornholm 島で流行したため，このような名前がつけられている．成人 HPeV 感染症と同様に，小児とのシックコンタクトと関連があるといわれている．

表1 成人ヒトパレコウイルス感染症の主な臨床症状

臨床症状	頻度
四肢近位部の筋痛	100%
四肢の筋力低下	95.5%
発熱	86.4%
咽頭炎症状	68.2%
精巣痛	18.2%
痙攣	4.5%

〔Wolthers KC, et al : Human parechoviruses as an important viral cause of sepsislike illness and meningitis in young children. Clin Infect Dis 47 : 358-363, 2008. より〕

わが国における疫学

　ヒトパレコウイルス(HPeV)感染症は，主に3カ月未満の新生児や早期乳児に発症し，軽度の急性上気道炎や急性胃腸炎を引き起こすのみならず，時に敗血症や脳髄膜炎などの全身感染症をきたすことで知られている[4,5]．2014年には筆者の前勤務地である大阪を含めた日本国内での流行がみられ，小児科領域を中心にHPeV感染症の認知度は高まっている．

◆成人における頻度・臨床症状と診断プロセス

　一方で，HPeV感染症の10歳以上での発症は稀だといわれている．実際に，2014年に大阪市で報告のあった38例のHPeV感染症のうち，37例が7歳以下であり，本症例のみが成人の報告例であった．

　報告例が少ないため，成人HPeV感染症の典型的なプレゼンテーションは不明ではあるが，山形県で報告された成人HPeV3感染症の22症例をまとめたケースシリーズは疾患を理解するのに非常に有用である(表1)[6]．

　本Caseがそうであったように，成人例でも髄膜炎や重症敗血症などと鑑別が困難な例が存在すると考えられる．したがって，初期には緊急性の高い疾患である「細菌性髄膜炎」も考慮に入れたマネジメントが要求されうる．繰り返すが，本疾患は成人発症が稀であり，「System 1的アプローチで疑って診断する」疾患というよりは，「重症疾患を除外した後，診断に難渋した際に，System 2的アプローチで鑑別診断として挙げる」疾患といえるだろう．本Caseでは特に，人の頭脳を借りるgrand mesh layers approach(grand-MLA)の手法をとることが奏効して診断に至ることができた[7]．

　以下に，山形のケースシリーズと筆者らによる症例を参考に，病歴と身体診察から「成人HPeV感染症」の診断にどのように迫るかを検討する．

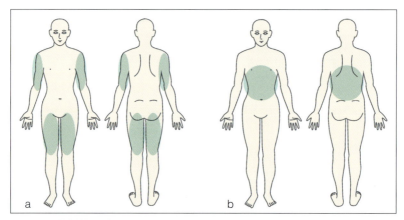

図1　筋痛部位の違い
a：成人ヒトパレコウイルス感染症に典型的な筋痛部位．
b：Bornholm 病に典型的な筋痛部位．

聴取すべき病歴

◆筋痛の部位

　診断をつける段になって注意すべきは，やはり患者の主訴であろう．本 Case では，「四肢近位優位の筋痛」が非常に激烈であったことが印象的であった．

　山形で報告されている成人22例でも，全例にて「四肢近位部の筋痛」を認め，また，そのほとんどの症例(22例中21例)で「筋力低下」を認めており，本疾患の特徴と考えられる．さらに興味深いことに，山形の22症例では胸壁や腹部など体幹の筋痛は四肢の筋痛に比べて軽度であり，HPeV 感染症と Bornholm 病とは筋痛の分布が異なる可能性がある[8]（図1）．

　本 Case では明らかではなかったが，成人 HPeV 感染症の症例では，四肢近位部の筋痛に加えて，「咽頭痛」や「消化器症状」などがみられることがあり，多領域にまたがる症状からウイルス性疾患であることをより強く疑う端緒となりうる．

◆シックコンタクト，発症の時期・地域

　次に注意すべきは，シックコンタクトと発症の時期・地域である．

　小児に多い疾患であるヒトパレコウイルス感染症を診断するためには，「発熱・上気道症状・消化器症状などを伴った小児との接触歴がないか」を聴取することが重要であり，その重要性につき，文献的考察がなされている[9]．

　また，発症の時期・地域の流行状況にも敏感になっておきたい．山形の22症例・本 Case ともに HPeV3 感染症の流行が同地域・同時期(夏～秋)に報告されている．

とるべき身体所見

　身体所見については，山形のケースレポートには詳しい記載はなく，本疾患に特異的な所見

があるかどうかは不明である．しかし，本Caseでみられた咽頭後壁のリンパ濾胞や眼瞼結膜の充血など，「ウイルス性疾患」で認めうる特徴を掴みに行くことは有用かもしれない．

最後に，診断に重要なツールとなりうるのが，広く豊富な情報網であろう．インターネットやiPad, iPhoneなどのアプリが医師の日常業務に有用であることはいうまでもないが，現在ではSNSやメーリングリストを利用した勉強会などの情報共有が，日本，いや世界の各所で行われている．筆者は，勉強会で全国の多くの先生方と出会うことにより，日常診療のモチベーション維持，知識や考え方のブラッシュアップをさせていただいている．本項が筆者の本Caseでの経験のように，診断困難な症例の確定診断に少しでもお役に立てれば，それに勝る喜びはない．

● タイトルの種明かし
　診断に難渋する"pain"と，四肢の激しい筋痛の"pain"をかけてみました．

Clinical Pearl
➡ 急性発熱＋筋痛をみたら，鑑別疾患として成人ヒトパレコウイルス感染症も考える(敗血症の除外を忘れずに)．
➡ 情報をうまく利用すれば，自分がみたことのない疾患も診断できることがある．

（宮里悠佑）

文献

1) Uchihara T, et al : Jolt accentuation of headache : the most sensitive sign of CSF pleocytosis. Headache 31 : 167-171, 1991.
   ＜髄液細胞数高値を予測する身体所見として，jolt accentuation of headacheが最も感度がよいことを主張した論文＞
2) Miyamoto A, et al : Posterior pharyngeal wall follicles as early diagnostic marker for seasonal and novel influenza. General Medicine 12 : 51-60, 2011.
   ＜インフルエンザウイルス感染症の診断に，咽頭後壁の「インフルエンザ濾胞」の視診が有用であると主張した論文＞
3) Huang WT, et al : Epidemic pleurodynia caused by coxsackievirus B3 at a medical center in northern Taiwan. J Microbiol Immunol Infect 43 : 515-518, 2010.
   ＜流行性筋痛症についてまとめられた台湾のケースシリーズ＞
4) 齋藤昭彦：ヒトパレコウイルス感染症．感染症 45 : 98-101, 2015.
   ＜ヒトパレコウイルス感染症について，ウイルス学から臨床症状，診断，治療まで簡潔にまとまっている＞
5) Wolthers KC, et al : Human parechoviruses as an important viral cause of sepsislike illness and meningitis in young children. Clin Infect Dis 47 : 358-363, 2008.
   ＜小児のウイルス性敗血症や髄膜炎の原因として，HPeVの重要性を主張した論文＞
6) Mizuta K, et al : Epidemic myalgia in adults associated with human parechovirus type 3 infection, Yamagata, Japan, 2008. Emer Infect Dis 18 : 1787-1793, 2008.
   ＜2008年夏に山形県で流行がみられた成人ヒトパレコウイルス感染症についてのケースシリーズ．ウイルス同定のための遺伝子学的事項についても詳しく述べられている＞
7) 志水太郎：診断戦略—診断力向上のためのアートとサイエンス．p72, 医学書院, 2014.
   ＜診断に関する知識・考え方が非常にわかりやすく記述されている＞
8) 山川達志，他：ヒトパレコウイルス3型感染に伴う成人の流行性筋痛症17例の検討．臨床神経学 57：485-491, 2017

9) Mizuta K, et al：Epidemic myalgia associated with human parechovirus type 3 infection among adults occurs during an outbreak among children：Findings from Yamagata, Japan, in 2011. J Clin Virol 58：188-193, 2013.
＜小児におけるヒトパレコウイルス感染症の流行が，成人ヒトパレコウイルス感染症発症の契機となりうることを指摘した論文＞

System 2 / 理詰めで追い詰める感染症 12

システムエラー

Question & Answer

Q 毎日，朝から晩までひたすら診療する——．そんな同じことを繰り返す日々に，倦むことはありませんか？

A それこそ朝から晩まで、私の場合は咳・息切れなど，ほぼ同じ主訴や問題に向き合っています．しかし，繰り返すのは主訴だけで，それを持って現れる人はそれぞれ違い，同じ主訴でも展開が異なります．1人ひとりの"病歴＝病の歴史"をつぶさに聴き取り，病態を考えるのは楽しい日々です．

Keywords
→ 内臓痛
→ 関連痛
→ 体性痛

　日日是好日．患者さんに向き合い，話を聴き，診察をし，判断する．それを繰り返す日々である．繰り返しても尚，とうてい"達人の域"には到達していない．そして，今日も，また，私を"罠"が待ち受けていた．

Case：System 1 vs System 2

◆発端

　昨日，受診したばかりのTさん〔82歳・男性．COPD（慢性閉塞性肺疾患）と発作性上室性頻拍のため通院中〕の奥さまから，「(夫の)身体がふらついて歩けない．連れて行きたい」という急を告げる電話が入った．

　以前から「椎骨脳底動脈系」の問題を指摘されていたことを思い出す．小脳から脳幹系に由来する症状の可能性を考える．ふらつきを非特異的な症候であると捉えると，過去に何度か肺炎による急性増悪の経験のあるTさんである，「感染症」に基づく全身症状としてのふらつきの可能性もある．発作性上室性頻拍もある，「循環器系」の問題も考えられる．診察の傍らの考察は，ここまでである．

◆Tさん現れる

　Tさんが現れた．ちらっと見やると，おぼつかないながらも何とか1人で歩いている．大変しんどそうで，顔はぼんやりしている．やや猫背で歩く姿は普段に近い．麻痺はなさそう，1人で歩けるということは，椎骨脳底動脈系の脳血管障害の可能性は低くなった．

169

◆病歴をとる

　昨日の受診後，昼食をとって帰宅する途中から食欲がなく，夕食は食べずにそのまま寝たらしい．その夜半のことである．急に起きた「右下腹部痛」のため目が覚めた．その時，「嘔気」も感じていた．そのまま痛みは持続し，眠ることができなかった．

　午前4時には，38.7℃の，「発熱」があり，解熱薬を飲んだ．午前7時頃，2回「嘔吐」したら，痛みはすっと楽になった．そして，堰を切ったように水様性の「下痢」が始まり，何度も繰り返した．ふらついて歩くことができないので，妻が電話した．3日前にローストビーフ，昨日は焼き鳥を食べた．ここまで聴き出すのが精一杯だった．

◆システムの拮抗

　🚫System 1 は，執拗に「急性胃腸炎だ」と告げるので，あえて無視する．✅System 2 の出番であるが，「すぐ入院が必要だ」と 🚫System 1 は告げている．時間がない．

　「COPDで通院中の80歳代・男性の，嘔吐により軽快した下痢・発熱を伴う急性発症の右下腹部痛」．この発熱は「感染症」を中心に考えてよいだろう．腹痛・嘔吐・下痢を伴うことから消化管由来の感染症を疑うが，あえて横隔膜より上の感染症（肺炎）の可能性も念頭に置く．

　当初から，右下腹部に痛みがある．消化管由来の痛みとしては，発症が非典型的である．通常，痛みの場所がどちらかに偏る時，考えるべきは両側にある臓器の患側，たとえば腎臓・尿管/精巣由来の痛みである[1]．消化器だとすると，すでに「体性痛」（→ 115頁）になっていると考えざるをえない．例外として，大腸憩室炎は消化管由来の痛みであるが，通常は仮性憩室であるため，固有筋層を欠き圧の上昇により穿孔し，いきなり体性痛で発症する[1,2]．「大腸憩室炎」を鑑別に挙げる．

　感染性腸炎なかでもカンピロバクターあるいはエルシニアによる腸炎では「回盲腸炎」を起こし，このような病像をとってもよいだろう．「虫垂炎」の可能性はあるが，経過からかなり順位は下がる．肝胆道系由来の痛みの可能性は，さらに低い．以上を念頭に，身体診察を行った．

◆身体診察からわかったこと

　非常に消耗しておられ，座っているのがやっとである．
- バイタルサイン：血圧 100/60 mmHg，脈拍数 95回/分・整，体温 37.1℃，呼吸数 22回/分，SpO$_2$ 95％（室内気）．
- 心：Ⅰ音・Ⅱ音；正常．過剰心音なし．
- 肺：肺胞呼吸音；正常．両肺背面下部に吸気時クラックル（従来どおり）．
- 腹部：軟，やや膨隆．右臍横やや下に圧痛あるが，反跳痛なし．肝；縦幅10 cm，叩打痛なし．直腸診；便は薄茶色で水様，どの方向にも圧痛なし．

◆System 2 の結論

　聴診では「肺炎」の可能性は低いと考えたが，完全には否定できない．

　痛みを感じている場所に圧痛があり，由来は上行結腸と考えられた．通常，虫垂炎で存在する圧痛の部位よりは上であり，直腸診でも圧痛はなかった．虫垂炎である可能性が低くなった．

「大腸憩室炎」「回盲腸炎を呈する感染性腸炎」，そして可能性は低いが「下気道感染による消化器症状」を念頭に，総合病院入院を手配した．紹介状には，あえて「虫垂炎」の記載は外した．

◆ システムエラー

その日のうちに，奥さまから電話がかかってきた．「急性虫垂炎のため，緊急手術になった」とのことであった．早々に否定した急性虫垂炎が，この発熱と腹痛の原因であった．System 2 を駆使して短時間に原因に迫り，発熱と腹痛の原因をできるだけしぼって書き上げた紹介状だったが，あえて外した疾患がその原因であったとは……．"システムエラー" である．

システムの再構築

病歴所見を振り返り、システム修復を試みる．

食欲がなくなり，その約10時間後に急に右下腹部痛が起こって夜中に覚醒，嘔気も自覚（前後関係は不明），そして，さらに2時間後に38℃台の発熱，次いで嘔吐し痛みが楽になった．その後，下痢を繰り返し，ふらつきながら来院……．

◆ "いきなり体性痛" の謎

食欲がなくなったことは，「内臓痛」（→ 114頁）の表れと考えられる．そして，いきなり右下腹部痛．この時点で，すでに「体性痛」となっている．なぜ「関連痛」を生じなかったのだろうか？

文献1によると，虫垂炎では，最初に虫垂の閉塞が起きる．その後も，粘膜上皮からの粘液分泌は続いているので，内腔が粘液で満たされて拡張すると，反射的な蠕動亢進（これは閉塞を解除するのに役立つ）を生じ，これを「関連痛」として自覚する．関連痛を生じなかったことは，管腔の閉塞・拡張を伴わない機序が想定される．しかしその後，嘔吐して急に腹痛が楽になっている．これは今述べたこととは矛盾するが，管腔臓器が穿孔し圧が解除されたことをうかがわせる．

腹痛の場合，特に下腹部痛では，常に「虫垂炎」を鑑別疾患リストに入れなければいけない（→ 115，117頁）．しかし，いきなり右下腹部痛，次いで38℃台の発熱という病歴は虫垂炎ではあまり経験せず，"虫垂炎らしさ" を欠く．時に虫垂炎に現れ，われわれを虫垂炎の診断から遠ざける症状に「下痢」があり，本Caseでも嘔吐に加えて下痢が出現，私の頭を「感染性腸炎」に向かわせる結果になったが，これは穿孔に伴う腹膜炎によるものであったのだろうか？[3]

◆ なぜ反跳痛がなかったか

後から冷静になって振り返れば，鑑別疾患リストは「大腸憩室炎」「急性虫垂炎」，かなり可能性は低いが「回盲腸炎をともなう感染性腸炎（カンピロバクター、エルシニアなど）」となる．

まず，「大腸憩室炎」として矛盾はないだろうか？　通常，大腸憩室炎では，穿孔しても局所の反応にとどまる．圧痛はあっても反跳痛がない点も説明がつく．圧痛の位置も，憩室炎として矛盾はない．しかし，まず食欲がなくなったことを考えると，仮性憩室による大腸憩室炎は考えにくい．内臓痛と思われる食欲不振は，憩室炎らしくない（真性憩室なら別）．大腸憩室炎

だとすると，真性憩室によると考えざるをえない．
　一方，いきなり体性痛となったのは「虫垂炎」と矛盾するが，虫垂の管腔拡張がなかったと考えれば説明可能である．反跳痛はなかったが，圧痛は存在した．押した場所の壁側腹膜に炎症があることになる．軽度の腹膜刺激症状[1]）であろうか？　直腸診で圧痛がなかったことから，虫垂は頭側に向いていると推定される．かつ反跳痛がない点から考えると，それは上行結腸の背側に隠れていたに違いない．そう考えると，虫垂炎にしては圧痛の位置が高い点も説明可能である．上行結腸の背側に隠れ，虫垂から壁側腹膜への炎症波及が軽度であったため，圧痛はあるが反跳痛は出現しなかった．いきなり発熱，嘔吐に続く腹痛の軽減という，穿孔を疑わせる病歴にもかかわらず，反跳痛がなかった点もうなずける．
　ここまで考えると，「先端が頭側を向いた急性虫垂炎（穿孔あり）」「大腸憩室炎」そして可能性は少ないが虫垂炎に似た病態を呈する「回盲腸炎」の3つに絞られる．
　手術所見を取り寄せてみた．「混濁した腹水が限局的にあり，虫垂は壊疽性で腫大し穿孔していた．虫垂は先端が頭側に伸びるように回盲部背側に存在し，虫垂間膜が盲腸壁と癒着していた」．改めてシステム構築した仮説病態に矛盾しない所見であった．

なぜシステムエラーが起きたか？

　全身状態の悪さ，発熱のため朦朧とされていたことが，病歴聴取を不十分にした．そして，私自身も，一目見た時に発熱による状態の悪さに目が行き，「早く病院へ！　急性胃腸炎だ」という System 1 のささやきに抗い切れなかった．

お調子者の System 1

　身体所見をとるうち，腹部に原因があるとほぼ判明した．そこで，「腹痛」の鑑別疾患リストを System 2 が挙げようとするが，もはや System 1 のつくった方向，"呪縛" から逃れられず，感染症すなわち「回盲腸炎」が頭から離れなかった．執拗に食事の摂取歴を聴いたのは，それに由来する．すなわち，鑑別疾患リストを挙げようとする System 2 の動きを，System 1 が邪魔をする．そのせめぎ合いのなかで，鑑別疾患の上位にカンピロバクターなどの感染性腸炎を挙げ，証拠収集に動くことになった．圧痛の位置の高さ，最初から右が痛いという病歴が，次点として「大腸憩室炎」を挙げさせた．こうして，「虫垂炎」の影はさらに薄くなっていった．
　実は，これには訳があった．この頃，立て続けに2例，似たようなプレゼンテーションのカンピロバクターによる「回盲腸炎」を経験したのである．"冷静な System 2" が，"お調子者の System 1" にのせられたかたちである．このようにして，システムエラーは構築されていった．

どうすればシステムエラーは防げるか？

　さて，エラーの要因は明らかになった．では，将来同じ間違いを繰り返さないために，どうすればよいのであろう．

解決すべきプロブレムを見誤らない

　1人の患者があなたの目の前に現れた時，複数の問題が渾然一体となって，その病像をつく

り上げている．そのなかには"目くらまし"の情報も隠れている．COPD，ふらつき，発熱，食欲がない，腹痛，下痢，嘔吐など，今回のような短い 病歴 のなかに複数の問題があふれている．このどこに焦点を当てて鑑別を進めるか？　そこを見誤って仮説を立てると，その仮説に合うように 病歴・所見を組み合わせ，鑑別疾患リストをつくり上げる．現れたリストは，後から振り返れば，とても滑稽なものになっている．それを防ぐ道は，「病態」を読み解くことにある．

◧ 病態を考える

　混沌としたプロブレムのなかから「腹痛」という問題に焦点を当て，この患者に起きた事態を冷徹に分析し診断に至る．これは，System 2 の役割である．

　食欲がなくなり，その10時間後に起きた突然の右下腹部痛，それに次ぐ嘔気・発熱・嘔吐・下痢を説明しうる病態は何か？　病態を読み解けば，たとえそれがCope[3]以来連綿と伝えられてきた虫垂炎における❶疼痛（通常は心窩部や臍部で感じられる），❷食欲不振・悪心・嘔吐，❸圧痛（腹部・骨盤のどこでも起こりうる），❹発熱，❺白血球上昇という流れを踏襲していなくても，頭側を向き盲腸の裏側に存在した虫垂に起きた穿孔性急性虫垂炎という診断に至りうることは，先に示したとおりである．病態を冷静に考える System 2 の面目躍如である．

◧ エラー分析もまた System 2 の真骨頂

　誤りを犯すのは，人の常である．"臨床医の勘"ともいえる System 1 による「直観的診断」は，多くをその個人の経験によっているため，本Caseのように非典型的な経過をたどる時は誤りを導きやすい．

　しかし，一見分析的で論理的な思考であるはずの System 2 も，やはり個人の経験，そして直近の成功体験などの影響を受ける．山の登り道を選択し誤ると，いかに分析的思考を行っても頂上には到達しえない．システムエラーを繰り返すたび，私たちはシステムを再構築し，次に臨む．エラーから学び，それを分析することも，System 2 の役割である．個人の経験には限りがあるが，この過程を通じ，私たちは1回の経験を100の経験にすることが可能になる．

　開業して22年の経験は少しは私をましな医者にしたかもしれないが，"達人の域"にはほど遠いと日々実感させられる．本Caseも，そんな一例であった．

　まだまだ達人には遠いという思いは，私にある種の喜びをもたらしているのも事実である．まだ勉強できる．まだ知らないケースに行き当たることができる．間違えるたび，そんな思いが私の胸に去来する．日日是好日である．

> **Charisma's Pearl**
> ➡ System 1 の干渉で，System 2 が間違うことがある！
> ➡ 不動の System 2 であるためには，❶解決すべきプロブレムを見誤らず，❷病態を冷徹に分析せよ．
> ➡ エラーを起こした時にこそ，その間違いに学び再構築されたシステムは強靱になる．

（亀井三博）

文献

1) 腹痛を「考える」会(仮)：腹痛を「考える」―寺澤秀一教授退官記念便乗出版，自費出版，2016.
   ＜新たな視点から腹痛に迫る，知る人ぞ知る名著．腹痛に，病態・生理・解剖から迫る．経験に理論の裏打ちができる．非売品で，残念ながら現在は入手困難＞
2) 窪田忠夫：ブラッシュアップ急性腹症．中外医学社，2014.
   ＜Cope[3]に勝るとも劣らない名著である．いずれも著者は外科医，やはり腹痛は外科医に学ぶことが多い＞
3) Silen W：Cope's Early Diagnosis of the Acute Abdomen. 1921/小関一英(監訳)：急性腹症の早期診断―病歴と身体所見による診断技能をみがく．メディカル・サイエンス・インターナショナル，2004.
   ＜言わずと知れた Cope の現在も生きる古典的名著＞

System 2 理詰めで追い詰める感染症 13

航海の果てにたどり着く熱帯の赤い海に浮かぶ白い島

Question & Answer

Q デング熱の診断で最も重要な手がかりは？
A 海外渡航歴があること（ただし海外渡航歴がないことも）！ 海外渡航歴があれば渡航地・潜伏期・曝露歴の3つから理詰めで追い詰めることが可能ッ！

Keywords
→ デング熱
→ 潜伏期
→ マラリア
→ 腸チフス

Case 東南アジア帰国後に発熱を主訴に受診した30歳代男性

- **患者**：30歳代男性．
- **主訴**：発熱，頭痛，関節痛．
- **現病歴**：2日前より発熱，頭痛，関節痛が出現し，その後も症状が改善しないため，当院感染症内科を受診した．
- **既往歴**：特記事項なし．
- **海外渡航歴**：来院の13〜3日前までベトナムのホーチミン市に観光旅行に行っていた．防蚊対策は特にしておらず，トラベラーズワクチンも接種していない．
- **身体所見**：体温39.6℃．身体所見上，眼球結膜の充血を認める以外は特に異常所見なし．症例はその後，第3病日（発熱出現から5日目）に自然解熱し，それとほぼ同時に四肢，体幹に紅斑が出現した（図1）．

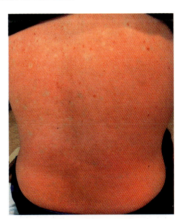

図1 体幹に出現した紅斑

わが国における疫学

　デング熱は，フラビウイルス科に属するデングウイルスによる感染症であり，ネッタイシマカやヒトスジシマカが媒介する．国立感染症研究所の発生動向調査によると，わが国におけるデング熱の患者報告数は，2000〜2010年の10年間で864例であるが，近年，増加傾向であり，2010年には245例もの報告があった．すでにデング熱は稀な疾患ではない．また2014年には国内デング熱のアウトブレイクが代々木公園を中心にみられ162例の感染者を出したことは記憶に新しい[1]．今後も国内でのデング熱の流行がみられる可能性はあるだろう．

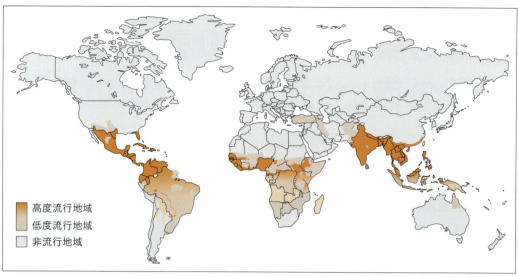

図2　デング熱の流行地域
〔Yacoub S, et al：Dengue. In Farrar J, et al（eds）：Manson's Tropical Diseases, 23ed. pp162-170, Saunders, Philadelphia, 2013.より〕

聴取すべき病歴

　ここが System 2 ！　輸入感染症は渡航地・潜伏期・曝露歴の3つから理詰めで追い詰めろッ！

　デング熱の流行地域を図2に示す．わが国でのデング熱症例は大半が東南アジア・南アジアからの輸入例である．2005年4月〜2013年3月までの間に国立国際医療研究センターを受診し，デング熱と診断された85人の患者のうち，58人（68.2％）が東南アジア，18人（21.2％）が南アジアと，実に90％近くが東南アジア・南アジアからの渡航者であった[2]．これは日本人の旅行先として東南アジア・南アジアが多いという側面も十分にあるが，全世界的なサーベイランスでも，デング熱はタイ，インドネシア，インドからの渡航者が上位を占めており，この地域が最も感染リスクが高い[3]．

　渡航先の次に確認すべきは，潜伏期である．輸入感染症では潜伏期が診断の大きなカギとなる．デング熱の潜伏期は典型的には4〜7日，最大3〜14日である．つまり，日本に帰国してから14日以上経っていれば，その時点でデング熱は除外可能である（ただし2014年以降は海外渡航歴がなくてもデング熱を鑑別として考慮する必要がある）．

　最後に曝露歴として渡航先での活動や防蚊対策の状況についても確認したい．デング熱を媒介する *Aedes aegypti* は日中に活動性が高い蚊であり，日中に屋外で活動している期間が長かったのかどうかは参考になる．またDEET含有の忌避剤の使用などによる防蚊対策が行われていたかも聴取するべきである．もちろん対策をしていたからといって，絶対にデング熱に罹らないわけではないが，対策の徹底具合によって検査前確率は下がるだろう．

表1　国立国際医療研究センターで診断されたデング熱，マラリア，腸チフスの臨床症状の比較

臨床症状，症例数（%）				オッズ比（95%信頼区間）		
	デング熱 （85例）	マラリア （86例）	腸チフス （31例）	デング熱 vs マラリア	デング熱 vs 腸チフス	マラリア vs 腸チフス
皮疹	25(29.4)	1(1.2)	1(3.2)	35.4 (4.7〜268.6)	12.5 (1.6〜96.7)	0.4 (0.2〜5.8)
下痢	20(23.5)	18(20.9)	14(45.2)	1.2 (0.6〜2.4)	0.4 (0.2〜0.9)	0.3 (0.1〜0.8)
嘔気・嘔吐	16(18.8)	17(19.8)	6(19.4)	1.0 (0.4〜20)	1.0 (0.3〜2.7)	1.0 (0.4〜2.9)
頭痛	65(77.3)	54(65.1)	14(45.2)	1.8 (0.9〜3.6)	4.2 (1.7〜9.9)	2.3 (1.0〜5.2)
関節痛	51(60.7)	23(28.0)	8(25.8)	4.0 (2.1〜7.6)	4.4 (1.8〜11.1)	1.1 (0.4〜2.9)
筋肉痛	17(20.0)	11(12.8)	3(9.8)	1.6 (0.7〜3.8)	2.4 (0.7〜8.9)	1.5 (0.4〜5.7)

〔Kutsuna S, et al : Two cases of Zika fever imported from French Polynesia to Japan, December 2013 to January 2014. Euro Surveill 19(4) : pii = 20683, 2014. より〕

デング熱の臨床症状と身体所見

　臨床症状に関しては，デング熱に特異的な症状はない．2007〜2012年の間に，海外から帰国後に発熱を主訴に国立国際医療研究センターを受診し，デング熱，マラリア，腸チフスのいずれかと診断された患者の初診時の臨床症状を表1にまとめた[4]．これまでの海外での報告と同様に，旅行者のデング熱では，頭痛，関節痛，筋肉痛，下痢，嘔気・嘔吐といった症状がみられる．しかし，わが国でデング熱の鑑別診断となりやすいマラリアや腸チフスも同様に，これらの症状がみられることがあるため，これらの臨床症状の有無でデング熱を rule in/rule out することは難しい．デング熱といえば皮疹をイメージしやすいが，全例で皮疹が現れるわけではなく，特に発熱期には皮疹はみられないことが多い．当院の症例でも初診時に皮疹が出ていたのは3割程度であった．しかし，マラリアや腸チフスでは皮疹がみられる頻度はより低いため，皮疹があればデング熱の可能性は高くなる．多くの症例で解熱する時期と前後して紅斑が出現してくるが，図1のように癒合して「white islands in the sea of red（赤い海に浮かぶ白い島）」という特徴的な皮疹となることもある．

　身体所見についても非特異的であり，眼球結膜充血，咽頭発赤，リンパ節腫脹，肝腫大などがみられることがあるが，これについても所見の有無が診断の尤度を大きく上下させるものではない．

　なお，臨床症状や身体所見がデング熱に類似している疾患として，チクングニア熱 G1 やジカ熱 E7 などが挙げられるが，潜伏期も流行地域も臨床症状もすべてデング熱と同様であるため，臨床症状と身体所見だけでこれら3疾患を鑑別することは困難である．しかし，疾患の頻度としては「デング熱＞チクングニア熱＞＞ジカ熱」であり，デング熱が最も重症化しうるこ

とから，ただちにデング熱の検査結果が得られない場合にはデング熱として対応すべきである．

> **Clinical Pearl**
> ➡ 熱帯・亜熱帯から帰国後の発熱患者では，デング熱を真っ先に想起すべしッ！
> ➡ 輸入感染症の診断は「渡航地・潜伏期・曝露歴」がカギッ！

（忽那賢志）

文献

1) Kutsuna S, et al：Autochthonous dengue fever, Tokyo, Japan, 2014. Emerg Infect Dis. 21：517-520, 2015.
   ＜2014年に日本でアウトブレイクした戦後70年ぶりとなる国内デング熱の報告．＞
2) Kutsuna S, et al：Comparison of clinical characteristics and laboratory findings of common causes of fever in returning travelers：8-year experience in a large travel clinic in Japan. ID week 2013, San Francisco, 2013.
   https://idsa.confex.com/idsa/2013/webprogram/Paper41961.html（2018.2.28 閲覧）
   ＜国立国際医療研究センターで診断されたマラリア，デング熱，腸チフスの臨床的特徴のまとめ＞
3) Leder K, et al：GeoSentinel Surveillance Network. GeoSentinel surveillance of illness in returned travelers, 2007-2011. Ann Intern Med 158：456-468, 2013.
   ＜世界中のトラベルクリニックにおける輸入感染症のデータをまとめたもの＞
4) Kutsuna S, et al：Two cases of Zika fever imported from French Polynesia to Japan, December 2013 to January 2014. Euro Surveill 19(4)：pii ＝ 20683, 2014.
   ＜タヒチ帰国後にジカ熱と診断された2例．自慢であるが筆者の報告である＞

> **GM note**
>
> **G1 チクングニア熱**
> 　デング熱と同様に，東南アジア・南アジアを中心に流行している蚊媒介性のウイルス感染症である．デング熱と非常に似ているが，関節症状が強く，時に関節炎となり，症状が遷延することがある．
>
> **G2 ジカ熱**
> 　デング熱に似た臨床像をとる蚊媒介性のウイルス感染症である．2013年のフランス領ポリネシア，2015年の中南米でのアウトブレイク後，妊婦が感染することで胎児が小頭症を始めとする先天性ジカウイルス感染症のリスクが高くなることが判明し社会問題となった[4]．

System 2 理詰めで追い詰める感染症 14

「先生！ 患者さんの顔がピクピクしています！」

Question & Answer

Q1 感染症治療中の患者が意識障害をきたした時に何を疑いますか？
A1 抗菌薬脳症，敗血症性脳症，中枢神経感染症への進展．

Q2 いつ，どのような時に「セフェピム脳症」を疑いますか？
A2 高齢で中枢神経系疾患の既往や腎機能低下のある患者さんで，セフェピム使用中で，5日程度経過している時．

Q3 「セフェピム脳症」の症状は？
A3 痙攣発作と，非痙攣性てんかん重積状態（NCSE）G1 が有名です．後者の場合，自動症や意識障害が表現型となることが多くあります．初期症状として，ミオクローヌスを見逃さないようにしましょう．

Q4 「セフェピム脳症」を疑った時の検査は？
A4 決定的な検査はありません．血清や髄液のセフェピム濃度を測定することは現実的ではありません．脳波で「全般性徐波」を認めた場合，セフェピムによる NCSE などを疑うきっかけとなります．

Q5 「セフェピム脳症」の対処法は？
A5 痙攣がある場合は抗痙攣薬を投与します．中止後7日程度で自然に症状が改善するといわれていますが，血液透析を行うと比較的早く症状が改善することがあります．

Q6 他にどんな薬剤に注意しなければなりませんか？
A6 ピペラシリン/タゾバクタム，セフタジジム，バラシクロビルなど．

Keywords

- セフェピム脳症
- ミオクローヌス
- 痙攣
- 非痙攣性てんかん重積状態（NCSE）
- 全般性徐波
- 抗痙攣薬
- 血液透析

Case ▶ 急性腎盂腎炎で入院中に意識障害を起こした一例

- **患者**：73歳，女性．
- **既往歴**：糖尿病，慢性腎臓病ステージ3b．
- **現病歴**：急性発症した発熱と尿路感染症状を主訴に，救急外来を受診された．右CVA叩打痛あり，尿グラム染色にて小型のグラム陰性桿菌を認め，「急性腎盂腎炎」と診断され入院となった．直近の入院歴があったため緑膿菌までカバーが必要と判断し，入院時よりセフェピム1g/24時間ごとで治療した．第2病日より解熱し，症状・尿所見の改善を認めた．

ところが，第5病日に担当看護師より顔面のミオクローヌスの報告を受け，訪室すると意識レベルの低下（GCS：E1V3M5）を認めた．身体所見では共同偏視・痙攣は認めず，頭部CTお

よび MRI 検査でも，異常所見は認めなかった．腰椎穿刺は困難であった．脳波検査にて全般性徐波と三相波を認め，セフェピム脳症（NCSE）を疑い，抗痙攣薬を使用するも著明な改善なく，血液透析を施行したところ，翌日より速やかに意識レベルが改善した．

「クスリはリスク」という名言があるように，抗菌薬においても，その副反応は避けることができない．皮疹や下痢，腎機能障害，肝胆道系酵素上昇などは有名な副反応ではあるが，「中枢神経障害」を経験したことがある医師は多くないように思う．

わが国における疫学

以下に，よく知られている抗菌薬による神経障害と，その機序についてまとめた．意外とその種類が多いことに驚くだろう(表1)．特徴としてはペニシリン系やセファロスポリン系は痙攣を起こしやすく，キノロン系，マクロライド系，スルホンアミド系は精神症状を呈しやすい[1]．

◆こんなにも多い！ 抗菌薬関連神経障害！

抗菌薬が神経障害を起こす機序は不明なところも多いが，最も使用頻度の高い「βラクタム系抗菌薬」は GABA-A 受容体 を阻害することによって痙攣を引き起こすといわれている．この作用はベンゾジアゼピンと拮抗するため，βラクタム系抗菌薬による神経障害，特に痙攣や NCSE はベンゾジアゼピン系薬剤で抑制できる可能性がある．一方，「アミノグリコシド系抗菌薬」は NMDA 受容体 G3 を活性化させることでグルタミン酸の作用が増強し，神経細胞の障害が起こる，といわれている．

抗菌薬が腎排泄であることを反映し，「腎機能障害」がある場合は神経障害が起こりやすくな

GM note

G1 非痙攣性てんかん重積状態（NCSE）[2]

Nonconvulsive status epilepticus．その名のとおり，非痙攣性てんかん発作が持続し反復する状態のことをいう．症状は，痙攣発作を伴わない凝視，反復性瞬目・咀嚼・嚥下運動，自動症の他，昏睡などを呈する．痙攣を伴わないため，原因不明の意識障害として見逃される場合が多い．背景には，てんかん，脳血管疾患，脳炎などの中枢神経感染症，重症頭部外傷，低酸素血症，代謝性脳症などがありうる．確定診断は，脳波にて 3Hz の全般性棘徐波複合が特徴であるが，1回の脳波では出現しないこともあり，可能ならば 24 時間持続脳波，不可能でも単回の脳波を繰り返し行うことが重要である．

G2 GABA 受容体

GABA（gamma amino butyric acid：γ-アミノ酪酸）が結合するとクロライド（Cl）チャネルを開き，クロライドイオンの透過性を高めることで，神経細胞の発火を抑制する．抗痙攣薬でもあるベンゾジアゼピン系薬剤は，この GABA-A 受容体に作用し，GABA の薬理作用を高めることで痙攣を抑える．

G3 NMDA 受容体

グルタミン酸受容体の一種である．NMDA（N-methyl-D-aspartate）受容体が活性化すると，興奮性神経伝達物質であるグルタミン酸の作用が増強する．これは，一方では学習や記憶に関係するといわれているが，一方では内因性興奮毒として働き，酸化ラジカルが増加することで神経細胞の細胞死に関係するといわれている[3]．

表1 抗菌薬関連中枢神経障害の分類

抗菌薬の分類	神経障害のパターン	機序	リスク因子
アミノグリコシド系 ①ゲンタマイシン ②ストレプトマイシン ③アミカシン ④トブラマイシン ⑤フラジオマイシン ⑥カナマイシン	・内耳障害 ・末梢神経障害 ・脳症(ゲンタマイシン) ・神経筋接合部障害	・NMDA受容体活性 ・ライソソーム異常 ・アクソン喪失 ・シナプス前細胞でのアセチルコリン放出阻害と,シナプス後細胞での受容体への結合	BBB(blood-brain barrier:血液脳関門)の透過性上昇
βラクタム セファロスポリン系 ①セファゾリン ②セフタジジム ③セフォペラゾン ④セフォタキシム ⑤セフトリアキソン ⑥セフェピム	・脳症(痙攣,NCSE:非痙攣性てんかん重積状態) ・ミオクローヌス ・羽ばたき振戦	GABA-A受容体阻害	・腎機能障害 ・CNS疾患の既往 ・高齢 ・過剰摂取
βラクタム ペニシリン系 ①ペニシリンG ②ピペラシリン ③アンピシリン ④アモキシシリン	・脳症(痙攣,NCSE) ・行動変容 ・ミオクローヌス ・振戦	GABA-A受容体阻害	・腎機能障害 ・CNS疾患の既往 ・低体重児
βラクタム カルバペネム系 ①イミペネム ②メロペネム ③パニペネム ④ドリペネム	・脳症(痙攣,NCSE) ・ミオクローヌス ・頭痛	GABA-A受容体阻害	・腎機能障害 ・高齢 ・CNS疾患の既往 ・低体重児
テトラサイクリン系 ①ミノサイクリン	・第Ⅷ脳神経障害 ・神経筋接合部障害 ・無菌性髄膜炎	—	—

(次頁につづく)

る.しかし,肝代謝が他剤よりも多いといわれている「セフトリアキソン」でも半分は尿中に排泄されるため神経障害を起こしうる.表1[4)]をみていると,神経障害を起こさない抗菌薬を探すほうが困難に思えてくるが,抗菌薬使用時には,それぞれの抗菌薬が起こしうる神経障害を把握し,ベッドサイドで注意深く観察をする必要がある.

◆セフェピム脳症は全使用者の約3％に

抗菌薬関連神経障害のなかでも「セフェピム脳症」は,全使用者の約3％に起こるといわれている[4)].

セフェピムは,緑膿菌を含むグラム陰性桿菌に対して最も広いスペクトラムをもち,黄色ブ

表1 抗菌薬関連中枢神経障害の分類（つづき）

抗菌薬の分類	神経障害のパターン	機序	リスク因子
サルファメトキサゾール・トリメトプリム	・精神症状（興奮，せん妄，幻覚） ・脳症 ・無菌性髄膜炎	中枢神経系への浸透	・高齢 ・免疫抑制患者
キノロン系 ❶シプロフロキサシン ❷ノルフロキサシン ❸オフロキサシン ❹レボフロキサシン ❺ガチフロキサシン	・精神症状 ・脳症（痙攣，NCSE） ・ミオクローヌス ・失調	・GABA受容体阻害 ・NMDA受容体活性	・高齢 ・腎機能障害 ・BBBの透過性上昇
マクロライド系 ❶クラリスロマイシン	・精神症状	―	―
オキサゾリジノン系 ❶リネゾリド	・脳症 ・Bell麻痺 ・眼神経障害	―	―
ポリミキシン系	・クモ膜炎 ・痙攣 ・複視 ・眼瞼下垂 ・運動失調 ・麻痺 ・多発神経炎	神経筋接合部でのアセチルコリン受容体阻害	・麻酔薬，鎮静薬，ステロイド薬，筋弛緩薬との併用 ・重症筋無力症 ・腎機能障害 ・女性
メトロニダゾール	・脳症 ・運動失調 ・構音障害 ・めまい ・頭痛 ・眼神経炎	血管浮腫に伴う軸索浮腫	―

＊空欄は未解明
(Grill MF, et al : Neurotoxic effects associated with antibiotic use ; management considerations. Br J Clin Pharmacol 72 : 381-393, 2011. より一部改変)

ドウ球菌にも感受性をもつ第4世代セファロスポリンである．髄液移行性があるため，ミオクローヌスや痙攣，NCSEなどを含めた「脳症」を引き起こすことが特徴的である．

　セフェピム脳症は，セフェピムを使用開始してから平均5日（1～10日まで）で発症するといわれている[5]．表現型としての痙攣は3割で，6割はNCSEなど意識障害が前面に出る[1]発症時セフェピムの平均1日用量は4gという報告がある[6]セフェピムの80％が腎排泄であることに影響を受け，腎機能が悪化した際には神経障害の発症頻度が増加する[7]．

聴取すべき病歴（リスク因子）

セフェピム脳症は表現型として痙攣や意識障害で発症するため，発症してしまってからでは問診は困難であるが，発症する前に「リスク因子」を把握しておくことが大切である．

セフェピム脳症のリスク因子

前述のとおり，リスク因子で最も注目すべきなのは「腎機能障害」である．一部の報告[8]では，GFR（糸球体濾過量）が 15 mL/kg/分以下となると，GFR 30 mL/kg/分以上と比較して，脳症発症の相対リスクが 74.5 に上がり，6 人に 1 人が脳症を発症したという（number needed to harm：6）．しかし実臨床では，GFR が 60 mL/kg/分未満で脳症発症のリスクが上がると考え，抗菌薬を慎重に投与したほうがよいだろう．

また，たとえ GFR が正常である場合でも，サンフォードの『熱病』に基づいて感染症診療を行う場合，その抗菌薬投与量は元来体格がよい欧米人を対象に作成されたものであることを意識し，わが国の小柄かつ高齢の患者に無条件で当てはめることの危険性を認識しておかなければならない．

「腎機能障害」に加えて，「高齢」「中枢神経疾患」の既往などもリスクに挙げられる．「中枢神経疾患」は虚血や出血性脳卒中，Korsakoff 症候群，微小血管疾患，Alzheimer 型認知症などの変性疾患，脳腫瘍，辺縁系脳炎，てんかんの既往，多巣性白質脳症，脳膿瘍を含む[6]．

また，後述するが，痙攣や意識障害が発症する前駆症状として，顔面を含む四肢のミオクローヌスが現れる場合があるため，担当看護師に顔面や手足の「ピクツキ」がなかったか問診することも忘れないようにしたい．

とるべき身体所見

セフェピム脳症に特徴的な身体所見はないが，「ミオクローヌス」が前駆症状として現れることがある．ある報告[9]では NCSE の 36％ に四肢のミオクローヌスを認めている．ミオクローヌスは四肢のみならず，顔面にも出現するため，日々のベッドサイドの診察時に注意を払うことで，早期にセフェピム脳症を疑うことができる．これは本 Case のように，医師よりベッドサイドに近い看護師からの助言で気づかれることもあるため，積極的に情報を収集したい．

セフェピム脳症の診断と治療

セフェピム脳症の診断は難しい．血中濃度と髄液濃度の比が重要であるという報告もあるが数少なく，実臨床においては実用性に乏しい．現時点では，「せん妄」「感染症」「電解質異常」など，考えられる他の原因を鑑別した後の"除外診断"であることを覚えておく必要がある．

行うべき検査

セフェピム脳症の診断に「脳波」は有用であり，代謝性脳症を示す「三相波」や NCSE を示す「全般性徐波」などが特徴的である．1 回の脳波では異常所見をとらえることが難しい場合があ

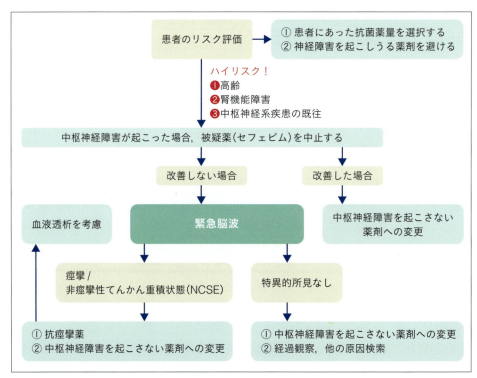

図1 セフェピム脳症のアルゴリズム
(Grill MF, et al：Neurotoxic effects associated with antibiotic use；management considerations．Br J Clin Pharmacol 72：381-393, 2011．より改変)

り，持続脳波検査を行うことが望ましいが，困難である場合は単回の脳波を繰り返すことで感度を上げることができる．

治療の指針

　神経症状は，セフェピムの中止後，2〜7日までには自然に改善するといわれているが[5]，血液透析を行った場合はより早く血中からセフェピムを除去できるため[6]に，痙攣や意識障害などの改善が早いともいわれている[4]．しかし，「侵襲的な血液透析を選択するよりも，自然軽快を期待する」戦略，「原因が不明確な意識障害を数日許容するよりも早期に介入する」戦略のどちらが有用であるかについては明確な指針がなく，現場の医師の判断に委ねられる．

　図1[4]に，セフェピム脳症が疑われた場合の対応のアルゴリズムを示す．このフローチャートでは，「脳波」が診断と治療に重要な役割を果たすが，緊急脳波検査が不可能な状況では，次の対応が現実的である．これはセフェピムに限らず，すべての抗菌薬脳症に通ずると考える．
❶ 使用しているセフェピム（抗菌薬）の中止
❷ 痙攣発作時には抗痙攣薬
❸ 痙攣のない意識障害であっても，他の意識障害の原因が否定され，セフェピム脳症（抗菌薬脳症）の可能性が高いと判断した場合には診断的治療として抗痙攣薬を投与，もしくは血液透析を行ってみる

表2　入院後に新規発症した痙攣・意識障害（意識変容）のフレームワーク

- Ⓐ アルコール離脱（アルコール中断後72時間以内）
- Ⓘ 低血糖
- Ⓔ 脳症（ウェルニッケ，抗菌薬），電解質異常（Na↑↓，Ca↑，Mg↑）
- Ⓞ 薬剤性（睡眠薬，フェンタニルなどの麻薬，向精神薬），CO_2 ナルコーシス
- Ⓘ 中枢神経感染症（IEからの膿瘍），その他の感染症
- Ⓟ 精神疾患（ヒステリー，カタトニー），悪性症候群，セロトニン症候群，ベンゾジアゼピン離脱，低活動性せん妄，NCSE
- Ⓢ 頭蓋内出血，脂肪塞栓

　抗菌薬の継続が望ましい状況では，スペクトラムを考えつつ，より中枢神経障害の少ないものに切り変えることが理想だが，他のβラクタム系抗菌薬に変更することで症状が改善することもある[6]．

　セフェピム脳症の診断は，その経験がない医師にとっては **System 1**（直観的診断）では難しいだろう．しかし中枢神経疾患の既往がある高齢者で「ミオクローヌス」を認める場合，「セフェピム（抗菌薬）脳症」も想起できるようになってほしい．

　表現型としての痙攣や意識障害へのアプローチに対しては，**System 2**（分析的思考）のうち「フレームワーク」が有用である．特に有名なのは「AIUEO TIPS」であるが，筆者はさらに「入院後に新規発症した痙攣・意識障害（意識変容）のフレームワーク」として表2を提唱したい．

Clinical Pearl

➡抗菌薬使用中の意識障害は抗菌薬脳症も疑う．
➡セフェピム脳症では前駆症状として顔面や四肢のミオクローヌスを認めることがある．

（吉田常恭・酒見英太）

文献

1) Bhattacharyya S, et al : Antibiotic-associated encephalopathy. Neurology 86 : 963-971, 2016
　＜抗菌薬関連脳症についてのレビュー，臨床症状に合わせて3つのタイプに分けている＞
2) 永山正雄：非痙攣性てんかん状態重積状態．今日の臨床サポート，エルゼビア・ジャパン，2015．https://clinicalsup.jp/contentlist/104.html（2018.2.28閲覧）
3) 夏目里恵，他：興奮毒性におけるNMDA型受容体の関与．新潟医会誌 119：730-734, 2005．
4) Grill MF, et al : Neurotoxic effects associated with antibiotic use ; management considerations. Br J Clin Pharmacol 72 : 381-393, 2011.
　＜抗菌薬関連神経障害についてのレビュー．機序などについて簡潔にまとめてあるため，一読の価値あり＞
5) Dakdouki GK, et al : Cefepime-induced encephalopathy. Int J Infect Dis 8 : 59-61, 2004.
　＜letterではあるが，セフェピム脳症の発症までの日数，中止後の症状改善までの日数がかかれており，多くの論文に引用されている＞
6) Deshayes S, et al : Neurological Adverse Effects Attributable to β-Lactam Antibiotics : A Literature Review. Drug Saf. 2017. Jul 28.
　＜βラクタム系抗菌薬による神経障害の2016年までの355本のレポートをまとめたレビュー！！　セフェピム以外のβラクタム系抗菌薬の副作用のリスクや症状をまとめている＞

7) Okamoto MP, et al : Cefepime Clinical Pharmacokinetics. Clin Pharmacokinet 25 : 88-102, 1993.
　　＜セフェピムの薬物動態について書かれている＞
8) Garcés EO, et al : Renal failure is a risk factor for cefepime-induced encephalopathy. J Nephrol 21 : 526-534, 2008.
　　＜腎機能障害とセフェピムによる神経障害の発生についてのコホート研究．比較的読みやすい＞
9) Thabet F, et al：Cefepime-induced nonconvulsive status epilepticus；case report and review. Neurocritical Care 10 : 347-351, 2009.

System 2 理詰めで追い詰める感染症 15

オバケとアレが見えたら……お手上げです

Question & Answer

Q MCV（平均赤血球容積）が短時間で急激に下がり，末梢組織での酸素供給が落ちる病態は？

A *Clostridium perfringens* 感染症のうち，α毒素による血管内溶血が起こる場合（red cell ghosts もみられる），酸素化・血流が保たれていても，末梢組織の酸素供給不足が起こりえます．

Keywords
- 血管内溶血
- red cell ghosts
- *Clostridium perfringens*
- 血液のグラム染色

Case：2型糖尿病，慢性心房細動および膀胱癌罹患で左半身麻痺＋発熱で受診された高齢男性

- **患者**：75歳，男性．膀胱癌にて他施設入院予定で，2型糖尿病・慢性心房細動・胃潰瘍で近医にてフォローされている当院初診の方．
- **主訴**：発熱，意識障害．
- **現病歴**：意識障害のため，本人からの病歴聴取は困難．前日までは普段どおりの生活を送っていた様子．入院当日の朝，家族との受け答えがおかしく，左半身麻痺を認めたため近医に相談．脳卒中疑いにて当院紹介受診．受診後，発熱していることに救急スタッフが気づいたが，発熱や悪寒戦慄のエピソードは聴取できず．
- **服薬歴**：グリクラジド 50 mg，ワルファリン 2 mg，ラベプラゾール 10 mg，アテノロール 25 mg．
- **生活歴**：喫煙；20本/日×50年，飲酒；ビール 5〜6 缶/日．
- **身体所見（来院時）**：
  - バイタルサイン；血圧 167/95 mmHg，脈拍数 112 回/分・不整，SpO$_2$ 94％（室内気），呼吸回数 30 回以上/分，体温 39.7℃．
  - 貧血なし，黄疸なし．呼吸音；清．心音；不整，収縮期雑音なし．体幹；網状皮斑あり．末梢：冷感あり，浮腫なし．
  - 神経学的所見；GCS（Glasgow Coma Scale）E4V1M6．瞳孔 3 mm/3 mm，対光反射あり．左半身に不全麻痺あり．

　「麻痺」の前情報が入っていたため，バイタルサインの確認と同時に，「低血糖」の除外を行った．想定外の発熱があることや，ベースに動脈硬化性病変のリスクがあること，担癌患者であること，発熱からの脱水もありえることから，「脳血管障害」の評価を検討した．

　バイタルサインは，安定しているわけではないが，血圧や脈拍数，酸素化はそれなりに保てていた．にもかかわらず，明らかに呼吸数が速く（30回/分以上）努力様で，末梢循環不全を示唆する網状皮斑がみられていた．その時の動脈血液ガス分析は，次のとおりであった．また，そこに血液・尿検査結果も返ってきた．

Case （つづき）

- **動脈血液ガス分析（室内気・呼吸数30回/分以上）**：pH 7.45, pCO_2 25.6 mmHg, pO_2 69.4 mmHg, HCO_3 17.3 mmol/L, AG (anion gap) 16.7.
- **血液検査（来院時）**：WBC 29,180/μL (Neut 84％, Lym 14％), RBC 418×10⁴/μL, Hb 14.2 g/dL, Hct 43.1％, MCV 103.1 fL, Plt 11.2×10⁴/μL, Na 134 mEq/L, Cl 100 mEq/L, K 6.9 mEq/L, TP 9.7 g/dL, Alb 4.3 g/dL, CK 267 IU/L, AMY 9IU/L, T-Bil 5.4 mg/dL, AST 124 IU/L, ALT 58 IU/L, LDH 2,031 IU/L, ALP 181 IU/L, γ-GTP 223 IU/L, BUN 26 mg/dL, Cr 0.9 mg/dL, CRP 9.63 mg/dL, BS 390 mg/dL, HbA1c 6.7 ％, FDP 19.3 μg/dL, D-dimer 13.8 μg/dL.
- **尿検査**：蛋白(2+)，糖(3+)，潜血(3+)，ヘモグロビン(−)，ウロビリノーゲン(−)，亜硝酸(−)，白血球(−).
- **画像検査**：頭部CT／MRI；明らかな出血や脳梗塞なし．胸部単純X線；異常所見なし．心電図／心エコー；Af rhythm，壁運動低下や右心負荷所見なし．

なお，肺塞栓の評価のための造影CTは，右心負荷が乏しいと判断されたこと，酸素化が保たれていること，救急室での滞在時間が長いことから見送られた（循環器内科医からも「否定的」と判断された）．

- **経過❶**：その後，意識レベルは軽度回復，また不全麻痺も自然軽快した．血圧・脈拍数もそれなりに安定していたが，やはり呼吸数は30回/分を超えていた．そこで，動脈血液ガス分析を再度行った．
  - 動脈血液ガス分析（リザーバーマスク15L酸素投与下）；pH 7.394, pCO_2 23.1 mmHg, pO_2 110.7 mmHg, HCO_3 13.8 mmol/L.

血液検査結果では，K高値を認めており，溶血ありとのこと．同じく，LDHも高値である．比較データはないが，血算でも血球減少は目立たたず違和感を感じながら（後述），補液による脱水の補正，抗菌薬投与のうえ，入院となった．

なお，しばらくして膀胱癌治療で入院予定の他施設の主治医から連絡があった．膀胱癌はそれほど悪くなく，BCG（弱毒ウシ型結核菌）膀胱内注入療法を予定している程度とのこと．

- **救急室での最終バイタルサイン**：血圧132/64 mmHg, 脈拍数163回/分・不整, 呼吸回数32回/分.

"臨床的違和感"からのアプローチ

なぜ，呼吸数はこうも速いのか……？
また，溶血に違和感をもっていたために，血液検査を再検した．
そこで待っていたものは……溶血(3+)！

Case （つづき）

- **血液検査(3時間後)**：WBC 13,140/μL (Neut 54％, Lym 45％), RBC 297×10⁴/μL, Hb 9.3 g/dL, Hct 18.6 ％, MCV 62.6 fL, Plt 7.8×10⁴/μL, T-Bil 2.9 mg/dL, LDH 9,900 IU/L.

◆ "Ghosts in the peripheral blood"

MCVの急激な低下とLDHの上昇．この急激な臨床経過から，"ある疾患"を念頭に末梢血の見直しを依頼した．

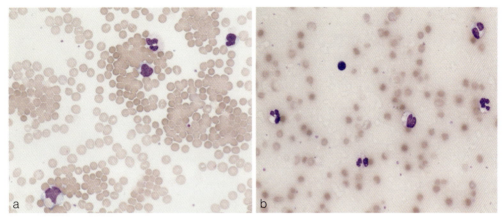

図1 赤血球血液溶解所見（末梢血塗抹標本）
a：来院時．b：3時間後．

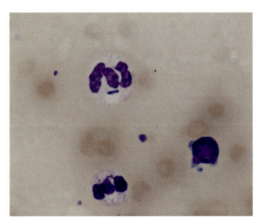

図2 末梢血（buffy coat）のグラム染色像（3時間後）

　そこで見えたものは……！（図1）さらに，末梢血（buffy coat）のグラム染色も依頼した！（図2）

　来院3時間後の末梢血塗抹標本では，"red cell ghosts"と呼ばれる赤血球溶解所見を含む顕著な溶血を認めた．また，末梢血（buffy coat）のグラム染色像にはグラム陽性桿菌を認め，「菌血症」の存在がこの時点で示唆された．

> **Case （つづき）**
>
> ■経過❷：急激な溶血所見（図1）をきたすグラム陽性桿菌（図2）による菌血症から，「*Clostridium perfringens* 感染症」を想起した．
>
> 　ご家族に，救命困難な病態であることや，救命のためには感染巣の同定およびその処置が必要であることを伝え，また体外循環サポート・人工呼吸器管理の可能性などの全身管理について提案したが，苦痛緩和に重点を置いた治療方針を望まれた．
>
> 　その後，徐々に意識レベル・呼吸状態の悪化を認め，来院から6時間後に永眠された．

表1 血液検査結果の推移

血液検査項目	来院時	3時間後	6時間後
WBC(/μL)	29,180	13,140	3,090
RBC (×10⁴/μL)	418	297	281
Hb(g/dL)	14.2	9.3	7.2
Hct(%)	43.1	18.6	13.4
MCV(fL)	103.1	62.6	47.7
Plt (×10⁴/μL)	11.2	7.8	2.7
LDH(IU/L)	2,031	9,900	10,017
T-Bil (mg/dL)	5.4	2.9	3.8
TP(g/dL)	9.7	20.8	19.2
Alb(g/dL)	4.3	5.7	5.3

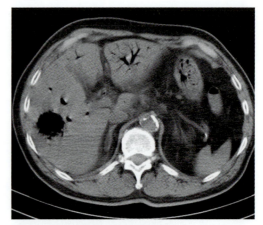

図3 死亡時画像診断(Ai)所見

死後検査から明らかになった病理

ご家族の同意を得て，永眠直後に採血を施行した．その結果と併せ，6時間での血液検査結果の推移を表1に示す．

また，Autopsy imaging（死亡時画像診断：Ai）および病理解剖にて，肝S5〜6に直径5.5×5.6 cmの「肝膿瘍」を認めた(図3)．

後日，血液培養から *Clostridium perfringens*（と *Citrobacter freundii*）が同定され，肝膿瘍と胆泥からも同種の細菌が同定された．胆管結石も認め，（本人・家族から消化器症状に関する病歴は聴き出せなかったが）「胆道感染症」が関与していたものと思われる．

また，肺動脈内にはairを認めていた（死亡直後の胸部CTおよび病理解剖時）．

そして，地域の衛生研究所に検体を送り，エンテロトキシン非産生の易熱性芽胞形成A型Welch菌であることを同定していただいた．

本Caseの教訓

*Clostridium perfringens*感染症について

Clostridium perfringens は嫌気性グラム陽性桿菌で，ヒトの腸管内に生息する．出産後や粘膜障害などや，高齢，糖尿病，肝胆道系疾患，担癌患者（白血病や大腸癌など）では劇的な感染をきたしうる[1]．「溶血性変化」をきたすことは稀ではあるが，ひとたび溶血性変化を起こすと致死率は70〜100%といわれ，積極的治療を行うも救命は極めて困難であり，受診から死亡までの平均時間が8時間との報告もある[2]．

溶血には *Clostridium perfringens* が産生するα毒素が関与し，ホスホリパーゼ活性によって

赤血球膜の構造を変化させる．赤血球の形は球状となり，溶解しヘモグロビン運搬能を失った"ghost cells"となる．今回は末梢血塗抹標本において，継時的に赤血球が溶解していく所見をとらえることができた．

◆本 Case のメカニズム

本 Case では，担癌による免疫不全があったかどうかは微妙な状態であったが，糖尿病・アルコール多飲が背景にあり，何らかの「免疫不全状態」にあったと考えられる．病歴や生前検査で検知できなかったが，胆管結石症が感染母地となり胆道感染症・肝膿瘍を形成し，そこから血流感染症を発症したものと考えられる．

来院時は高熱と頻脈，意識障害をきたしていたが血圧は比較的保たれており，末梢臓器への"血流"は保たれていたことが推察される．しかし，α毒素による極度の溶血性変化により酸素運搬が行われず，末梢組織での"酸素供給量"は激減していたものと考える．皮膚所見では網状皮斑を認め，全身では臓器障害をきたし，多臓器不全から死に至ったと考えられる．

このメカニズムについては，初療時には認識できていなかった．臨床的な"違和感"を覚え，2回目の血液検査で「MCV が急激に低下している＝異常な溶血を引き起こす感染症」ということを認識できた（実は，1回目の血液検査でも溶血があったのだが，検査結果は破棄されており，それに対して違和感を覚えた筆者が検査室に問い合わせに行こうとしたところ，若手医師が代わりに検査室に足を運んでくれて「溶血を確認」してくれていた．この際にも，突っ込んだ議論は可能であったかもしれない）．

◆この教訓が System 構築の糧になる

この疾患を想起できたのは，過去に，ある症例検討会（京都 GIM カンファレンス，→ 210頁，表1）で症例提示があり，激烈な印象を受け，その後自己学習した経緯があったことから，キーワード的に想定することが可能であった System 1．ただ，その学習のなかで前述のメカニズムまで記憶にとどめるには至らなかった．本章のテーマは「System 2　理詰めで追い詰める感染症」であるが，初療時のバイタルサインや溶血を示す血液検査の結果から「理詰め」で追い詰める System 2 こともできたのではないか，と悔やまれる．

短時間で急激な経過（死亡例を含めて）をとり，のちに血液培養や剖検結果から，*Clostridium perfringens* 感染症と確認されることが多いともされている[3,4]．本 Case 経験後も，類似症例の学会発表を目にすることがあったが，溶血による「末梢組織での酸素供給低下」や「MCV の変化」についての言及は少ない印象がある．

急激に致命的な経過をとるこの感染症に対して，患者の早期受診＋医師の早期診断がかみ合えば，救命の可能性も高まる．本 Case の教訓から，1例でも多くの救命事例が出てくることを切に願う．

> **Charisma's Pearl**
>
> ➡ 感染症に限った話ではないが，緊急性が高い致死的疾患に関しては，その症例に対して事前に備えておく＝症例報告で印象に残ったものがあれば"ゲシュタルト"を意識しておく．
> ➡ そういった緊急性が高い致死的疾患には，施設単位・地域単位で，初期対応が誰であっても，遜色なく対応できるような"システム構築"をするのが望ましい（細菌性髄膜炎・壊死性筋膜炎が代表的）．
> ➡ グラム染色検査の強みとして，本来，無菌であるところの検体で菌を確認できれば，診断に早期に結びつくことを忘れずにいてほしい（本 Case では末梢血であるが，髄液・関節液が代表的）．

（川島篤志）

文献

1) Rogstad B, et al：*Clostridium perfringens* septicemia with massive hemolysis. Infection 21：54–56, 1993.
2) Hatheway CL：Toxigenic clostridia. Clin Microbiol Rev 3：66–98, 1990.
3) van Bunderen CC, et al：*Clostridium perfringens* septicaemia with massive intravascular haemolysis；a case report and review of the literature. Neth J Med 68：343–346, 2010.
4) 福原淳子, 他：血管内溶血を起こし，短時間で死亡した劇症型 *Clostridium perfringens* 感染症の 1 例. 感染症誌 76：562–565, 2002.

System 2 理詰めで追い詰める感染症 16

赤い顔のビール好きにはご用心！

Question & Answer

Q *Stenotrophomonas maltophilia* 感染症のリスクファクターは？

A 血液悪性腫瘍の原疾患，化学療法や造血幹細胞移植による免疫抑制状態，中心静脈カテーテルや挿管チューブなどのデバイスの使用，広域抗菌薬の使用，長期の人工呼吸器使用，慢性呼吸器疾患などです．

Keywords
- *Stenotrophomonas maltophilia*
- 血液悪性腫瘍

Case 急性骨髄性白血病に対する化学療法中に *Stenotrophomonas maltophilia* 肺炎を発症した一例

- **患者**：62歳，男性．
- **現病歴**：急性骨髄性白血病に対して，イダルビシン＋シタラビンによる寛解導入療法を施行し，治療1カ月後の骨髄検査で芽球の残存を認めたため，骨髄抑制状態でMEC療法（ミトキサントロン＋エトポシド＋シタラビン）を開始した．

MEC療法開始後11日目より，38℃台の発熱を認めた．「発熱性好中球減少症」の診断で，使用薬をメロペネム，バンコマイシン，ミノサイクリン，ミカファンギンと随時追加・変更したが，発熱は持続した．臨床所見として，血痰を伴う咳嗽，吸気で増悪する左胸部痛，高CRP血症，胸部CT検査で左上葉に広がる区域性の浸潤影（図1）を認めた．好中球減少状態であり膿性喀痰は得られなかったが，誘発喀痰のグラム染色検査でブドウ糖非発酵菌を疑うグラム陰性桿菌を一面に認めたため，「*Stenotrophomonas maltophilia*」（以下，*S. maltophilia*）による肺炎を疑い，ST合剤とG-CSF製剤の投与を開始した．1週間ほどの経過で，徐々に全身状態は改善し，喀痰培養からは遅れて *S. maltophilia* が発育した．

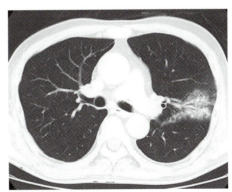

図1 胸部CT画像所見
左上葉に，区域性の浸潤影を認める．

わが国における疫学

S. maltophilia は，好気性のブドウ糖非発酵グラム陰性桿菌である．手洗い場などの湿度の高い環境中に存在し，医療関連感染症を起こす細菌の1つとして知られている[1]．もともと病原性の低い細菌であるが，気道上皮細胞，中心静脈カテーテルや気管内挿管チューブなどのデバイスに定着する特徴を有し，免疫抑制患者において肺炎や血流感染症を生じる[1]．

◇増加傾向にある医療関連感染症の起炎菌

1997～1999年に米国・カナダ・ラテンアメリカで行われた菌血症患者の大規模サーベイランスにおいて，ブドウ糖非発酵グラム陰性桿菌による菌血症のなかで，緑膿菌，アシネトバクターに次いで3番目に頻度が高かったと報告されている[1]．台湾の三次医療機関における *S. maltophilia* の検出率は，1999～2004年にかけて，10,000入院中5.3→9.8エピソードへ増加したと報告されている[1]．イギリスやドイツからも同様の報告がされており，*S. maltophilia* は医療関連感染症を起こす注意すべき細菌であることを知っておく必要がある．わが国においては，多田ら[2]の報告によると，造血幹細胞移植を行った1,085人の患者のうち，31例(2.9％)に *S. maltophilia* による血流感染を生じたと報告されている．

S. maltophilia 肺炎に関しては，藤田ら[3]によると1988～1992年の5年間に，血液悪性腫瘍または固形癌患者の68名に本菌の上気道への定着を認め，そのうち10名が「*S. maltophilia* 肺炎」と診断されたと報告されている．岩田ら[4]によると，入院後48時間以降に発症した院内肺炎患者のうち，10.6％で *S. maltophilia* が検出されたと報告されており，決して頻度の少ない感染症ではないことが示唆される．

聴取すべき病歴（リスク因子）

S. maltophilia 感染症罹患で頻度の高いリスク因子は，次の3つが挙げられる[1]．
- □中心静脈カテーテルや挿管チューブなどのデバイス
- □カルバペネム系薬剤や第4世代セフェムなどの広域抗菌薬 G1
- □長期入院

S. maltophilia による呼吸器感染症のリスク因子は，上記に加えて下記が報告されている[1]．
- □長期の人工呼吸器使用
- □慢性呼吸器疾患

GM note

G1 広域抗菌薬

血液悪性腫瘍患者では，免疫抑制状態を背景にもっていること，感染症発症時に予防的抗菌薬を使用されている例が多いことから，広域抗菌薬の使用頻度が高くなる傾向にある．発熱性好中球減少症の患者であっても，感染臓器を特定する努力を怠らず，培養を含む必要な検査を適切な時期に行い，治療に必要な抗菌薬を常に評価することで，耐性菌による感染を減らすよう心がけたい．

表 1　造血幹細胞移植患者における *S. maltophilia* 感染症のリスク因子

❶ 血液悪性腫瘍の原疾患
❷ 細胞障害性化学療法
❸ 放射線治療
❹ 好中球減少と骨髄形成不全
❺ Graft-versus-host disease(GVHD)
❻ 免疫抑制治療：コルチコステロイド，シクロスポリン
❼ モノクローナル抗体の使用
❽ 血管内カテーテルと尿道カテーテル
❾ 広域抗菌薬での治療歴
❿ 長期入院
⓫ ICU への入室と人工呼吸器使用
⓬ 消化管への常在と下痢
⓭ 重篤な粘膜炎

〔Al-Anazi KA, et al : Infections caused by Stenotrophomonas maltophilia in recipients of hematopoietic stem cell transplantation. Front Oncol 4 : 232, 2014. より〕

◧ 造血幹細胞移植患者に要注意

　造血幹細胞移植 G2 患者では，表1 に示す *S. maltophilia* 感染症のリスク因子を多数有しており G3，*S. maltophilia* 感染症に対して特に注意が必要な患者群といえる[5]．セフェム系・カルバペネム系・アミノグリコシド系など，発熱性好中球減少症で一般的に用いられる薬剤に対して耐性であることから，これらの薬剤を使用中に発熱などの感染徴候を示す場合には，他の院内耐性菌や真菌感染症とともに *S. maltophilia* の感染を想起する必要がある．

とるべき身体所見

　造血幹細胞移植後の呼吸器疾患は多岐にわたる(表2)[6, 7]．感染症に限っても一般細菌やウイルス，真菌まで幅広い病原体が呼吸器疾患を呈することから，症状出現時に原因を特定することは容易でない．

GM note

G2 造血幹細胞移植
　造血幹細胞移植は，幹細胞の起源から骨髄移植/末梢血幹細胞移植/臍帯血移植の3つに分類される．対象となる疾患，レシピエントの状態，ヒト白血球抗原(human leukocyte antigen：HLA)が一致するドナーの有無などによって最適な治療法を選択している．どの方法を選択するかにより，前処置や免疫抑制薬の使用方法に違いがある．

G3 造血幹細胞移植の免疫抑制状態
　造血幹細胞移植から生着までの期間は，pre-engraftment phase と呼ばれ，好中球がほぼ0の状態が続くため細菌感染症に対して最も脆弱な時期である．生着から移植後100日目までは early post-engraftment phase，移植後100日目以降は late post-engraftment phase と呼ばれ，移植後の時期に応じて注意すべき感染症が異なる．

表2 造血幹細胞移植患者における呼吸器疾患の鑑別

感染性	
細菌性	Oral flora, Streptococcus pneumoniae, Haemophilus influenzae, Moraxella catarrhalis, Staphylococcus aureus, Enterobacteriaceae (Serratia marcescens, Klebsiella pneumoniae, etc), Pseudomonas spp., Stenotrophomonas maltophilia
細胞内寄生菌	Legionella spp., Chlamydophila spp., Mycoplasma spp., Coxiella spp.
放線菌	Nocardia spp., Actinomyces spp.
抗酸菌	Mycobacterium tuberculosis, Non-tuberculous mycobacteria
真菌	Aspergillus spp., Mucorales, Fusarium spp., Candida spp., Cryptococcus spp., Dimorphic fungi, Pneumocystis jirovecii
ウイルス	Respiratory syncytial virus, Influenza virus, Common respiratory viruses, Herpes simplex virus, Varicella zoster virus, Human herpes virus 6, Cytomegalovirus, Epstein-Barr virus
原虫	Toxoplasma gondii
非感染性	
肺水腫，肺塞栓，急性呼吸窮迫症候群，びまん性肺胞出血，放射線肺臓炎，薬剤反応，アミロイドーシス，肺胞蛋白症，肺静脈閉塞症，閉塞性細気管支炎，特発性器質化肺炎，特発性肺炎症候群	

(Sharma S, et al : Pulmonary complications in adult blood and marrow transplant recipients ; autopsy findings. Chest 128 : 1385-1392, 2005.
Chen CS, et al : Incidence, risk factors, and mortality from pneumonia developing late after hematopoietic stem cell transplantation. Bone Marrow Transplant 32 : 515-522, 2003. を参考に筆者作成)

◆S. maltophilia の臨床症状と身体所見

　S. maltophilia による呼吸器感染症に特異的な所見はなく，一般的な細菌性肺炎と同様に「発熱」「呼吸困難」「湿性咳嗽」を認める[1]．

　化学療法後の好中球減少患者や造血幹細胞移植患者では，S. maltophilia 肺炎による肺胞出血により急激な状態悪化を認める場合があることから，胸痛や背部痛などの「胸部症状」と「血痰」の有無に注意が必要である[2]．出血に至るメカニズムとしては，S. maltophilia の肺内での増殖に加え，化学療法や放射線障害により脆弱となった組織と，血小板低下・凝固異常などが重なって肺胞出血をきたすと考えられている．

　胸部画像所見では，片側性または両側性に区域性の浸潤影を呈し，胸水や空洞性病変は稀とされている[1]．免疫抑制者においては，S. maltophilia が検出された場合でも，他の細菌性肺炎，ノカルジアや真菌感染，ウイルス性肺炎の合併も考えられるため，画像評価の際には注意が必要である[7]．

　血液検査所見では，低アルブミン血症（3.0 g/dL 未満）と高 CRP 血症（10.0 mg/dL 以上）が造血幹細胞移植後患者の S. maltophilia 菌血症における 90 日死亡率に関連することが報告されており，両者を認めた場合は高率に肺炎を合併することに注意すべきである[8]．

S. maltophilia 肺炎の治療

　広域抗菌薬が使用されていた患者では，S. maltophilia が常在菌として検出される場合がある．S. maltophilia による肺炎は，肺炎を発症する前に S. maltophilia の上気道への定着が認められるとの報告[9]もあり，菌の検出だけでなく，宿主の免疫状態や他に検出された病原体も踏まえて治療を検討する必要がある．

　S. maltophilia 肺炎の致死率は非常に高く，23〜77％と報告されている[1]．致死率が高い原因としては，

- S. maltophilia 肺炎発症時に適切な抗菌薬が使用されていないこと
- 発熱性好中球減少症の状態が多いこと
- 標準的な治療法が確立されていないこと

などが挙げられる．

◪第一選択薬は ST 合剤だが…

　S. maltophilia の治療に関する質の高い研究は限られているが，ST 合剤は現段階で S. maltophilia 感染症治療における第一選択薬とされている．しかし，発熱性好中球減少症の患者において，骨髄毒性への懸念から S. maltophilia 感染症の確定診断に至っていない状況では ST 合剤の使用が躊躇されることもある．ST 合剤の代替薬としては，セフタジジム，キノロン系抗菌薬（シプロフロキサシン，レボフロキサシン，モキシフロキサシンなど），テトラサイクリン系抗菌薬（ミノサイクリン，ドキシサイクリン），チゲサイクリン，コリスチンなどが挙げられるが，いずれも標準的な使用方法は確立しておらず慎重な判断が必要である．ST 合剤と他の薬剤のシナジー効果も報告されているが，その有効性を支持するエビデンスは不十分である[8]．ST 合剤へのアレルギーや耐性株などの場合は，感受性のある薬剤による併用療法も考慮されるため，移植感染症専門医への相談が検討される．

◪抗菌薬選択以外のマネージメント

　S. maltophilia の菌血症が判明した際，挿入中の異物を可能なかぎり抜去することが望ましいと考えられる．Jeon らの報告では，S. maltophilia 菌血症患者において，中心静脈カテーテルの抜去が死亡率の減少に寄与したことが報告されている[10]．特に血液悪性腫瘍患者においては，血小板が低値の状態の患者が多いため，中心静脈カテーテルの抜去や交換などの侵襲的処置を控える状況は少なくない．しかし，適切な抗菌薬が投与されているにもかかわらず菌血症が解除されない場合などには，主治医チームと十分なコミュニケーションを取った上で，安全かつ適切なカテーテルマネージメントを検討することは重要と考える．

　S. maltophilia 肺炎は重症感染症であるが，特異的な所見に乏しく常在菌との鑑別も困難なことから，確定診断が難しい疾患の１つである．その一方で，通常用いられる広域抗菌薬に耐性であることから治療の遅れが生じやすく，救命のためには早期に有効な抗菌薬を開始する必要がある．

　したがって，免疫抑制状態にある患者において，広域抗菌薬投与中の全身状態や呼吸状態の

悪化，吸気時の胸痛や血痰を認めた場合は，S. maltophilia 肺炎を鑑別に挙げて検索を進める必要がある．胸部単純 X 線写真や胸部 CT 検査での新規浸潤影に加え，喀痰グラム染色でブドウ糖非発酵菌を疑うグラム陰性桿菌の有意な増加を認めた場合は，早期に S. maltophilia を念頭に置いた治療を開始することが重要である．

冒頭の Case では，いわば System 1（直観的診断）により一度は「感染巣不明の発熱性好中球減少症」と診断しているが，使用抗菌薬を追加・変更しても効果がなかったことから，System 2（分析的思考）における mesh layers approach（MLA）を用い，「好中球減少期の患者における肺疾患の鑑別疾患」の mesh と「広域抗菌薬に耐性の細菌」の mesh を重ねて検討したことで，「S. maltophilia 肺炎」を疑うことができた．

● タイトルの種明かし

S. maltophilia の malt は麦芽で，–philia は病的愛好の意．

Clinical Pearl

➡ 広域抗菌薬に反応しない発熱性好中球減少症では，S. maltophilia 菌血症を考慮する．

➡ 造血幹細胞移植後の生着前期の患者において，新規の呼吸器症状（特に血痰）を認めた場合は，S. maltophilia 肺炎に注意する．

（福島一彰・関谷紀貴）

文献

1) Looney WJ, et al：Stenotrophomonas maltophilia；an emerging opportunist human pathogen. Lancet Infect Dis 9：312-323, 2009.
2) Tada K, et al：Stenotrophomonas maltophilia infection in hematopoietic SCT recipients；high mortality due to pulmonary hemorrhage. Bone Marrow Transplant 48：74-79, 2013.
3) Fujita J, et al：Clinical features of Stenotrophomonas maltophilia pneumonia in immunocompromised patients. Respir Med 90：35-38, 1996.
4) Iwata K, et al：Hospital-acquired pneumonia in Japan may have a better mortality profile than HAP in the United States；a retrospective study. J Infect Chemother 18：734-740, 2012.
5) Al-Anazi KA, et al：Infections caused by Stenotrophomonas maltophilia in recipients of hematopoietic stem cell transplantation. Front Oncol 4：232, 2014.
6) Sharma S, et al：Pulmonary complications in adult blood and marrow transplant recipients；autopsy findings. Chest 128：1385-1392, 2005.
7) Chen CS, et al：Incidence, risk factors, and mortality from pneumonia developing late after hematopoietic stem cell transplantation. Bone Marrow Transplant 32：515-522, 2003.
8) Harada k, et al：Predictive implications of albumin and C-reactive protein for progression to pneumonia and poor prognosis in Stenotrophomonas maltophilia bacteremia following allogeneic hematopoietic stem cell transplantation. BMC Infect Dis 17：638, 2017
9) Safdar A, et al：Stenotrophomonas maltophilia；changing spectrum of a serious bacterial pathogen in patients with cancer. Clin Infect Dis 45：1602-1609, 2007.
10) Jeon YD, et al：Risk factors for mortality in patients with *Stenotrophomonas maltophilia* bacteremia. Medicine（Baltimore）95（31）：e4375, 2016.

System 2　理詰めで追い詰める感染症 17

連携で解明！　手ごわい発熱

Question & Answer
Q 「持続する発熱」の鑑別診断で留意することは？
A 「感染症」と「非感染症」で体系的な鑑別を考えること．そして，経時的な変化をみることです．

Keywords
→ 基本に忠実に
→ 発熱日記
→ 経時的な変化

Case　手ごわい発熱—すべては history

- **患者**：16 歳の女子高校生．1 カ月半前からの発熱で，当院に紹介となった．微熱のため学校は休んでいるとのこと．
- **既往歴**：周産期に問題なく，成長発達に問題なし．
- **現病歴**：1 カ月半前に，発熱 38℃，咽頭痛あり．近医を受診し，アジスロマイシンを処方された．しかし微熱が持続するため再診，経口ガレノキサシン（ジェニナック®）を処方された．
- **検査**：紹介元の近医受診時の胸部単純 X 線では，はっきりした浸潤影を認めず．胸部 CT も施行されたが，空洞性病変・結節性病変ともなし，縦隔にも異常はなかった．また，甲状腺の超音波検査でも異常はなかった．

追加すべき医療面接と身体診察

では，当院受診時には，医療面接で何を聴いたらよいだろうか？　以下のとおり，追加情報を得た．

- 妊娠・出産ともになし．最終月経は 2 週間前．性交渉歴なし．
- ワクチン接種：必要なものはすべて接種したと父母より．
- 父母とも医療従事者．本人は野球部のマネージャー．
- 旅行歴：過去 6 カ月はなし．2 年前に英国滞在．出生は米・コロラド州．
- 曝露歴：シックコンタクトなし，結核曝露歴なし．山・海・川への旅行なし，ダニ・虫などへの曝露なし．
- 不法薬物使用なし．
- アレルギーは，薬剤ではなし．ミノサイクリンで副作用（めまい）．花粉症あり．

▶review of systems

- 一番困っているのは「微熱」．平熱は 36.2℃，午後〜夕方は 37.6℃くらい．

- 38℃を超えることはない．悪寒なし．
- 倦怠感あり．身体がだるいのも困っている．本調子が出ない．今の調子は普段の50％くらいで，何か体調がすぐれない．
- 体重減少なし．食欲はあり．
- 手のこわばりや関節痛，指の腫脹いずれもなし．

また，当院にて次のような身体診察および検査を行った．

> **Case** （当院初診時）
>
> ■ バイタルサイン：血圧 116/61 mmHg，脈拍数 80 回/分，呼吸数 16 回/分，体温 36.9℃．
> ■ 身体所見：
> ・一般所見；覚醒，見当識障害なし．急迫した様子なし．
> ・頭頸部；瞳孔左右差なし，対光反射正常．口腔内に咽頭発赤・腫脹なし，白苔なし，潰瘍なし．中耳の鼓膜は両側ともクリア，発赤・滲出物なし．
> ・胸部；心臓・肺に異常なし．
> ・腹部；異常なし．肝臓・脾臓の腫大なし．
> ・皮膚；皮疹なし．
> ・リンパ節；前後頸部・両側腋窩・両側鼠径部・両側肘部に腫大なし．
> 神経学的所見：特に局所所見はなし．運動・感覚・深部腱反射に左右差なし．
> 検査所見：
> ・血液検査；WBC 7,800/μL（Neut 57％），Hb 13.2 g/dL，MCV 85.3 fL，PLT 28.8×10⁴/μL．
> ・生化学検査；電解質および腎機能は正常．LDH 150 IU/L，AST/ALT 17/22 IU/L．
> ・尿検査；蛋白・糖（−），RBC（−），円柱なし．

感染症/非感染症の鑑別診断

では，ここまでの情報で，どのような疾患を考えるか？ プロブレムは「1カ月半持続する発熱」である．

◆感染症の鑑別診断

まず「感染症」の観点から鑑別診断を挙げる．
- EBV(Epstein-Barr ウイルス)，CMV(サイトメガロウイルス)．
- 結核．
- B型肝炎，パルボウイルス B19 など．
- 麻疹，風疹，おたふくかぜ，水痘は鑑別したい．

また，この患者の1カ月半の経過は，「感染性心内膜炎」には合致していない．つまり，経時的に改善しており，解熱してきている．

◆非感染症の鑑別診断

感染症以外では，次の疾患が挙げられる．
- 膠原病〔前医で抗核抗体(ANA)・抗DNA抗体ともに陰性〕．
- 悪性腫瘍，リンパ腫？

ここでも，もし悪性リンパ腫なら，経時的に悪化することが予想される．本 Case の患者に悪化している様子はない．

◘ 追加すべき検査

1 回目の診察後プランとして，次のウイルス抗体検査を行うこととした．
- EBV，CMV．
- B 型肝炎，パルボウイルス B19 など．
- 麻疹，風疹，おたふくかぜ，水痘（いずれも EIA 法）．

また，本人には「発熱日記」を 2 週間つけていただき再診とした．

総合診療科との連携

2 週間後の再診時の経過は次のとおりである．

> **Case** （当院再診時）
>
> ■ 発熱日記：
> 朝・昼・夕すべて記録してくれていた．
> - 37℃台で，38℃以上にはなっていない．
> - 月経開始の日は，夕方に 36.5℃．
> - 倦怠感はあり．
> ■ ウイルス抗体検査：
> - 麻疹；低値の IgG，風疹；低値の IgG，おたふくかぜ；陰性，水痘；IgG 陽性（いずれも EIA 法）．
> - パルボウイルス B19；IgM 陰性．
> - EBV・CMV；陰性・未感染．
> - HIV（ヒト免疫不全ウイルス）Ag/Ab；陰性，HTLV-1（ヒト T 細胞白血病ウイルス）；陰性．

この結果後に当院総合診療科へ紹介すると，次のような所見が得られた．
- 後頸部にリンパ節腫脹あり？
- 超音波検査を施行したところ，2.5 cm 程度のリンパ節が複数あり．

◘ 総合診療科での鑑別診断

- 菊池病
- 甲状腺の確認（前医では正常を確認済み）
- 副腎不全

> **Case** （当院再々診時）
>
> 何も治療せず，何も投与せず，経過をみることにした．
> ■ 経過：さらに 2 週間後の再診時には，微熱は改善し，倦怠感も改善傾向であった．
> ■ 診断：おそらく「菊池病」か．経過観察で大丈夫な見込みとなり，終診した．

◘「経時的な変化」が鍵に

本 Case では，遷延する微熱があり，患者は学校を休んでいる状況であった．「何か隠され

た疾患がないか？」という懸念から，入念に医療面接と身体診察を行った．

　診断に至ったアプローチは，患者の訴えをしっかりと聴いたことである．これまで健康だった高校生が，"倦怠感"と微熱で悩み，学校を休んでいたため，「発熱日記」をつけていただいた．

　悪性疾患や感染性心内膜炎であれば，治療していない場合，経時的に悪化することが予想されるが，医療面接で悪化している様子ではないこと，身体診察でも際立った異常所見がなかったことが特徴であった．

　本Caseからのメッセージは，次のとおりである．

Charisma's Pearl
➡基本に忠実に．
➡Common is common.
➡すべてはhistoryに始まり，historyに終わる．
➡発熱は「経時変化」をみること．経時的に悪化していないかどうか．
➡他診療科との連携が重要．

（矢野晴美）

One Point Lecture ❸

System 1 の鍛え方とその後

Question & Answer
Q System 1の「生涯教育」のポイントは？
A「省察的実践」が大きな助けとなります．

Key Words
診断戦略，System 1，省察的実践

「診断」という expertise

医師や医学教育者にとって，「診断」は臨床の訓練の中核をなす能力の1つである．これは，訓練の過程で後天的に習得されるもので，またキャリア全般を通して鍛えられるべき技術であると思う．

いまだ未確立な「鍛え方」

その重要性にもかかわらず，「診断力」の鍛え方，さらに個々の医師の卓越性や特性を見出し発展させていく具体的で明示的な方法については，医学教育の歴史のなかで大々的には言及されてこなかった．医学教育先進国のひとつとされる米国においても，卒後教育ならびに生涯教育において，その標準化の実現には至っていない[1,2]．これは，現在出版されている診断学書に症候や疾患の各論的な切り口のものが多い一方，総論的な思考法や発想法を主に扱ったものがほとんどないことを見ても想像に難くない．

目に見えない技術

これまでの長い医学の歴史のなかで，臨床の手技や術式など"目に見える技術"にはその伝承法や確立されたアプローチがあることと異なり，"目に見えない技術"である診断の技法については，これといった確たる方法論または統一見解があるわけではなく，指導のもとで得た部分的な経験に依っていたことは注目に値する[3,4]．目に見えないから方法論がなかったのか，そもそもそれほど重要と思われていなかったからなのか，または重要とは思われていたが方法論など存在しないと思われていたからなのか，は不明である．

診断も expertise の一分野

また，臓器別やサブスペシャルティ別の専門医にみられるような，専門分化した技術的熟達に重きを置いた業務上の切り分けにより，"縦割り"の範疇には収まらない，「診断」という"横割り"の技術を訓練する専門科やチームが長らく育ちにくかったという業界的な背景も，実践的な診断学が医学領域における1つの expertise として認められにくかった理由ではないかと考えている．

いずれにしても，「診断力を伸ばしたい」と願う者は，その改善のために，診断に特化した訓練の方策や場を特異的に求めるのがベストであると筆者は考える．診断も，医学における1つの expertise である．

診断力を鍛える"型"

では，生涯教育として，どのように「診断力」を鍛えるのか？

これまでは，各自が自助的に「より多くの患者を診る」ことや「より多くの文献を読む」ことに終始したり，診断能力に優れる医師を直接的・間接的に模倣するにとどまったりするのが一般的であったといわれているが，筆者も同感である[5]．

闇雲に量をこなしても

以前から巷でいわれていたような「1万時間の法則」（ある技術に熟達するには1万時間にも及ぶ訓練が必要であるとする法則）や「質量転化の法則」（量をこなせば質的な変化があらわれるという法則）からすれば，実現の可能性は高そうな気はする．

しかしそもそも，その訓練（経験）がランダムで原則論に則らないまま行われるとあっては，複雑性に満ちた背景に依存しバイアスの多い，また想像力など総合的思考力が試される「診断」という分野横断的な技法をマスターするには不安が残る．

だが，"訓練の原則論"が存在すれば，診断力を伸ばしていくべき道筋が少なくとも明示され，その医師が成長するうえで頼りとなるガイドラインができ，その結果，本人が望ましい方向へ導かれていくことになるだろう．

『診断戦略』という訓練のガイドライン

このような原則論—「診断学」の訓練における実践的総論—の確立のため，筆者は『診断戦略—診断力向上のためのアートとサイエンス』[6]を著した．

本書では，認知心理学に基づいた診断の基礎原則と，これまで多くの医師が無意識のうちに使用していた診断における思考様式の言語化を試み，さらに新しい診断思考様式，そして不確定な事象にも対応できる弾力性のある行動指針などをも盛り込んだ．別な言い方をすれば，本書は，診断の考え方（実践的な"型"）の明示にとどまらず，背景依存性の強い診断という領域における「問題解決法の創造力」や「解釈力」の涵養を推奨している G1．

この「診断戦略」を日常の診断行為の基本軸として訓練を続けていけば，基本に忠実な"手堅い診断の力"だけでなく，困難な時にも個々のケースに対応しながら，よりよい解決策を創出し実践する"現場の力"が身につくと筆者は期待している G2．

生涯を通じて System1 を鍛え続けるには

さて，『診断戦略』において"基礎的戦略"に位置づけられる「 System1 （直観的診断）」は，すばやい診断であり，決まれば鮮やかで，何より患者さんのアウトカムに迅速に直結する high value（高価値）な診断アプローチである．

「無意識」を鍛える

System1 には「直観的診断」という呼び名がある一方で，慣例的に「非分析的思考（non-analytical thinking）」と呼ばれることもある[7]．この言葉の奥にある意味は何だろうか？

> **GM note**
>
> **G1 「省察的実践」としての診断戦略**
> 『診断戦略』は実践の書である．現場での診断の考え方の"型"を提案する一方で，状況をフレーミングできない，あるいは未知で，時に未分化な診断の問題にも対応できる思考法も提案している．
> そもそも「診断」は臓器別のような区切られた範囲設定ができるものではなく，個々の臨床情報が有機的に交絡した状況のなかで，背景依存性を考慮しながら行うものである．
>
> **G2 訓練にも"型"が要る**
> このように『診断戦略』では，"診断の型"だけでなく，"診断の訓練の型"も呈示している．

それは，分析ではないこの形式の思考の本質が，新しい情報と自分自身の記憶のなかの類似例を直接関連づける「無意識の思考プロセス」といわれるからだろう[8, 9]．そのため，🛇System 1 を鋭く磨くには，類似例を想起できるような自身の"経験のプール"の質を高め，そしてその量を増やすことが前提となる．

🛇System 1 の日々の訓練の要点は，すでに『診断戦略』[6]で詳述した．その軸を堅持しつつ，本項ではさらに，「生涯教育」としての🛇System 1 の訓練の大方針を，どのように設定していけばよいかについて考察したい．

成長曲線の"頭打ち（plateau）"現象

筆者が翻訳を担当した『診断推論のバックステージ』[5]の「生涯教育」についての章に，筆者の兄弟子であり友人である Gurpreet Dhaliwal 医師が紹介した印象的な図がある（図1）．この図は，「医師の生涯教育において，どのような訓練を積んでいけばよいか」という問いにも示唆を与えてくれる．

横軸が訓練にかけた時間，縦軸がその医師のパフォーマンスだが，中に描かれた曲線はこの2つの成長カーブのパターンの違いを説明している．時間（経験）が経過してもその潜在能力を引き出すべく成長を続ける「エキスパート」と，時間（経験）は増えるものの成長が頭打ちになる「経験を積んだ非エキスパート」の違いである．

せっかく医師として成長を続けるからには，自らの潜在能力を引き出し，可能なかぎり成長を続けるエキスパートの曲線を描きたいと思うのは当然だろう．しかし，成長の伸びを決定づける方策を欠いたまま，ただ経験を積むだけでは「非エキスパート」の曲線に成長が近似してしまう．

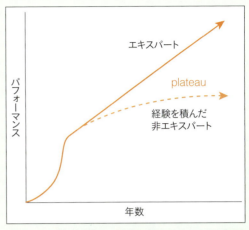

図1 キャリアにおけるエキスパートと経験を積んだ非エキスパートの異なるスキルパフォーマンスの経路
(Trowbridge RL, et al（ed）. 2015／志水太郎（訳）：診断推論のバックステージ―ワンランクアップのための診断推論教育11の要点．メディカル・サイエンス・インターナショナル，2016. より改変)

"Break the plateau" その方法は「省察」である

筆者は，この頭打ちを打破し，2つの曲線の乖離を埋めるものこそ，「reflection（省察）」であると考える．

省察とは，古くは20世紀初頭に米国の心理学者 John Dewey 博士（1859〜1952）が提唱した「reflective thinking」と教育プロセスの関係についての発表（1910）[10]の流れを受け🗎，米・マサチューセッツ工科大学の Donald Schön 博士（1930〜1997）がその著書『The reflective practitioner（省察的実践家）』[11]のなかで提唱したものである．具体的には，

❶ reflection in action（行動のなかでの省察）
❷ reflection on action（行動に基づく省察）

という，プロフェッショナルがどのように実際の困難を自らの教訓としていくかについ

ての"教育モデル"である．さらに，KillionやTodnemら[12]により

❸ reflection for action（行動のための省察）

を加えた分類も提唱され，この3つの"経時的な教育サイクル"をもって「省察的実践家」の行動が規定されるようになってきた[13]．

System1診断における「省察」の実践

「診断学」の教育においてもこのモデルは当てはまると考えられる．

"うまくいかなかった後"が肝心（省察の3ステップ）

具体的に記載する．

❶ reflection in action の実践は，たとえば，実際の診断行為のなかで困難が生じた時に System1 が作動せず，相補的に System2 を作動させながら（たとえばインターネットや人の頭脳を借りるなど）どうにか鑑別を広げ，診断を trial and error で絞っていくという，いわば"事中の一時しのぎ"の対処である．

しかし，Schönも指摘するとおり，「省察的実践家」としての生涯教育においては，さらに❷ reflection on action を行うことが必要である．つまり，その後の診断が System1 でうまくいかなかった時の"振り返り"を事後に行い，「なぜこのような診断のエラーが起こったか」，また「そのエラーがどのような意味をもつか」を，自分自身またはチーム（カンファレンスなど）で省察を行い，次回の同様な局面に活かすのである G4．

加えてさらに重要なのが，❸ reflection for action である．診断エラーを起こした場合に，原因となった"思考の癖"や"バイアス"に対して「具体的な（言語化された）課題」を設定する．この課題に集中して，日々の訓練を繰り返すことで，成長の焦点が明確になる．

"成長のスパイラル"への道

この❶〜❸のコンビネーションが，自分を鍛えていくうえで必要な自己鍛錬の方法論と言える．

前述の「エキスパート」と「非エキスパート」の差を埋めるうえでより寄与すると思われる要素は，なかでも❷❸の実践といえるだろう．これをイメージ図で説明する（図2）．

❶だけでは，同一の円周上を描くように"その場しのぎ"の問題解決を繰り返すだけで，何か突発的なひらめきがないかぎりパフォーマンスが向上する可能性がない．一方，

GM note

G3 「省察」の起源

原典には議論があり，古くは仏典やローマの哲人皇帝マルクス・アウレリウス（121〜180）の『自省録』にも同様の記載がある[13, 14]．

G4 診断戦略カンファレンス（reflection on action の実践）

❷の実例として，たとえば私のいるチーム，獨協医科大学病院総合診療科（獨協総診）では，「診断戦略カンファレンス」という朝のカンファレンスで，臨床の診断困難例をとり上げて議論している．実際の診断と自分たちの思考との比較を通じて，アブダクション的観点から「予測外の診断がついた症例に対し，次に同じエラーを繰り返さないために，明日から実践できる原則論（診断戦略）を開発できないか」という思考を日々繰り返し，各自のレベルアップにつなげる工夫を行っている．

❷や❸があれば，❷の事後の省察で改善点を見つけ，❸で具体的課題を立て，それを繰り返すことで平面上に垂直方向のベクトルを生み出すことができる．

日常の❶を行うだけでなく，❷と❸を意識し実行することで，on/off the job での訓練を繰り返し，学びを"成長のスパイラル"へと立体的に変化させ，生涯教育の観点からも継続的な診断力の向上が実現されることが期待される．

その具体的な学びの源は，日々の臨床と，その一例一例から得られた自身に特異的な課題を見つけること，そして，その具体的訓練方法を考え抜くことである．

（志水太郎）

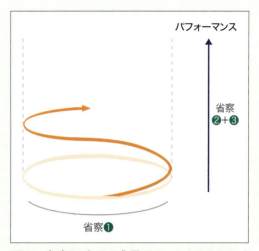

図2 省察による"成長のスパイラル"のイメージ

文献

1) Swing SR, et al：Educational milestone development in the first 7 specialities to enter the next accreditation system. J Grad Med Educ 5：98-106, 2013.
2) Henderson M, et al：Introducing exercises in clinical reasoning. J Gen Intern Med 25：9, 2010.
3) Norman G：Building on experience；the development of clinical reasoning. N Engl J Med 355：2251-2252, 2006.
4) Bowen JL：Educational strategies to promote clinical diagnostic reasoning. N Engl J Med 355：2217-2225, 2006.
5) Trowbridge RL, et al(ed)．2015／志水太郎(訳)：診断推論のバックステージ―ワンランクアップのための診断推論教育11の要点．メディカル・サイエンス・インターナショナル，2016.
6) 志水太郎：診断戦略―診断力向上のためのアートとサイエンス．医学書院，2014.
7) Norman G, et al：Non-analytical models of clinical reasoning；the role of experience. Med Educ 41：1140-1145, 2007.
8) Logan GD：Toward an instance theory of automatization. Psychol Rev 95(4)：492-527, 1988.
9) GR Norman, et al：The Causes of Errors in Clinical reasoning；Cognitive Biases, Knowledge Deficits, and Dual Process Thinking. Acad Med 92：23-30, 2017.
10) Dewy J：How we think；a restatement of the relation of reflective thinking to the educative process. Houghton Mifflin College Div, 1997.
11) Schön DA：The reflective practitioner；how professionals think in action. Basic Books, 1984.
12) Killion JP, Todnem GR：A process for personal theory building. Educ Leadership 48：14-16, 1991.
13) Winter R：Buddhism and action research；towards an appropriate model of inquiry for the caring professions. Educ Act Res 11：141-160, 2003.
14) Suibhne SM：'Wrestle to be the man philosophy wished to make you'：Marcus Aurelius, reflective practitioner. Reflective Practice 10：429-436, 2009.

One Point Lecture ❹

System 2 の磨き方

Question & Answer

Q System 2 を磨くのに，一番重要なことは？

A 単に症例数をこなすのではなく，症例ごとに熟練者からフィードバックをもらうこと．また，熟練者の思考を盗むこと．

Key Words

System 2，病歴・身体所見，ストーリー，プロブレムリスト，熟練者の思考

本書をお読みになっているみなさまは，「 System 2 の磨き方」について知り尽くしており，今さら学ぶ必要はないのではないでしょうか．したがいまして，本項は基本的に医学生や初期研修医に向けて書かれたものと，ご理解いただいたうえでお読みください．私も初期研修医に語りかける体（てい）で書きますので，そこんとこ，よろしくお願いいたします．

System 1 と System 2

……というわけで，研修医 A くん，これから私と「 System 2 の磨き方」について学んでいこうじゃないか．

おお，さっそくゴシゴシ磨いているな……感心感心．だが，待ってほしい．君が磨いているそれは，"システム 2"ではなく"プレステ 2"じゃないか……．しかし今時，まだプレステ 2 をやっているとは，君もなかなか物好きだな．

というか，そもそも君は System 2 が何なのかが，わかっていないようだな．仕方ない……私も字数を稼がないといけないので，そこから説明しようじゃないか．

System 1 ＝ 直観的思考

「臨床推論」と一般に呼ばれる診断のプロセスは，直観的思考（intuitive process： System 1 ）[1]と，分析的思考（analytical process： System 2 ）[2]の 2 つの要素からなっているとされる（➡ 3 頁，表 1）．

System 1 は，いわゆるアレだ．発熱患者を診ている救急外来で「うーん，この人の診断はなんだろうな？」と悩んでいる君を尻目に，横を通った指導医が「あ，この人は家族性地中海熱だから，明日オレの外来に予約入れておいて」と言って去っていくヤツだ．いわゆる「スナップショット診断（snap diagnosis）」というヤツで，熟練者だからこそできる"名人芸"ともいえる．これがキマるとめっちゃカッコいいのだが，君がいきなりアレをやろうと思っても，なかなかできるものではない．「ローマは 1 日にして成らず」なのだッ！

System 2 ＝ 分析的思考

しかし， System 2 ，これなら君でもいける．たぶん，いけると思う……．いけるんじゃないかな……．ま，ちょっと覚悟はしておけ（何をだよ）．

System 2 というのは，分析的思考とあるように，「VINDICATE」や「アルゴリズム」，「Bayes の定理」（検査前確率と尤度比で検査後確率を求める方法）などを利用して診断を詰めていく思考であ〜る．これだと時間がかかって効率は悪く，鑑別疾患もた〜くさん挙げないといけないが，とりこぼしが少なく，初心者でも成書などでじっくり調べれば，熟練者と同じ診断にたどり着くことができる．

まず君が目指すべきは，こっちのほうだろう．

System 2 の磨き方❶
病歴や身体所見を上手に拾い上げる

まず System 2 において重要なのは，「特異度の高いプロブレム」を正確に拾い上げることだ．たとえ君が1億個の疾患についての疫学・症状・診断・治療について知っていても，上手に「病歴」や「身体所見」を拾い上げられなければ，決して診断はできないだろう．

フィードバックをもらうべしッ！

したがって，まず君がやるべきことは，指導医にフィードバックをもらいながら，ひたすら患者さんを診察して病歴をとり，身体所見をとることだ．どうだ，さっきから私は当たり前のことしか言ってないだろう．だって，他に効率のよい磨き方なんかないんだから，しょうがないだろう！

大事なのは「指導医のフィードバックをもらう」という点で，自分だけでひたすら診察をこなしても，診療の質は必ずしも向上しないということだ（→204頁）．よくたとえに使われるが，"かぜの患者を10,000人診たことがあるが毎回抗菌薬を出す医師"よりも，"10人しか診たことはないが抗菌薬を出さない医師"のほうが診療の質は高いのであって，決して数をこなすことを目標にしてはいけない．まあ，初期研修医というのは，そうも言っていられないところもあるのは重々承知のうえだが……．

System 2 の磨き方❷
"ストーリー"を意識したプロブレムリストをつくる

次に重要なのは，上手にプロブレムリストをつくることだ．適切にプロブレムを拾い上げても，そこから"ストーリー"を紡げなければ意味がない．ここで大事なのは「ストーリーを意識したプロブレムリスト」をつくることである．

「時間の経過」で絞り込むべしッ！

たとえば，「時間の経過」を意識してみよう．単に「発熱」というプロブレムを挙げるだけだと無数に鑑別疾患が挙がるが，「1年間続く発熱」というとかなり疾患が絞れてくるだろう．「頭痛」という主訴も，これだけだと鑑別疾患を絞りにくいが，「突然発症の頭痛」とすると特定の疾患が想起されてくるはずだ．

どうだ，私の説明は，なかなか指導医っぽいだろう？　君も，そろそろプレステ2を磨いていないで，私の話を真面目に聞いたらどうだ．というか，もはやプレステ2なんか売っちゃったらどうだ．え……プレステ3との互換性？　あ，そうかそうか……．よくわからんが，とりあえず話を System 2 に戻そう．

プレゼン力も磨くべしッ！

このへんをちゃんと勉強しようと思ったら，野口善令・福原俊一両先生の『誰も教えてくれなかった診断学』[2]という本を読んでおくといい．もちろん，自分で買うんだぞ．私をあてにするなよ．

ちなみに，プロブレムリストを上手につくる能力は，「プレゼン力」とほぼ一致してるんじゃないか，というのが私の仮説であ～る．

表1 「診断系カンファレンス」の一例

カンファレンス名	開催期日	開催場所
京都 GIM カンファレンス	毎月第1金曜日	洛和会音羽病院
東京 GIM カンファレンス（図1）	毎月第2金曜日	国立国際医療研究センター病院，など
大船 GIM カンファレンス	年4回	大船中央病院
北海道 GIM カンファレンス	年3回	北海道大学会議室棟症例検討室，など

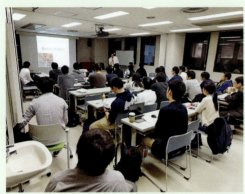

図1｜東京 GIM カンファレンス
2017年4月14日，国立国際医療研究センターにて．当カンファレンスへの参加希望者は，https://www.facebook.com/TokyoGimConference/ にアクセスを．

必要な部分だけを残して削ぎ落とされたプレゼンテーションのできる医師は，何が必要で何が不要かを見分けることができる者であり，すでにプロブレムリストを吟味しているのだッ！　つまり，プレゼン力も磨くべしッ！　プレゼン力の磨き方の本もいっぱいあるが，わが古巣の奈良つながりで天理よろづ相談所病院発の本をお勧めする[3]．

System 2 の磨き方❸
熟練者に学べッ！

さて，ここまでくれば，的に鑑別疾患を挙げることはできるようになっているはずだ．「3日続く発熱」「徐々に増悪する頭痛」というプロブレムリストをつくることができれば，そこから VINDICATE などの網羅的な思考法を用いることで，とりこぼしの少ない鑑別疾患リストを挙げることができるはずだ．

では，これで君の System 2 の能力は文句なしの域にまで到達したかというと……んなわけねえだろッ！　調子に乗るんじゃねえッ！　System 2 の道に終わりはないッ！　われわれは常に研さんを積まなければならないのだッ！

診断系カンファレンスに乗り込むべしッ！

では，具体的にどのように研さんを積めばよいのか？　私としては，同じ System 2 を使うにしても，やはり「熟練者」と「初心者」とでは思考回路が違うと思っている．

熟練者では，診断にたどり着くために，System 2 と System 1 を同時にうまく使い分けている．こうした熟練者の思考回路を自分のものとするためには，直接熟練者に教えてもらうのが一番だ．かといって，いきなり熟練者が問診や診察をしているところに割り込んで，「すいません，今どう考えてるのか教えてください」と聞くわけにはいかない．というか，ウザい．では，どうすればいいかというと……，「診断系カンファレンス」に参加するのが一番よいだろう．たとえば，有名どころだけでも，表1のようなカンファレンス

が行われている．

　こうしたカンファレンスは単に珍しい症例の"品評会"のように思われがちだが，本当の意義は「熟練者の思考を盗む」ことにある．これらのカンファレンスでは，症例が提示され臨床情報が少しずつ明らかになっていくなかで，各自がどのように「臨床推論」を展開するかが中心に議論される．すなわちッ！　熟練者たちが自分の思考過程を開陳してくれるという，ありがたい機会なのだッ！　ぜひ，このようなカンファレンスに積極的に参加すべしッ！　そして，できれば会の休憩時間や終わった後などに，熟練者の先生に積極的に話しかけて教えを請うべしッ！

雑誌・書籍・ウェブも活用せよッ！

　なに……？　これだけ教えたのに，まださらに System 2 の磨き方を知りたいだとッ……？　君は，なかなか貪欲な研修医だな……今日から君のことを「どんよクン」と呼ぶが，かまわないかね？

　同様に，熟練者の思考をトレースする方法として，雑誌や書籍がある．たとえば『The New England Journal of Medicine』の人気コーナーである「MGH (Case Records of the Massachusetts General Hospital)」や，『クリニカル・リーズニング・ラーニング』[4] などを読むことは，System 2 を磨くうえで超役立つだろう．

　最近は，SNS (social networking service) なんかを活用して勉強するスタイルが，シャレオツだと知っているかね，どんよクン．そうそう，Facebookとか，そういうヤツだよ．Facebookには「野獣クラブ」という，まさにアニマルな医師たちが集うグループがあるんだが，このグループの投稿は勉強会の情報だけでなく症例相談などもあって，専門家による臨床推論が惜しげもなく披露されていたりするから要チェックや！　と言っておこう．

　よーし，そろそろ字数は大丈夫っぽいから，最後にとっておきのアイテムを教えてやろうじゃないか！　こいつを持っているか？（ゴソゴソ……）シャキーン！『診断戦略―診断力向上のためのアートとサイエンス』[5]！　これさえ読めば System 2 は完璧……といえるほど臨床は甘くはないが，志水太郎先生の魂のこもったmnemonics (記憶術) など，System 2 の磨き上げ方の粋が書かれているのだッ！

　なにッ！　すでに持っているだとッ！？そうか……．では，もうこれ以上，私からどんよクンに教えることはない……解散ッ！

（忽那賢志）

📖 文献

1) 志水太郎，他：直感的診断の可能性―DEM International Conferenceに参加して．週刊医学界新聞 2965：3, 2012.
2) 野口善令，福原俊一：誰も教えてくれなかった診断学―患者の言葉から診断仮説をどう作るか．医学書院，2008.
3) 中川義久，他（監），江原淳（編），天理よろづ相談所病院レジデント（著）：よく出会う18症例で学ぶプレゼンテーションの具体的なポイントとコツ―初めてだってうまくいく！．三輪書店，2013.
4) Kassirer JP, et al. 2009/岩田健太郎（訳）：クリニカル・リーズニング・ラーニング．メディカル・サイエンス・インターナショナル，2011.
5) 志水太郎：診断戦略―診断力向上のためのアートとサイエンス．医学書院，2014.

読んでおきたい One More Question

Q1 明らかな月経歴がない場合にも，TSSを疑うべきでしょうか？

A1 わが国の衛生状態からは非月経関連TSSが多いため，発疹の程度にかかわらず高熱や血圧低下がみられ，特にTSS以外の病気とすぐに断定できない時には常に鑑別に入れましょう．TSSを示唆する条件としては，生理中または産後の女性，バリア型避妊用具を使用している女性，術後の患者，水痘または帯状ヘルペスに感染している患者，化学火傷または熱傷の患者などです．また診断基準を満たさなくても，月経周辺期にインフルエンザに似た症状をはっきりと繰り返し認める若い女性で，紅皮症や皮膚剥脱が伴う場合に，軽症状患者が隠れている可能性が十分にあります．

(和足孝之➡10頁)

Q2 急性喉頭蓋炎が疑われる患者で，気管支鏡・喉頭ファイバーなどが実施できない場合，どうすればよいでしょうか？

A2 診断自体は，直視下による喉頭蓋の腫脹の確認だけでなく，頸部側面からの軟性撮影にて，喉頭蓋の腫脹(thumb sign)を確認することでも可能です．ただ，呼吸困難感が強い例や，強く疑われる場合は，気管切開も含めた気道確保がいつでも可能な体制を担保することが重要です．

(十倉 満➡24頁)

Q3 「Lemierre症候群」の起炎菌や治療法の概要を教えてください．

A3 Lemierre症候群といえば，起炎菌は*Fusobacterium necrophorum*ですが，*Fusobacterium nucleatum*, *Peptostreptococcus* spp., *Eikienella corrodens*, *Bacteroides*などや，Case(➡27頁)のような*Porphyromonas*属による発症も報告されています．

治療には，アンピシリン・スルバクタムのようなβラクタマーゼ阻害薬配合ペニシリン系抗菌薬や，メトロニダゾールが推奨されています(カルバペネム系抗菌薬も有効ですが，スペクトラムが広域すぎるため，使用する必然性がないかぎり控えるべきです)．ペニシリンGやクリンダマイシンが有効とする文献もありますが，治療不良の報告もあるため，これら単剤による治療には注意が必要です．適切な治療期間は不明ですが，6週間程度治療されることが多いようです．抗凝固療法併用の是非に関しては，定まった見解はありません．

(武田孝一➡27頁)

Q4 伝染性単核球症の治療と予後について教えてください．

A4 EBV（Epstein-Barr ウイルス）による伝染性単核球症（infectious mononucleosis：IM）は大部分の患者が1カ月以内に症状が消失し，自然治癒するという予後良好な疾患です．しかし，稀に自己免疫性溶血性貧血，血球貪食症候群，脳炎，Guillain-Barré 症候群，脾破裂といった重篤な合併症を引き起こします．

治療は基本的には対症療法で，発熱や咽頭痛にアセトアミノフェンや NSAIDs を使用します．アシクロビルなどの抗ウイルス薬は通常，推奨されません．ステロイドについては扁桃腫大による気道閉塞や溶血性貧血などを併発した場合に考慮すべきです．脾破裂を予防するため，症状消失または最短でも3週間はスポーツなどの身体活動の禁止を指示します．

(西野宏一→ 35 頁)

Q5 「パルボウイルス B19 感染症」の治療と予防について教えてください．

A5 パルボウイルス B19 感染症に特異的に効果のある薬物はありません．免疫が正常である場合は予後が良好であるため，関節痛に対して NSAIDs（非ステロイド性抗炎症薬）を投与するなどの対症療法を行います．溶血性貧血や免疫不全などの基礎疾患のある患者さんの場合は，輸血や免疫グロブリンの投与が行われます．

予防としては，パルボウイルス B19 に対するワクチンは現在のところありません．患者の飛沫から感染しますが，初期のウイルス排泄期には特徴的な症状を示さず，実際的な二次感染予防策はありません．一方，紅斑や関節痛の時期にはほとんど感染力がないので，二次感染予防策の必要はありません．流行時には，リスクの高い人（妊婦，溶血性貧血や免疫不全のある患者さん）への情報提供を行い，患者との接触を避けること，手洗いの励行や飲食物を共有しないことなどを指導します．

(小野正博→ 38 頁)

Q6 レプトスピラ症を疑った際の検査について教えてください．

A6 国立感染症研究所で検査を行っていただけますが，まずは最寄りの保健所にご相談ください．検査には抗原検査と抗体検査があります．

抗原検査には，培養と PCR による DNA 検出があり，抗菌薬投与前の発熱期の血液・髄液・尿（尿の場合は発熱期・第2週の検体）が必要になります．抗体検査には，顕微鏡下凝集試験（microscopic agglutination test：MAT）があります．確定診断のために必要な検査で，初回で 800 倍以上，あるいは2週間以上の間隔を空けて採取されたペア血清で4倍以上の上昇があれば診断が確定します．血清型の推定も可能です．

現実的にはすでに抗菌薬が投与されている症例が多いため，MAT で検査することが多いように思います．

(伊東直哉→ 49 頁)

Q7 日本紅斑熱の確定診断と治療に関して教えてください．

A7 確定診断は以下の方法で行います．
①血清抗体法：抗菌薬投与前と回復期のペア血清で抗体価の4倍以上の上昇，または回復期IgM抗体の上昇を陽性とする．
②血清PCR：EDTA加全血でPCR陽性を確認．
③皮膚PCR：刺し口・痂皮・紅斑部からのPCR陽性を確認する．特に刺し口のPCRは最も検出率が高いといわれている．

治療はテトラサイクリン系が第一選択で，CDCガイドラインではドキシサイクリンを推奨しています．成人で1回100 mgを12時間ごと，45 kg以下の小児で1回2.2 mg/kgを1日2回．治療期間は解熱後少なくとも3日間は投与継続，標準的に7〜14日を推奨しています．テトラサイクリン系抗菌薬への治療反応性は良好ですが，ミノサイクリン単剤療法で再燃した症例や重症例・死亡例もあり，高体温・重症例においてテトラサイクリンとニューキノロンの併用療法を推奨する報告もあります．検査結果が出るまで待つ余裕はなく，疑った時点で治療を開始する必要があります．
(朴澤憲和→64頁)

Q8 「レジオネラ肺炎」の早期診断・管理のポイントを教えてください．

A8 39℃以上の高熱を出している場合，レジオネラのリスク因子，その曝露時期の問診をすることが重要となります．必要に応じて，採血および画像検査，確定診断に必要な検査を行います．レジオネラの診断がつかなかったとしても，重症肺炎である場合は血清を保存し，レジオネラも鑑別にいれた治療を開始することが望ましいでしょう．最後に，レジオネラ肺炎は4類感染症に指定されているので，診断がついたら保健所への届け出義務があることを忘れないように．
(赤澤賢一郎→69頁)

Q9 「梅毒」の血清学的診断のポイントを教えてください．

A9 *Treponema pallidum*を抗原とするトレポネーマ抗原検査（主にTPHAなど）と，カルジオリピンを抗原とする非トレポネーマ抗原検査（主にRPRなど）との組み合わせで判断します．臨床の現場で梅毒と診断する際には，「臨床症状あり＋RPR陽性＋TPHA陽性」または，無症状であっても「RPR 16倍以上陽性＋TPHA陽性」の2通りのパターンが多いと思われます（厚生労働省ウェブサイト「感染症法に基づく医師の届け出のお願い」[1]参照）．ただし，高齢者や妊婦など，偽陽性を呈しうる状況があることは知っておく必要があります（表）[2]．
(谷崎隆太郎→83頁)

表 梅毒血清反応の偽陽性を示す例

非トレポネーマ抗原検査（RPR など）
加齢，妊娠，細菌性心内膜炎，ブルセラ症，軟性下疳，水痘，薬物依存症，肝炎，特発性血小板減少性紫斑病，ワクチン接種，免疫グロブリン異常，伝染性単核球症，静注薬物使用者，ハンセン病，鼠径リンパ肉芽腫症，悪性腫瘍，麻疹，流行性耳下腺炎，肺炎球菌肺炎，ウイルス性肺炎，結節性多発動脈炎，関節リウマチ，リウマチ性心疾患，リケッチア，全身性エリテマトーデス，甲状腺炎，結核，潰瘍性大腸炎，血管炎，ピンタ，フランベジア
トレポネーマ抗原検査（TPHA など）
加齢，妊娠，ブルセラ症，肝硬変，薬物依存症，陰部ヘルペス，高グロブリン血症，ワクチン接種，伝染性単核球症，レプトスピラ症，ハンセン病，ライム病，回帰熱，マラリア，強皮症，全身性エリテマトーデス，甲状腺炎，ピンタ，フランベジア

RPR：rapid plasma regain
TPHA：*Treponema pallidum* hemagglutination
(Ratnam S：The laboratory diagnosis of syphilis. Can J Infect Dis Med microbel 16：45-51, 2005. を一部改変)

1) http://www.mhlw.go.jp/stf/seisakunitsuite/bunya/kenkou_iryou/kenkou/kekkaku-kansenshou/kekkaku-kansenshou11/01.html（2018.2.28 閲覧）
2) Ratnam S：The laboratory diagnosis of syphilis. Can J Infect Dis Med microbel 16：45-51, 2005.
   ＜梅毒の検査診断についてのまとめ．Table 4 に検査偽陽性となりうる病態がまとめられている＞

Q10 歯科処置は心内膜炎のリスクになりますか？

A10　多くの感染性心内膜炎の患者では，抜歯などの特別な歯科治療を以前に受けておらず，歯科治療は，以前に考えられていたような感染性心内膜炎の明らかなリスクではないことが近年の研究で明らかになっています[1]．歯科治療の有無に注目するよりも，慢性的に菌血症の原因になるような，歯科，口腔外科領域の病態に注目するべきという意見が大勢を占めるようになってきています．先進国で過去 20 年の間にリスクファクターとして増加してきたのは，人工透析や化学療法など頻回の血管アクセスを要する医療行為です．感染性心内膜炎の患者の 59％ が，何らかの血管アクセスを伴う医療行為を発症前 6 カ月以内に受けていたという報告もあります[2]．

（渡辺貴之 ➡ 87 頁）

1) Bouza E, et al：Infective endocarditis — a prospective study at the end of the twentieth century：new predisposing conditions, new etiologic agents, and still a high mortality. Medicine（Baltimore）80：298-307, 2001.
2) Murdoch DR, et al：Clinical presentation, etiology, and outcome of infective endocarditis in the 21st century：the international Collaboration on Endocarditis-Prospective Cohort Study. Arch Intern Med 169：463-473, 2009.

Q11 風疹と麻疹の鑑別は，厳密には抗体検査の結果が必要ですが，臨床的に「どちらもありえる」ような時は，結果が判明するまで，どうしたらよいのでしょうか？

A11　風疹と麻疹の区別は，病初期には不可能です．実臨床ではここが不安の種ですが，そう悩んでいる臨床医にとっては心配無用です．なぜなら，風疹を疑っている臨床医は麻疹も疑っているからです．逆に，風疹が念頭にない医師は，麻疹も考慮していないことが多いのです．抗体検査で確定されるまでは両者の可能性を考えておくべきです．昨今の風疹

の流行では，「臨床診断」のみで「麻疹」とした届け出が多かったそうです（都内保健所からの情報）．誠意ある臨床医は診断を再検討し届け出を風疹に修正したそうですが，頑なに自分の臨床診断を通す医師もいたとのこと．とりわけ，その病原体が流行していない時には，診断を確定することにこだわり，そして結果判明までは考えられる診断のすべてを考慮しておくべきといえます．

（國松淳和➡ 104 頁）

Q12 骨盤内炎症性疾患（PID）のリスク因子になりにくいものを 1 つ選べ．
Ⓐ 経口避妊薬
Ⓑ 細菌性腟炎
Ⓒ PID の既往
Ⓓ 月経中の性交渉
Ⓔ 複数のパートナー

A12
子宮頸部の感染症やⒷ細菌性腟炎，Ⓒ PID の既往，Ⓓ月経中の性交渉，Ⓔ複数のパートナーは，PID のリスクとなります．Ⓐ経口避妊薬は，PID の発症リスクを低くします．

正解　Ⓐ

（山中克郎➡ 114 頁）

1) Fauci A, et al：Harrison's Principles of Internal Medicine, 19th ed. pp876-879, McGraw-Hill Professional, New York, 2015.

Q13 「メリオイドーシス」の治療について教えてください．

A13
メリオイドーシスの治療は，大きく 2 段階に分かれます．抗菌薬点滴治療による intensive therapy と，その後の内服治療である eradication therapy です．

intensive therapy では，セフタジジムとカルバペネムが標準治療であり，最低 10～14 日の経静脈投与が必要です．「重症例」「腹腔内膿瘍」「化膿性椎体炎」「化膿性関節炎」「中枢神経系感染症」などの場合では，4～8 週間治療を行った後，状態が安定すれば内服治療に移行します．中枢神経系感染症の場合，ST 合剤との combination therapy を試みる場合もありますが，専門家によって意見が分かれます．重症敗血症の患者に対して行ったランダム化比較試験では，死亡率に差はなかったものの，セフタジジム群で治療失敗率が高くなりました．

eradication therapy では，ST 合剤による治療を 12～20 週間行いますが，それでも治療終了後約 10％で再燃します（ここでも結核と似ています）．

メリオイドーシスの患者は糖尿病などの慢性疾患を抱えている場合が多いため，それらのマネジメントも合わせて行います．

（羽田野義郎➡ 128 頁）

Q14 無症候期，AIDS 発症期の HIV 感染症を見つけるコツを教えてください．

A14
ここでもやはり病歴が重要となります．Keyword は「繰り返す」「なかなか治らない」「原

因不明」です．性感染症の既往歴に加え「繰り返す・若年の」帯状疱疹，「なかなか治らない」皮膚疾患（脂漏性皮膚炎，伝染性軟属腫，乾癬，瘙痒性丘疹，単純ヘルペスによる潰瘍など），および間質性肺炎．「繰り返す」化膿性細菌感染症（敗血症，肺炎，髄膜炎，骨関節炎），サルモネラ菌血症．「原因不明の」不明熱，体重減少，慢性下痢，好酸球上昇，血小板低下，ガンマグロブリン上昇などが挙げられます．肺外結核を含む結核の診断時にも一度はHIV感染症を疑います．AIDS発症で紹介される患者のなかには原因不明の体重減少で精査された経緯のある患者が少なからずおり，そのような病歴聴取をした場合，想起できるかどうかが診断への近道となります．AIDS発症疾患として頻度が最も高いニューモシスチス肺炎はHIV患者の場合，進行が遅く，月単位での微熱，咳，息切れといったプレゼンテーションで外来受診する場合があり，慢性閉塞性肺疾患の自然経過にみえる場合もあります．胸部単純X線写真では正常なのに酸素飽和度が80％台といった，胸部単純X線写真と酸素飽和度の乖離がある場合もニューモシスチス肺炎を疑います．

(羽田野義郎➡139頁)

Q15 「顔面神経麻痺」の患者さんで病歴や身体所見がわからない場合に，検査に頼るべきか調べないほうがよいのか迷ってしまいます．

A15
患者さんのために医療の不確実性と費用対効果を考える，そんなあなたは偉い！System 2診断に偏った"検査の絨毯爆撃"は偽陽性に惑わされやすく，誰の得にもならないことが多々あります．たとえば典型的には，若年者であれば性感染症を，中年女性であれば自己免疫系を，高齢者であれば血管病変や悪性腫瘍をより考慮するなど，順序立てて検査の適応を考えることで，診断のアートとサイエンスのバランスをとることができるでしょう．

(宮内亮輔➡144頁)

Q16 「セフェピム脳症」を疑ったら，どのようにマネジメントすればいいですか？

A16
痙攣がある場合，まずはそれを止めることを優先します．持続する痙攣は生命予後を悪くするためです．痙攣を止めつつ，原因検索を行います．「セフェピムの使用」というバイアスに惑わされる前に当然ですが，他の原因の可能性について検討します．電解質異常や低血糖など，入院中に新規に発症した痙攣や意識障害の鑑別については本文をご参照ください．

感染症の治療開始後，数日経過して一度落ち着きつつあるにもかかわらず，痙攣・意識障害が起こった場合は，感染症よりも抗菌薬脳症を含む他の原因を考慮します．血液検査・CT・MRIなどを施行し，早期に脳波検査を実施し，特徴的な三相波や全般性徐波がある場合にはセフェピム脳症を含む代謝性脳症を考えます．原因検索とともに，セフェピムを使用中ならばその中止や，他の作用機序の抗菌薬への変更を考慮します．痙攣がある場合や非痙攣性てんかん発作（NCSE）でも抗痙攣薬が有効です．改善がない場合は血液透析も選択肢に上がります．

> セフェピムを使用する際には，それが本当に必要なのか十分に検討してください．
>
> （吉田常恭・酒見英太 ➡ 179 頁）

Q17 「発熱性好中球減少症」の治療について教えてください．

A17 血液悪性腫瘍患者など白血球減少状態の患者の感染症の場合，発熱性好中球減少症（febrile neutropenia：FN）に準じて治療を行います．FN の定義は，1 回の検温で 38℃以上の発熱，または 1 時間以上持続する 37.5℃以上の発熱を認め，かつ好中球数が 500/μL 未満の場合または 1,000/μL 未満で 500/μL 未満に減少することが予測される場合とされています．抗菌薬は，基本的に緑膿菌に対して活性のある β ラクタム系抗菌薬を用います．敗血症性ショックなど重篤な例では，アミノグリコシドやキノロン系抗菌薬を併用します．初期治療開始後も発熱が遷延する場合は，抗 MRSA 薬や抗真菌薬の使用を検討します．*Stenotrophomonas maltophilia* の治療薬である ST 合剤は通常の FN 治療に含まれない抗菌薬であるため，*Stenotrophomonas maltophilia* を疑う場合は ST 合剤による治療を検討する必要があります．

（福島一彰・関谷紀貴 ➡ 193 頁）

Q18 35 歳の女性．インドネシアのバリ島に 3 日間滞在し，3 日前に帰国した．この患者が，3 日前からの発熱・倦怠感・関節痛で来院した．この患者の発熱の原因として，最も可能性が低い疾患は次のうちどれか？

- Ⓐ 麻疹
- Ⓑ マラリア
- Ⓒ デング熱
- Ⓓ サルモネラ症
- Ⓔ チクングニア熱

A18 この患者の発熱・倦怠感・関節痛が旅行と関係する場合には，「潜伏期間」を考えることが重要です．Ⓑマラリアの潜伏期間は「2 週間程度」と比較的長いため，選択肢のなかでは最も可能性が低いと考えられます．また，高級リゾート地でのマラリア蔓延は減少してきているため，現地の流行状況を調べることは有益です．ただし，旅行者の発熱において，「マラリア」の鑑別は第一に考えるべきであることに変わりありません．

Ⓐ麻疹の国外曝露は頻繁に起こっており，「10〜12 日間」の潜伏期間が一般的です．空港などでの曝露も念頭に置いておく必要があります．Ⓒデング熱，Ⓔチクングニア熱は潜伏期間が短いことが知られ，「7〜10 日間以内」といわれているため，可能性があります．Ⓓサルモネラ症も「10〜14 日間程度」の潜伏期間を要しますが，水や食物などの摂取歴をとり，リスク評価が必要です．

正解 Ⓑ

（矢野晴美 ➡ 199 頁）

索引

和文

あ
アデノウイルス感染症　107
アナルセックス　150
悪性腫瘍　133
圧迫骨折　110

い
インフルエンザ　144
咽頭後壁のリンパ濾胞　164
咽頭痛　30, 35, 139, 141
陰部潰瘍　86

う・え・お
ウイルス性上気道炎　159
ウイルス性髄膜炎　139, 141
エルシニア感染症　119
黄色ブドウ球菌　10
黄色ブドウ球菌性 TSS（毒素性ショック症候群）　13

か
カンジダ眼内炎　62, 63
カンジダ食道炎　136
カンピロバクター感染症　119
かぜ症候群　75
下半身の診察　152
化膿性関節炎　14, 15
　── のリスク因子と検査特性　16
化膿性血栓性静脈炎　27
化膿性髄膜炎　33
海外渡航歴　8, 123, 175
外毒素　10
拡張早期雑音　19
顎跛行　94
乾性咳嗽　159
寒冷凝集反応　77
間質性肺炎　43, 44
感染症局在診断　56
感染症の3つの病型　5, 8
感染症の診断学　5
感染性胃腸炎　121
　── において必要な問診項目　125
　── の鑑別　121
　── の原因微生物別頻度　123

感染性胃腸炎（市中発症の）における病歴，診察所見　124
感染性血栓性頸静脈炎　25
感染性心内膜炎　15, 87, 216
　── のリスク，歯科処置　216
関節液
　── の細胞数における化膿性関節炎の尤度比　16
　── の評価　14, 16
関節炎　38
　──, 急性　14, 15
　──, 多発性　40
　──, 非淋菌性化膿性　14
　──, 淋菌性　14
関節穿刺　14, 15
関節痛　38
　──, 多発性　40
関連痛　169
眼球結膜充血　49, 50
眼瞼結膜充血　12
眼瞼結膜の点状出血　15, 81
顔面神経麻痺　144, 218
　──, インフルエンザA型ウイルス感染に伴う　147
　── の原因　145
　── の特徴　146

き
気道確保　24
菊池病　29
急性HIV感染症　139
　── の症状と所見　140
急性関節炎　14, 15
急性下痢症診療のアルゴリズム　122
急性喉頭蓋炎　24, 25, 213
　── に認められる症状　25
急性骨髄性白血病　193
急性腹症　114
巨細胞性動脈炎(側頭動脈炎)　94
胸膜痛　81
経時的な変化　201
菌血症　189
筋痛　163
　──, 全身性　163

く
クラックル　45, 77, 159, 160
　── の分類　77, 160

け
げっ歯類　49
下痢　122
痙攣　179
痙攣・意識障害（意識変容）のフレームワーク，入院後に新規発症した　185
憩室炎　119
　── と虫垂炎の違い　119
頸動脈の触診　20
頸動脈拍動　19
頸部リンパ節腫脹　107
血液悪性腫瘍　193
血液透析　179
血液のグラム染色　187
血液培養　16, 27, 87
血管内溶血　187
血行性眼内炎　63
血性の分泌物　150
血便　121, 124
結核　81, 110, 111, 129, 130
　── の既往歴・治療歴・曝露歴　111
　── の症候，抗菌薬使用歴，リスク因子　111
結核性髄膜炎　110
結核性脊椎炎　110
月経　10
月経周期と腹痛原因疾患　115
検査前確率　5, 7
嫌気性菌感染症　27, 81

こ
呼吸困難　24
呼吸数　78
呼吸副雑音　75
誤嚥　79
口腔底蜂巣織炎　25
口腔内潰瘍　83, 86, 142
広域抗菌薬　194, 198
抗菌薬関連神経障害　180
抗菌薬関連中枢神経障害の分類　181
抗菌薬使用歴　123
抗痙攣薬　179
肛門鏡　149, 154
　── での視診　152

紅斑 10
　──，手掌の 67
　──，伝染性 40, 41
　──，背部の淡い 38
　──，癒合する 104
　──，両手の 39
高熱，39℃以上の 69
骨髄無形成発作 39
骨盤内炎症性疾患（PID） 116, 217

さ

サパイラ 54
サマリーステートメント 58
サルモネラ感染症 119
刺し口 64, 66
細菌性眼内炎 62, 63
細菌性心内膜炎 101
細菌性腸炎 121
　──の症状 121
細菌性肺炎と非定型肺炎の鑑別 158
細胞性免疫の低下 133

し

システムエラー 169
ショック 10, 12, 31, 122
ジカ熱 178
ジョルト・サイン 163
しぼり腹（テネスムス） 149
四肢近位部優位の全身性筋痛 163
視覚異常 63
自由の女神サイン（橈骨動脈の触診） 21
持続する発熱 90
膝窩動脈の触診 21
手掌の紅斑 67
臭診 79
熟練者の思考 208
省察的実践 203
触診，後頸部の 107
心雑音 15
心拍数と体温の関係 76
神経梅毒 85
診断エラー 1, 2, 99
診断戦略 203, 204
人獣(畜)共通感染症 33, 49, 50

す

ストーリー 208
水泡音 77
衰弱していく高齢者 113
膵癌 137

髄膜炎 52
髄膜炎尿閉症候群（MRS） 52

せ

セックスに関する問診 151
セフェピム脳症 179, 181, 218
　──のアルゴリズム 184
　──の診断と治療 183
　──のリスク因子 183
成人ヒトパレコウイルス感染症 163
性感染症 83, 139, 149
　──による消化管症状の分類 151
性交渉 85
赤芽球癆 39
赤痢アメーバ 139, 142
脊椎圧迫骨折 110
仙骨部ヘルペス 54
全身性筋痛 163
全般性徐波 179
前皮神経絞扼症候群（ACNES） 116
潜伏期（間） 175, 219

そ

造血幹細胞移植 195
　──の免疫抑制状態 195
造血幹細胞移植患者における呼吸器疾患の鑑別 196
側頭動脈炎（巨細胞性動脈炎） 94
塞栓症 88
粟粒結核 110
　──の身体所見 111
　──の病歴・身体所見 112

た

多発血管炎性肉芽腫症（GPA） 91
多発性関節炎 40
多発性関節痛 40
体温と心拍数の関係 76
体性痛 114, 169
胎児水腫 40
大動脈弁逆流 19
大動脈弁逆流雑音の特徴と聴診のコツ 22
大葉性肺炎 69
第7脳神経（CN Ⅶ） 144
　──の解剖 146

ち

チクングニア熱 178

虫垂炎 114, 115
　──と憩室炎の違い 119
　──の基本的診察 117
腸チフス 175, 177
腸腰筋徴候 114, 118
聴診 43
聴性打診 53
直腸炎 149, 154
　──の治療 153
直腸肛門の疼痛 150
直観的思考（System 1） 1, 96, 99, 169, 203
直観的診断 1

つ・て

ツツガムシ病 67
テネスムス（しぶり腹） 149
デング熱 175, 177
点状出血斑 87
伝染性紅斑 38, 40, 41
伝染性単核球症 35, 139, 214
　──の症状と身体所見 36

と

渡航歴 128
橈骨動脈の触診（自由の女神サイン） 21
毒素性ショック症候群（TSS） 10, 31, 213
毒素性ショック様症候群（TSLS） 31

な

内頸静脈波 19, 20
　──と頸動脈波の見分け方 20
内臓痛 114, 169
　──と体性痛 115
難聴 33

に

ニューモシスチス肺炎（PCP） 43
　──が判明する"パターン" 46
二重プロセスモデル 1, 2
日本紅斑熱 64, 215
尿閉 52, 53
妊娠 115
認知症 110
　──，可逆性かもしれない 112
認知バイアス 92

ね・の

捻髪音 76, 77

粘液膿性の分泌物　150
脳血管障害　88
膿胸　81

は
バイタルサイン　75
パルボウイルス B19 感染症
　　　　　　　　38, 96, 214
ばち指　79
　——をきたす主な疾患　80
肺炎　75
　——, 急性細菌性　100
肺化膿症　79, 80
肺外症状　69, 70
肺癌　81
敗血症性塞栓症　81
梅毒　83, 215
　——, 1 期　85
　——, 2 期　85
梅毒, 神経　85
　——の自然史　84
　——の治療　86
曝露歴　5, 96, 175
発熱　35, 64, 106, 124, 139
　——, 持続する　199
発熱性好中球減少症　198, 219
発熱日記　199

ひ
ヒトパレコウイルス（HPeV）感染症　165
　——に典型的な筋痛部位, 成人　166
　——の主な臨床症状, 成人　165
ヒトパレコウイルス 3 型（HPeV3）感染症　164
比較的徐脈　69, 70, 76
皮疹　64, 65, 106
非痙攣性てんかん重積状態（NCSE）　179, 180
非定型肺炎　75, 78, 156
　——の身体所見　77
　——の聴診　76

非淋菌性化膿性関節炎　14
脾膿瘍　131
病原微生物　5
病歴・身体所見　208
頻呼吸　159

ふ
ブドウ球菌性 TSS（毒素性ショック症候群）　13
プロブレムリスト　208
不明熱　37, 87, 88, 133
風疹　8, 104, 216
　——, 成人　104, 108
　——の疫学　104
　——の臨床的スペクトラム　105
腹腔外疾患　122
腹腔内疾患　122
腹痛　124
　——, 女性　115
腹部診察のポイント　116
分析的思考（System 2）
　　　　　　　1, 99, 169, 208
分析的診断　1

へ・ほ
閉鎖筋徴候　114, 118
片側頸部痛・腫脹　30
膀胱の充満　53

ま・み・む
マイコプラズマ肺炎　77, 155
　——の疫学　156
　——の症状　158
　——の特徴　161
　——の臨床経過　157
マダニ　64
マラリア　175, 177
麻疹　107, 216
膜様落屑, 手指の　12
　——, 足底の　12
慢性の発熱患者　112
ミオクローヌス　179, 183
無菌性髄膜炎　52

胸やけ　133

め・も
メリオイドーシス　128
　——における肝脾膿瘍　131
　——の危険因子　130
　——の死亡率　132
　——の治療　217
　——の発生分布　129
　——の臨床症状　130
眼の発赤　108
問診で聴取すべき項目　6

や・ゆ
野外活動歴　64, 65
薬剤性肺炎　44
躍動性の脈　19
　——を生じる主な疾患と病態　21
輸入感染症　128, 176

ら・り
ラ音による鑑別疾患　47
卵巣出血　116
リウマチ性多発筋痛症（PMR）　41
リケッチア感染症　51, 64
リンパ節腫脹　35
　——, 耳介後部・後頭部　104
リンパ濾胞, 咽頭後壁の　164
流行状況　5, 7, 96
流行性筋痛症　163
淋菌性関節炎　14, 17

れ・わ
レジオネラ肺炎　69, 215
　——の胸部 CT 画像所見　73
　——の診断スコア　72
　——の診断のための weighted point system　71
レプトスピラ症　49, 214
　——の症状　50
レンサ球菌　10, 31, 33
ワイル病　49

欧文

数字・ギリシャ

2重プロセスモデル　99
βラクタム系抗菌薬無効　69

A・B

A型肝炎　139, 142
ACNES（anterior cutaneous nerve entrapment syndrome）　116
Bell麻痺　144, 147
Bornholm病　163, 164
　──病に典型的な筋痛部位　166
Burkholderia pseudomallei　128

C

Carnett徴候　114, 116, 117
CDI（*Clostridium difficile* infection）　123
*Clostridium perfringens*感染症　187, 190
Cogan症候群　92
crackle　45, 77, 159, 160
　──, 健常人の　159
crackleの分類　77, 160

E・G

EBV（Epstein-Barrウイルス）　35
Elsberg症候群　52, 54
GABA受容体　180
GPA（granulomatosis with polyangiitis）　91

H

HIV　36, 83, 150
　──感染によるニューモシスチス肺炎（PCP）　48
HIV感染症　43
　──, 無症候期, AIDS発症期の　218
　──の病期　139

HPeV（ヒトパレコウイルス）感染症　165
HPeV3（ヒトパレコウイルス3型）感染症　164

J・L

Janeway lesions　15, 88
jolt accentuation of headache　163
late inspiratory crackles　155, 159
Lemierre症候群　26, 27, 213
　──の診断基準　27
Ludwig's angina　25, 26
Lyme病　145

M・N

*M. pneumoniae*呼吸器感染症　157
McBurney点　117
mimicker　105
MLA（mesh layers approach）　101
MRS（meningitis-retention syndrome）　52
MRSA（メチシリン耐性黄色ブドウ球菌）　61
MSM（Men who have Sex with Men）　83, 142, 150
NMDA受容体　180

O

O-157　121
obturator sign　118
Osler's nodes　15, 88

P・Q

pan-inspiratory crackles　159
PCP（*Pneumocystis* pneumonia）　43
　──, 非HIV感染による　45
peripheral sign　81, 87, 88
PID（pelvic inflammatory disease）　116, 217
PMR（polymyalgia rheumatica）　41

Quincke徴候　22

R

Ramsay Hunt症候群　145
red cell ghosts　187, 189
review of systems（ROS）　56, 63
　──聴取　59
Roth spots　88
Rovsing徴候　118

S

Schamroth's sign　79, 80
septic emboli　27, 81
snap diagnosis, 感染症の　96
*Stenotrophomonas maltophilia*感染症　193, 194
　──のリスク因子　194
　──のリスク因子, 造血幹細胞移植患者における　195
　──の臨床症状と身体所見　196
*Stenotrophomonas maltophilia*肺炎の治療　197
Streptococcus suis　31, 33
stridor　24
summary statement　58
System 1（直観的思考）　1, 96, 99, 169, 203
System 2（分析的思考）　1, 99, 169, 208
System1診断における省察　206

T・W

treatable dementia　112
TSS（toxic shock syndrome）　10, 31, 213
　──, 黄色ブドウ球菌性　13
　──, ブドウ球菌性　13
　──診断基準, 溶連菌以外の　11
TSLS（toxic shock like syndrome）　31
Wegener肉芽腫症　91
Weil's disease　49